科普中国行动·家庭医生丛书

7

高血压那些事

主　　编　李建平

本册主编　刘志浩

患者500问

天津出版传媒集团

天津科学技术出版社

以医学科普，济世救人

序

党的二十大报告将“健康中国”作为我国2035年发展总体目标的一个重要方面，提出“把保障人民健康放在优先发展的战略位置，完善人民健康促进政策”。

当前我国心脑血管疾病发病持续处于攀升阶段，全面防治心脑血管疾病是实现“健康中国2030”的重要部分。要对心脑血管病加以治疗和预防就要先从预防治疗高血压开始。

为了响应国家号召，为“健康中国”行动添点柴加点油，我们组织了全国各地三甲医院、各地医学院的同仁，编写出版了这套丛书。

整部丛书涵盖了高血压病的全周期，分别单独成册，组成一个内容联系紧密的系列丛书。丛书由7本书组成，分别是《高血压那些事·常识篇》《高血压那些事·诊断治疗篇》《高血压那些事·预防保健篇》《高血压那些事·中医治疗篇》《高血压那些事·营养食谱篇》《高血压那些事·病例详解篇》《高血压那些事·患者500问》。

在撰写这套丛书时，我们始终秉持着一个简单而明确的目标：用通俗易懂的语言，让读者轻松了解高血压的复杂性，学会如何在日常生活中有效管理疾病。我们深知，高血压不仅仅是一个血压数值的变化，它更是我们身体是否健康的一个警示信号。掌握有关高血压的科学知识，不仅能帮助我们更好地控制血压，还能预防许多严重的心脑血管疾病，提升生活质量。

本丛书从高血压的各种基本概念入手，配以各种可爱优美的漫画，以浅显直白的语言逐步深入探讨高血压疾病的各个方面。无论您是刚刚被诊断为高血压，还是已经与之共处多年的患者，本书都能为您提供科学、实用的建议，帮助您走出诊疗误区，找到适合自己的健康管理之道。

本丛书不仅适用于高血压患者本人，也能为医务工作者特别是基层一线的医务工作者提供有益的参考。

愿本丛书能成为您健康之路上的一盏明灯，照亮您人生健康长寿的方向。

记住，高血压并不可怕！科学的管理和正确的生活方式将让您享有长久的健康与幸福。

北京大学第一医院副院长
北京大学第一医院主任医师
北京大学医学部博士生导师
美国哈佛大学医学博士后
国家健康科普专家库成员

前 言

随着现代社会的生活节奏的加快，高血压已经成为一个普遍的公众健康问题，影响着全球数亿人的生活。

日常生活中，我们会碰到各种各样的高血压病症和状况。本书的编写，旨在为广大读者提供一个全面、深入的高血压日常问题指南。

在本书中，我们将以问答的形式，详细解答关于高血压的问题。这些问题涵盖了高血压的常识、诊断治疗、预防保健、中医、特殊类型管理、并发症等。

无论您是刚刚被诊断出高血压，还是已经长期与高血压作斗争的患者，或是关心家人健康的普通读者，都能在这本书中找到您需要的答案。

我们的目标是让读者能够通过阅读本书，不仅了解高血压的科学知识，更能够学会如何在日常生活中有效地管理自己的血压，在撰写这本书的过程中，我们特别注重语言的通俗易懂，还结合了最新的医学研究成果和临床实践经验，确保提供的信息是准确和可靠的。

此外，书中还包含了许多真实的高血压患者案例，通过这些案例，读者可以更直观地了解高血压的影响以及如何进行有效地管理。

我们希望本书能够成为您健康管理的良师益友，帮助您在高血压的管理之路上少走弯路，更有信心地面对这个挑战。让患者们一起努力，用知识的力量守护健康，享受更加美好的生活。

编写委员会

主编

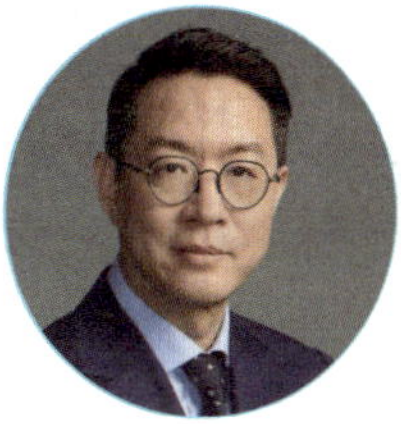

李建平

北京大学第一医院副院长、北京大学第一医院主任医师、北京大学医学部博士生导师、美国哈佛大学医学博士后、国家健康科普专家库成员。

分册主编

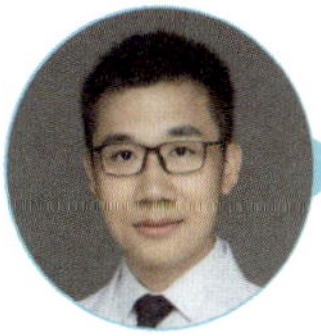

翁浩宇

《高血压那些事 · 常识篇》主编
《高血压那些事 · 预防保健篇》主编
《高血压那些事 · 病例详解篇》主编

北京大学第一医院心血管内科副主任医师，北京大学医学部博士。临床擅长冠心病、冠心病介入治疗、心脏瓣膜病、肺动脉高压等疾病的诊治。

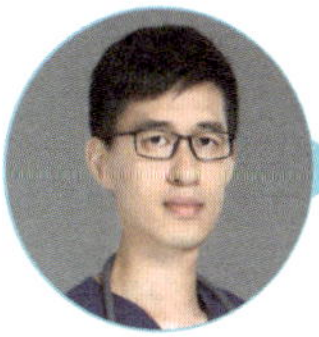

刘志浩

《高血压那些事 · 诊断治疗篇》主编
《高血压那些事 · 患者 500 问》主编

北京大学第一医院主治医师，北京大学临床医学博士、博士后。擅长冠心病介入治疗，以及高血压、心律失常、心力衰竭、心肌病等疾病的诊治。

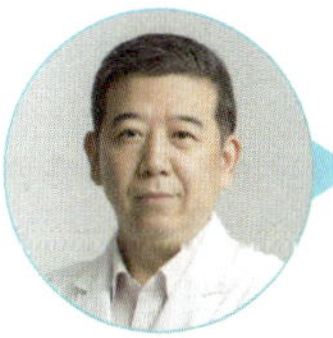

张学智

《高血压那些事 · 中医治疗篇》主编

岐黄学者，医学博士、教授、主任医师、博士生导师。现任北京大学中西医结合研究所所长，北京大学中西医结合学系副主任，北京市中西医结合临床研究所常务副所长。国家重点专科中医老年病学术带头人，北京市复合型中医药学术带头人。北京地区首届群众喜爱的中青年名中医。

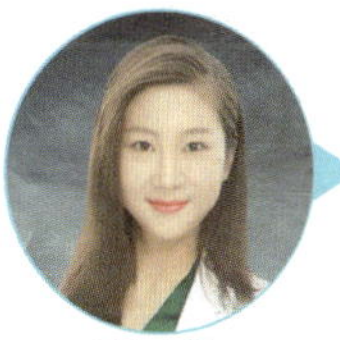

窦　攀

《高血压那些事 · 营养食谱篇》主编

北京大学第一医院临床营养科副主任医师，中国营养学会理事，北京医学会临床营养分会委员，北京市健康科普专家，中国科协“青年人才托举工程”托举人才，第七届“敬佑生命 · 荣耀医者”科普人文奖获得者。

编委 （按姓氏笔画排序）

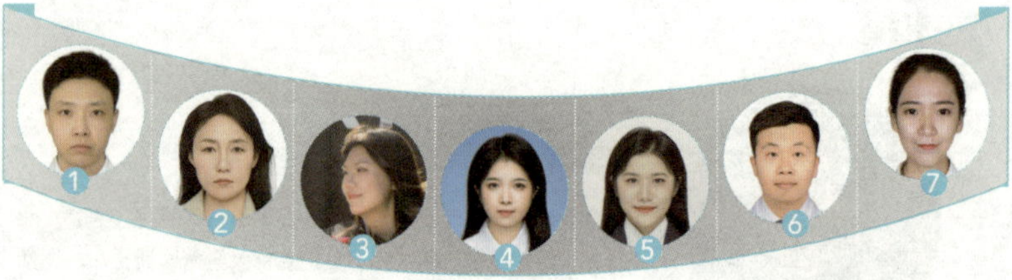

❶ 王晓岑

男，医师，天津市心脏学会体外循环专业委员会委员。本科毕业于青岛大学临床医学系，硕士毕业于河北北方学院人体解剖与组织胚胎学专业。从事临床工作 8 年，曾就职于北京丰台右安门医院心脏介入科，并于中国人民解放军总医院（301 医院）完成进修。现就职于中国人民武装警察部特色医学中心胸心血管外科，主要擅长心脏大血管的诊疗。

❷ 齐彩芝

女，北京中医药大学中医学中药专业。

❸ 闫悦

女，英国爱丁堡大学医学院公共卫生硕士。专注于高血压及心脑血管领域的科普创作，擅长将复杂的医学知识用通俗易懂的语言传递给大众，致力于提升全民健康意识与疾病预防能力。

❹ 陈彦宇

女，医师，毕业于福建医科大学临床医学系，从事临床工作 5 年。

❺ 陈梦云

女，北京协和医学院医学硕士，本科毕业于郑州大学临床医学系。

❻ 徐家宝

男，养生保健医生，天津中医药大学中医学硕士，长期专注于中西医结合临床营养治疗，擅长高血压及各种老年病的日常保健。

❼ 徐巧茜

徐巧茜，女，医师，广西中医药大学中西医结合临床专业心血管内科方向医学硕士，长期从事血管疾病的中医、中西医结合临床、科研以及药膳研发工作。

目录

第一章 高血压常识问题

（一）常见问题

（二）患者问题

第二章 高血压诊断治疗问题

（一）常见问题

（二）患者问题

第三章 高血压预防保健问题

（一）常见问题

（二）患者问题

第四章 高血压中医相关问题

(一)常见问题

（二）患者问题

（二）患者问题

第六章 特殊类型高血压问题

(一) 常见问题

目录

（二）患者问题

第七章 高血压并发症问题

(一) 常见问题

（二）患者问题

第一章 高血压常识问题

（一）常见问题

1. 高血压患者能不能去做热瑜伽，或者在冷水中游泳？

高血压患者通常可以进行适度的热瑜伽或冷水游泳等锻炼，但需要注意个体差异和安全措施。

瑜伽可能会导致体温升高，血压小幅上升，所以要保证充足的水分摄入并注意身体反应；冷水游泳则可能因为冷水刺激而导致血压短暂升高，但随后通常会恢复正常，极端温度也会引起不同程度的不适，在参与这些活动前最好咨询医生，确保运动的安全性。

2. 高血压患者可以听重金属或大声的音乐吗？

高血压患者可以听重金属或大声的音乐，但要注意听的时间和控制音量大小，重金属音乐可能因其强烈节奏和音量，使人产生兴奋或紧张情绪，从而可能间接影响血压。

但是不同个体对音乐的偏好和反应不同，如果重金属音乐能让您感到放松和愉悦，而不是压力或不适，那么适度聆听可能不会对您的血压产生负面影响；如果您在听这类音乐时感到不适或血压升高，应减少音量或选择其他类型的音乐。

同时，应该保持健康的生活方式和定期监测血压，以确保血压控制在理想范围内。

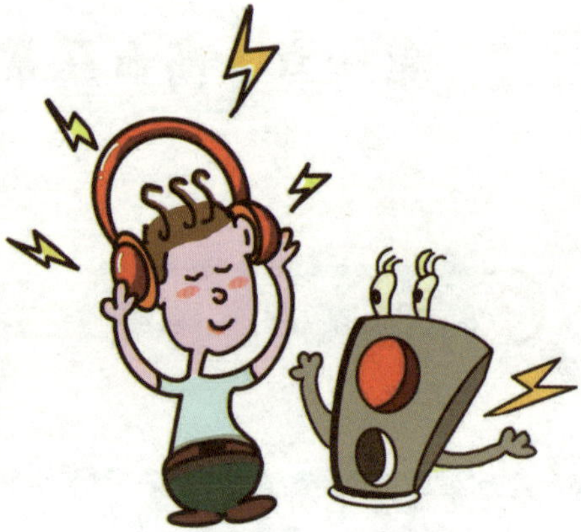

大声听音乐

3. 高血压患者能不能去爬玉龙雪山?

高血压患者在考虑去高海拔地区如玉龙雪山时，需要特别谨慎。

首先需要确保血压控制得比较平稳且没有明显波动，在高海拔地区，由于氧气稀薄，可能会导致血压骤然升高。

如果决定前往，患者应备好心血管抢救用药以及常用的降压药，寒冷对血管有刺激作用，可能导致血管收缩和血

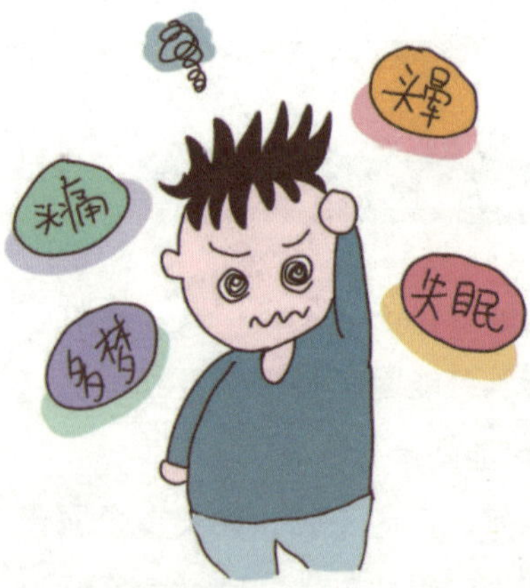

爬雪山出现头晕

压升高，在高海拔、寒冷的环境下，需要密切监测血压，以防血压异常波动。

同时，高原反应可能会引起头晕、头痛、恶心等症状，患者应随时注意身体的反应，并在出现不适应立即停止活动，必要时携带氧气。

如果在登山过程中出现任何不适，应立即就医。

4. 患有高血压能在嘈杂的环境中生活或工作吗？

患有高血压应该避免长期在嘈杂的环境中生活和工作。

《美国心脏病学会杂志》子刊的研究指出，面对交通噪音，生活在噪音较大的街道的人群更容易患上高血压，且风险随着噪音“剂量”的增加而增加。

每个人对噪音的反应和承受能力不同，有些人可能对噪音更为敏感，容易因此产生压力或焦虑，这会间接影响血压。对于高血压患者来说，如果工作环境较为嘈杂，可能需要考虑调整工作环境或采取一些措施来降低噪音影响，比如使用隔音耳塞或改善工作环境的隔音条件。

5. 高血压患者是否应该避免在雷雨天气中外出？

高血压患者在雷雨天气中外出确实需要格外注意。

首先，高温天气可能使血压降低，血管会根据热胀冷缩的原理扩张，血液流经血管壁时受到的阻力降低。导致血压下降。其次雷雨天气可能带来的潮湿和闷热环境，会加速身体耗氧量，引起血管扩张和血液流速加快，这可能会增加心脑血管急症的风险。

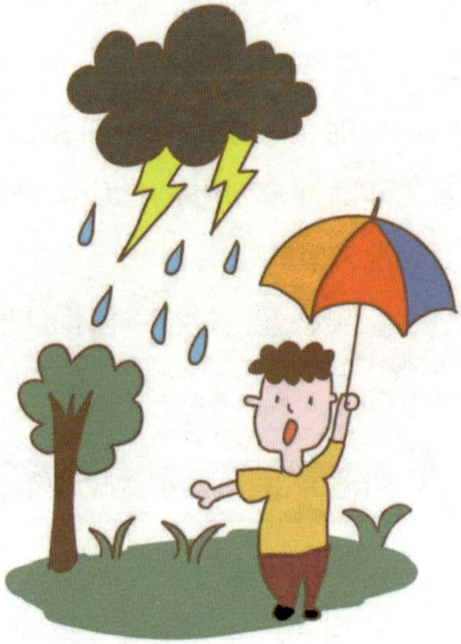

雷雨天气影响高血压

因此，对于高血压患者来说，在雷雨天气中外出时，应该监测血压，确保血压控制在正常范围内，避免在雷雨期间进行户外活动，尤其是避免在开阔地带或树下停留。

如果感到不适，如头晕、恶心或呼吸困难，应立即寻求医疗帮助。

6. 高血压患者可以去做针灸或者深度按摩类似的物理治疗吗？

高血压患者在进行针灸和深度按摩之前应该进行全面评估，根据个人情况选择是否进行。

在血压过高的情况下，如收缩压大于 180mmHg，或舒张压大于 110mmHg 时，建议不要进行按摩。

在血压明显增高时，按摩可能因为对皮肤、软组织、肌肉和血管的刺激而引起血压进一步增高，增加急性心脑血管意外的风险。

此外，按摩和针灸会刺激人体的交感神经和副交感神经，这可能会影响高血压患者的血压稳定性。如果高血压患者平时血压控制不佳，且未通过药物有效控制，经常大于160/100mmHg，甚至大于180/110mmHg，这种情况下不建议进行刺激性的按摩疗法，以免造成血压的急性上升和相关的健康风险。

高血压患者应该先咨询医生，确保所选的治疗方法适合自己的健康状况，并且在安全范围内进行。如果决定进行按摩，应选择经验丰富的按摩师，并在按摩过程中注意监测血压变化。

7. 高血压患者可以熬夜看世界杯吗?

高血压患者在熬夜看世界杯需要注意监测血压情况，避免长期熬夜。

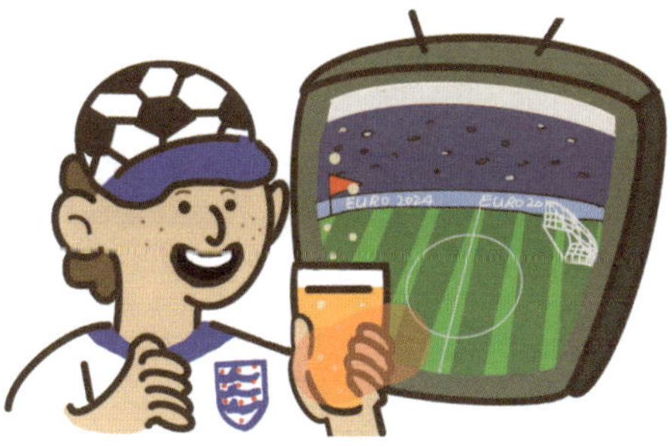

看世界杯

由于时差原因，许多比赛在深夜或凌晨进行，熬夜看球会打破正常的作息规律，导致睡眠不足，这可能会增加高血压患者心脑血管意外的风险。如因比赛结果而大喜大悲，可导致交感神经兴奋性增加、肾上腺激素分泌加快，从而引起血压升高，增加卒中的风险。

此外，熬夜还会导致免疫力下降，容易诱发感冒、过敏等病症，长期作息不规律可能引发神经衰弱等问题。

8. 高血压患者可以进行性生活吗?

高血压患者可以进行性生活，但需要注意以下几点：

首先需要控制血压。高血压患者在性生活前应确保血压控制在正常或接近正常的水平，如果血压未得到良好控制，性生活中血压的升高可能会引起严重并发症。

其次应该避免过度兴奋。性生活时的兴奋和活动可能会导致血压短时间内快速上升，会导致心脑血管意外的风险大大增加。

最后应注意控制频率和强度。高血压患者应保持性生活的频率适当，避免过于频繁或剧烈，以减少血压波动。

如果在性生活过程中出现胸痛、头痛、头晕、心悸或胸闷等症状，应立即停止并寻求医疗帮助。

9. 高血压患者能喝咖啡吗?

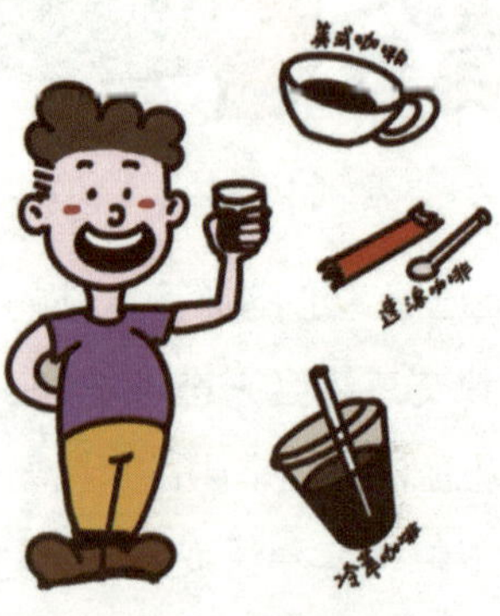

喝咖啡

咖啡因可能会引起血压短暂升高，但长期饮用对血压的影响较小，因为人体会对咖啡因产生耐受性。高血压患者可以适量饮用咖啡，但需要注意咖啡的类型、饮用量以及个人的身体反应。

建议高血压患者每天饮用1～2杯咖啡，如果每天饮用咖啡超过6杯，可能会增加心血管病风险。每个人对咖啡因的反应不同，高血压患者在饮用咖啡后应观察自己的身体反应，避免不适。

总之，高血压患者喝咖啡时应谨慎，如果饮用咖啡后感到不适，应减少摄入量或考虑其他替代饮品。

10. 高血压患者会不会影响献血？

根据《献血者健康检查要求》，患有循环系统疾病的患者，包括高血压患者，通常不允许献血。

高血压患者可能合并有高血脂、动脉粥样硬化等，献血过程中可能诱发一过性的心肌缺血或心绞痛。献血后由于血容量下降，血液黏滞度增加，可能产生血栓，增加脑梗死、深静脉血栓等疾病的发生概率。而高血压患者使用的降压药物可能未完全代谢，会对受血者产生不良影响。

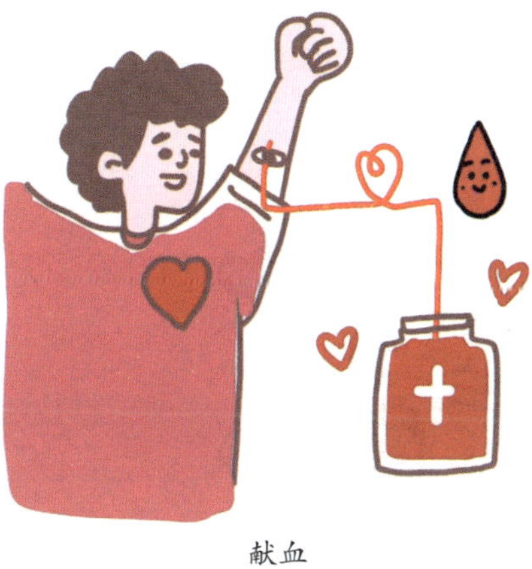

献血

然而，一些专家指出，如果高血压患者的血压控制在正常范围内，并且没有其他限制献血的疾病，如免疫性疾病、肾功能不全或严重的心脏疾病等，则可以献血。

但无论何种情况，都必须在医生的评估之后决定是否可以献血。

总之，高血压患者在考虑献血之前，应该咨询医生，并严格遵守献血机构的相关规定和指导。

11. 高血压患者可以长时间打电话和玩游戏吗？

高血压患者在长时间使用手机时，应注意使用时长和期间的情绪波动，尽量减少手机使用时间。

研究表明，每周使用手机通话超过 30 分钟的人，患高血压的风险比使用时间少于 30 分钟的人高出 12%。而使用手机过程中的情绪波动，如紧张、着急或愤怒，可能会影响交感神经，导致血压升高。

长时间使用手机可能会延迟睡眠时间、减少户外健身和娱乐时间，这些改变可能间接影响血压控制 。

建议高血压患者在通话时，尽量保持通话时间简短，避免情绪波动，应注意控制使用时间和频率，避免可能的健康风险。

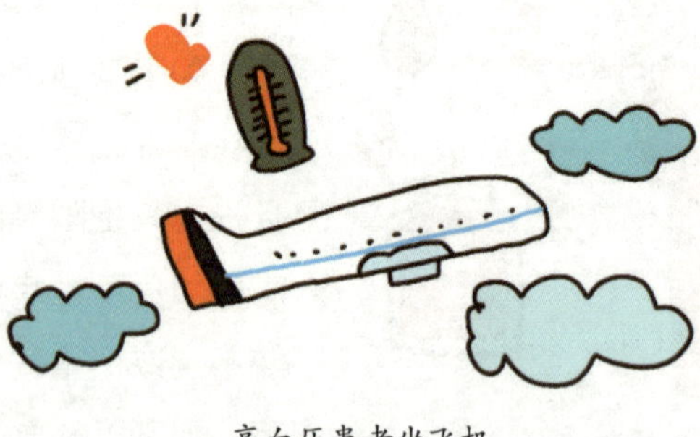

高血压患者坐飞机

12. 高血压患者可以坐长途飞机吗?

高血压患者是否可以坐长途飞机，主要取决于血压的控制情况以及是否有其他并发症。

如果高血压患者的血压控制良好，即收缩压控制在160mmHg以下，舒张压控制在100mmHg以下，可以乘坐飞机。

对于血压超过200mmHg的3级以上高血压患者，如果血压控制不稳定，建议避免乘坐飞机，以减少心脑血管意外的风险。

建议在飞行前系统评估血压情况，必要时调整降压药物方案，并确保飞行前有充足的休息和睡眠，避免摄入可能引起血压升高的饮品如浓茶、咖啡。患者应随身携带降压药物，以及可能需要的其他急救药物，以备不时之需。在飞行过程中，患者应注意身体的反应，如出现头晕、头胀等症状，应及时测量血压，并根据情况采取措施。

高血压患者在考虑长途飞行前，应确保血压控制在安全范围内，并采取适当的预防措施，以确保旅途安全。

13. 高血压患者可以泡温泉吗?

在规律服药且血压控制达标的前提下，高血压心脏病患者可以享受温泉泡澡；若收缩压低于100mmHg或高于160mmHg，应先休息或调整血压后再泡温泉；中度或重度高血压患者，尤其是有多种并发症的，不建议泡温泉。

初次入浴最好不要超过10分钟，适应后可逐渐延长，但每次不宜超过15～20分钟，以保证心脏供血，避免胸闷胸痛。

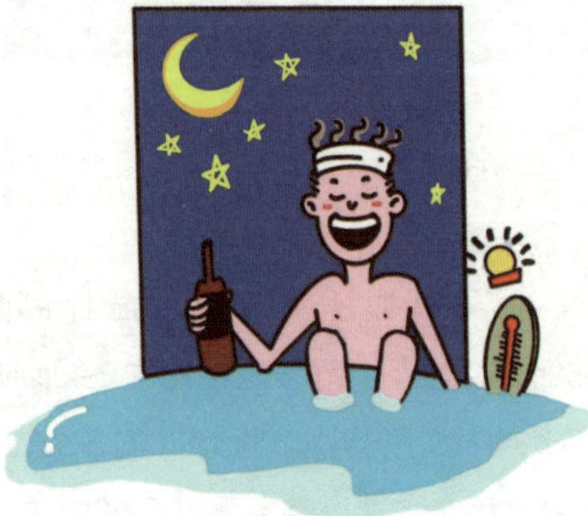
泡温泉

水温应控制在38℃～40℃，避免过高的水温增加心脏负担，造成心悸或憋气。不要让水面高于胸部，以减少心脏负担。

在决定泡温泉前，高血压患者应咨询医生，确保自身条件允许，并在医生指导下进行。

14. 高血压患者可以吃巧克力吗?

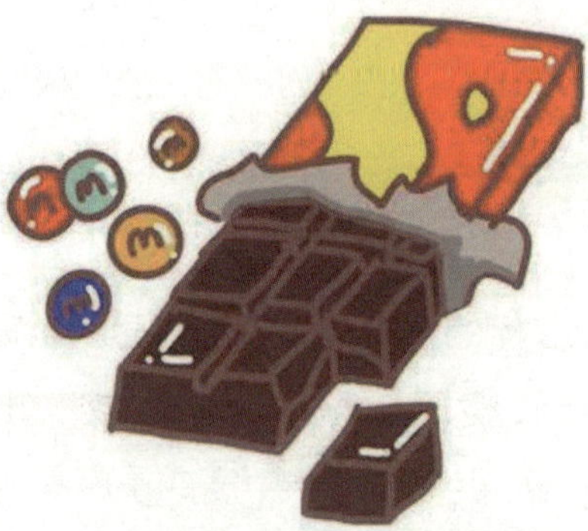
巧克力

高血压患者可以适量吃巧克力，特别是黑巧克力。

黑巧克力中的可可含量较高，含有对身体有益的黄烷醇和甲基黄嘌呤等物质。研究表明，这些物质对心血管系统有益，并且摄入黑巧克力可以显著降低原发性高血压的风险。

尽管黑巧克力可能对心血管有益，但巧克力也是高热量食品，高血压患者应控制摄入量，建议每天食用量不超过 50 克，选择可可含量达到 70% 以上的黑巧克力。

同时，高血压患者如果有高血糖或糖尿病，应谨慎食用巧克力，否则会影响血糖水平。

总之，高血压患者可以适量进食黑巧克力，但应注意整体饮食平衡和个人健康状况。

15. 高血压患者需不需要戒酒?

建议高血压患者尽量少饮酒，饮酒不仅影响血压，还可能对心脏、肝脏等器官造成损害，特别是对于有代谢综合征的患者，饮酒可能会加重肝功能负担，导致酒精性肝硬化等问题。

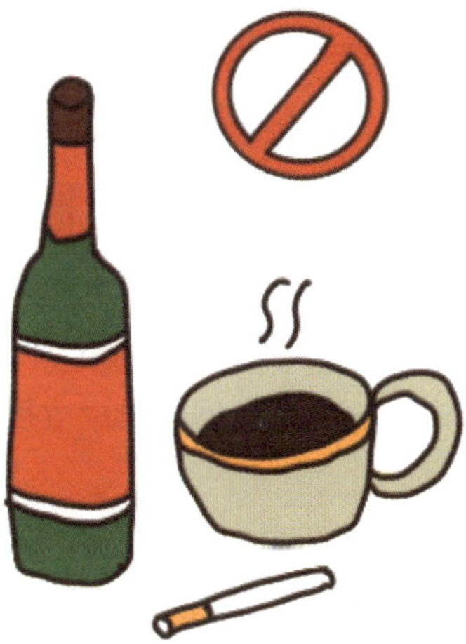
戒烟酒

短期内，少量饮酒可能会使外周血管扩张，导致轻微的降压效果，但长期大量饮酒会增加高血压的风险。如果高血压患者的血压控制稳定，并且没有其他心脑血管危险因素，可以极少量饮酒。

高血压患者如果合并有心衰、脑中风、心肌梗死、肝病、高血脂等并发症，应该坚决避免饮酒，饮酒可能加剧这些疾病对器官的危害，增加急性心衰、脑中风和心肌梗死的风险。

总之，高血压患者应尽量避免饮酒，如果必须饮酒，应严格控制饮酒量，建议每日酒精摄入量男性不超过 25 克，女性不超过 15 克；每周酒精摄入量男性不超过 140 克，女性不超过 80 克，并注意个人的健康状况和医生的建议。

16. 高血压患者在接种疫苗后血压升高正常吗？

接种疫苗后血压升高是否正常，需要根据具体情况来确定，疫苗接种后可能出现的常见不良反应主要包括头痛发热、接种部位局部红晕或硬块，以及咳嗽、食欲不振、呕吐、腹泻等。

如果接种疫苗后出现血压升高或其他不良反应，建议接种者在接种现场留观 30 分钟，并在出现不良反应相关症状时及时报告接种点工作人员，必要时及时就医。

因此，高血压患者在接种疫苗后应密切监测自己的健康状况，并在出现任何异常时立即寻求医疗帮助。

17. 高血压患者晚上打鼾是否会影响血压情况？

打鼾会影响血压波动。

打鼾常常出现在阻塞性睡眠呼吸暂停综合征中，表现为睡眠中会有呼吸暂停和缺氧的情况发生，这会导致交感神经活性增强、外周血管收缩，进而引起血压升高，50% ~ 90% 的 OSAHS 患者同时患有高血压。

针对高血压患者，改善睡眠质量和治疗打鼾都是降低血压的重要措施，建议高血压患者保持规律的作息时间，创造良好的睡眠环境，减少精神压力，如果经常打鼾，并且鼾声中出现长时间的安静随后是突然的大声鼾声，这可能是呼吸暂停的迹象，应该及时就医。

在生活中，患者需要减肥、避免饮酒，或在医生的指导下服用镇静剂、改变睡姿或使用口腔内装置，或选用其他治疗方法。

18. 高血压患者在某些特定场合血压升高，需要避免远离这些场合吗？

在某些特定的社交场合中血压升高可能是由于情绪紧张、焦虑或应激反应引起的，高血压患者应该尽量避免那些带来巨大压力的社交场合，或者学会在这些场合中找到放松的方法，如深呼吸、冥想或短暂的独处时间。

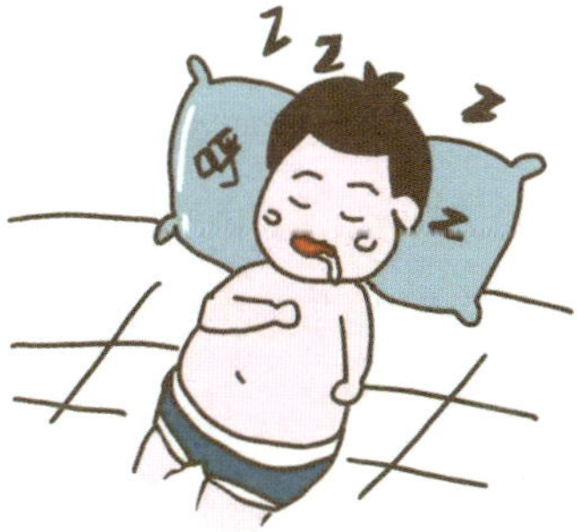

睡觉时打鼾

在社交场合中容易出现情绪波动，如紧张、焦虑或兴奋，以及长时间的社交活动，都可能会导致疲劳和血压升高，建议在活动中适当休息，避免过度劳累。

如果患者血压在社交场合中经常升高，建议咨询医生，调整降压药物的剂量或种类，并在社交活动前后监测血压，了解血压的变化情况，如果血压持续升高，可能需要进一步的医疗干预。

19. 高血压患者可以看恐怖电影吗？

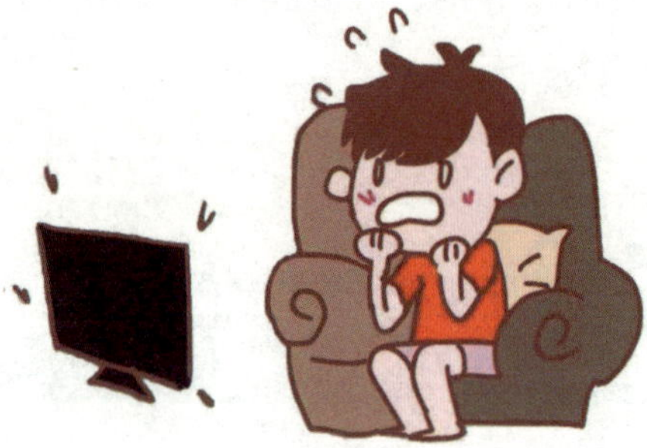

看恐怖电影

高血压患者是否应该避免看恐怖电影，主要取决于个体对情绪刺激的反应和电影观看对血压的实际影响，虽然没有直接的证据表明看恐怖电影会导致高血压，但是情绪激动和紧张是已知的可以引起血压升高的因素。

如果高血压患者在观看恐怖电影时感觉到极度的不安、焦虑或恐惧，并且发现自己的血压确实升高，那么可能需要考虑避免观看这类电影。此外，如果患者有其他与压力相关的健康问题，如心脏病或焦虑症，也应该避免观看可能引起强烈情绪反应的内容。

如果患者对自己的情绪反应有良好的认识，并且能够控制观看时间和频率，适度观看恐怖电影可能不会对健康造成影响。

20. 高血压患者常常精神压力很大，应该怎么避免？

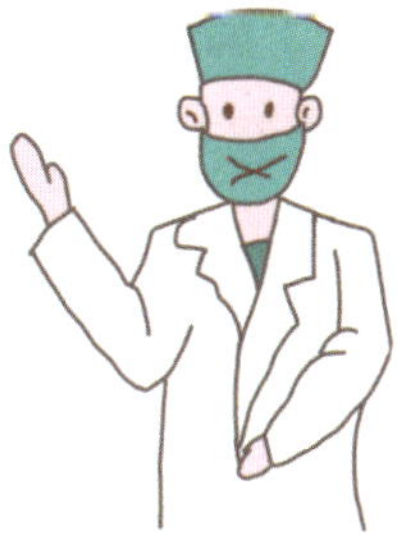

听从医生建议

在生活中，精神压力不可避免，高血压患者应该尽量减少和妥善管理精神压力，而不是完全避免所有的精神压力。

精神压力会导致交感神经系统活性增强，释放肾上腺素和去甲肾上腺素，引起心跳加快和血管收缩，从而导致血压升高。长期压力可能导致焦虑、抑郁等情绪问题，这些情绪问题又可能进一步影响血压。

高血压患者可以学习压力管理技巧，如时间管理、放松训练、正念冥想等，同时保持健康的生活方式，即均衡饮食、规律运动、充足睡眠和适度休息。

面对压力时，采取积极的应对策略，通过有效的压力管理，可以降低血压波动的风险，提高生活质量。在压力难以自我管理时，寻求心理健康专业人士的帮助。

21. 高血压患者血压读数在正常范围内，但总感到头晕，什么原因？

血压读数在正常范围内但经常感到头晕，可能由生理和心理因素、病理因素、药物副作用等因素引起。

（1）生理和心理因素：长时间的睡眠不足或精神压力可能导致大脑疲劳和自主神经调节失衡，进而引起头晕。此外，心理状态如焦虑或抑郁也可能导致心因性头晕。

（2）病理因素：一些疾病如贫血、甲状腺功能异常、心律失常、内耳平衡系统紊乱等，都可能在血压正常的情况下引起头晕。

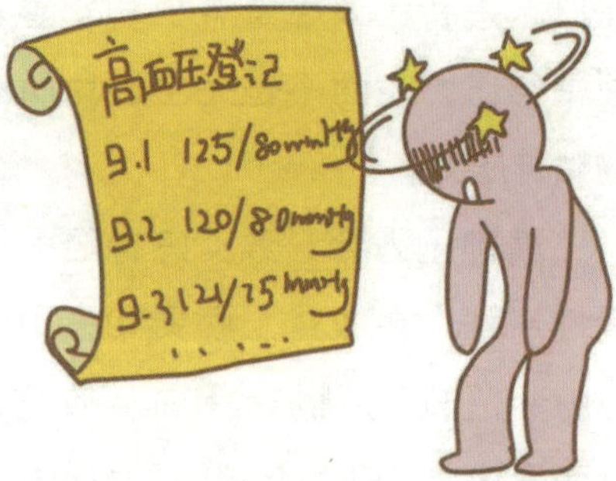

血压正常但头晕

（3）药物副作用和其他因素：服用某些药物可能会作为副作用引起头晕，即便血压正常。此外，脑供血不足，可能由脑血管狭窄或颈椎病引起，也可能导致头晕。内分泌代谢异常，如低血糖，同样是可能的原因。

如果头晕经常发生，应该及时就医，接受专业医生的评估和诊断，以明确具体原因。

22. 高血压患者在冬季血压老是容易升高，该怎么办？

冬季寒冷会增加人体交感神经的兴奋性，导致肾上腺皮质激素分泌增多，血管因此收缩，外周阻力增加，进而引起血压升高。根据《高血压患者血压季节性变化临床管理中国专家共识》，建议高血压患者季节交替时应加强诊室血压或家庭血压监测。

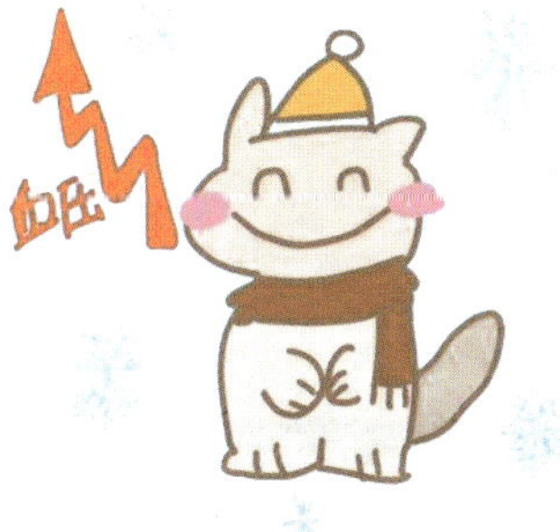

冬季血压升高

生活上，高血压患者应注意饮食清淡、减少食盐摄入，保持心情平静，适量运动，此外，避免过度饮酒、大量减重、脱水等可能导致血压波动的行为。若血压波动仍大，需要及时就医，在医生的指导下调整用药方案。

23. 高血压患者可以养猫和狗吗?

高血压患者并不需要完全避开猫狗在内的所有的宠物。

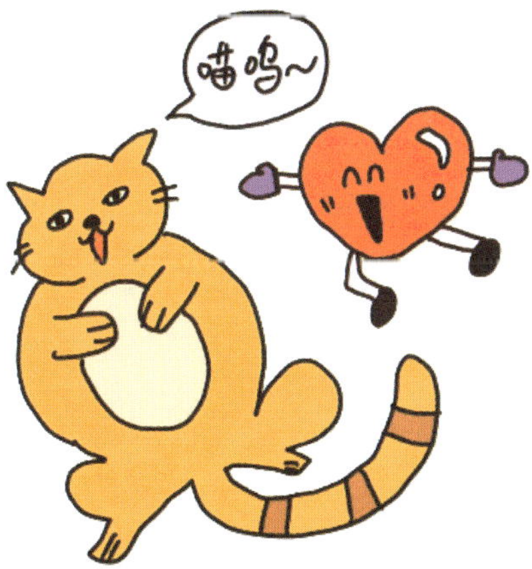

养宠物

宠物可以为高血压患者，尤其是老年人提供情感上的支持和陪伴，有助于缓解孤独、抑郁、不安和烦躁等情绪，而这些情绪本身就是高血压的诱因之一。

养宠物可促使患者进行更多户外活动，比如遛狗，这有助于增加身体活动量，而适量的体育活动是控制血压的重要手段。此外有研究表明，与宠物玩耍可以帮助降低高血压患者的血压和胆固醇水平，宠物能提供情感上的稳定和安慰，有助于患者保持心平气和，减少情绪波动带来的血压影响。

因此，高血压患者可以在医生或专业人士的建议下，根据自己的健康状况和生活方式考虑养宠物。

24. 高血压患者在服用降压药期间需要进行MRI检查，安全吗？

MRI（磁共振）检查是一种非侵入性、无放射性的检查方法，能够清晰显示脑部结构和血管，有助于诊断和评估高血压相关的并发症，如脑出血等，高血压患者在服用降压药物期间进行检查是安全的。

在进行MRI检查前，患者应告知医生自己正在服用的所有药物，包括降压药，医生会根据具体情况评估是否需要调整药物剂量或暂停某些药物，如果患者有其他健康问题，可能需要在医生的指导下进行MRI检查。

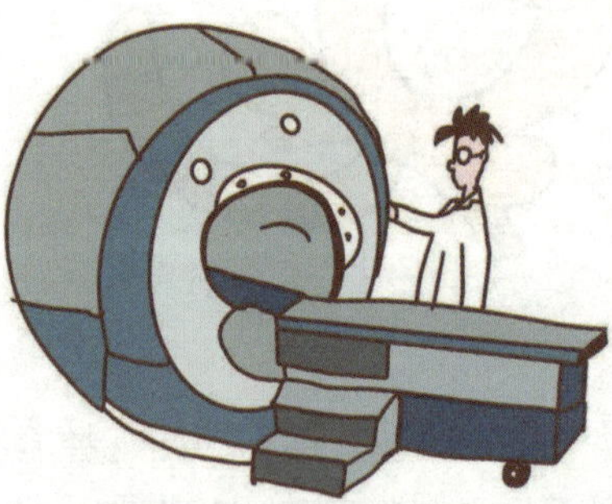

磁共振检查

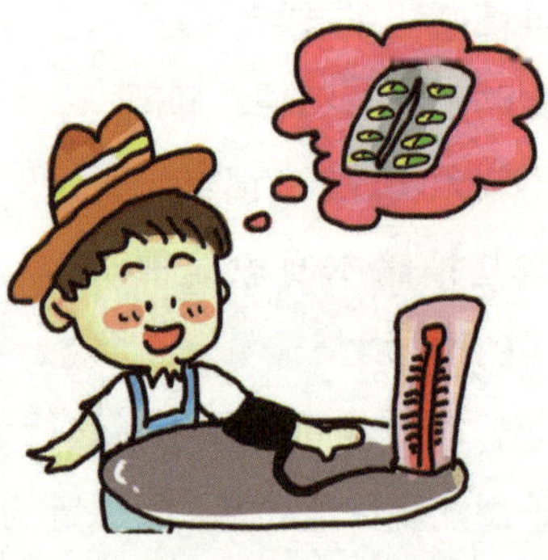

测血压

25. 平常血压正常，能不能去高海拔地区工作和生活，会不会患上高原高血压？

高原高血压是指常住平原的人在移居高原后发生血压升高的现象，这并不是一个独立的疾病，发病机制主要与低氧刺激导致的交感神经系统、肾素血管紧张素系统激活等因素有关。

海拔高度每增加100米，高血压患病率相应增加2%。此外，低海拔地区到高海拔地区变化会引起血压的升高，平均收缩压和舒张压均会显著上升。

高原高血压的治疗原则主要是脱离高原环境，大部分患者血压可逐渐恢复正常。

如果决定前往高海拔地区久居生活，建议进行健康体检，由医生评估是否能行。同时，采取“阶梯适应”原则，逐步增加海拔高度，以减少高原反应的风险。必要时，可脱离高原环境以控制血压。

（二）患者问题

1. 体检发现血压高需要吃药吗？

问题描述：医生，我最近工作特别忙，压力很大，结果体检发现血压高了，这可怎么办？我需要吃药吗？

面对工作压力导致的血压升高，首先要做的是评估血压的具体情况，需要连续几天在不同时间监测血压，以确定是否持续性升高。

工作压力是导致血压升高的一个因素，在考虑药物治疗之前，建议先尝试调整生活方式，比如减少盐分摄入、增加身体活动、保持健康体重、限制酒精摄入、戒烟和改善睡眠质量，如果通过生活方式调整血压仍然无法得到有效控制，或者血压波动较大，应该咨询医生，由医生评估是否需要药物治疗。

2. 老年高血压需要注意什么？

问题描述：我今年 65 岁，刚刚退休了，平时就是看看电视，散散步，怎么还会头晕呢？一查是高血压，我该注意些什么？

65 岁退休后发现有高血压，是可以通过一系列措施进行有效管理的。

应该采取健康的饮食习惯，比如低盐、低脂肪和高纤维的饮食，多吃蔬菜水果。保持适量的体育活动。同时，控制体重、戒烟和限酒对血压控制至关重要。

退休后需要定期进行全面体检，监测血压和其他健康指标，如血糖和血脂，同时在医生的建议指导下服用降压药物，保持与医生的良好沟通，及时反馈身体状况和治疗效果。

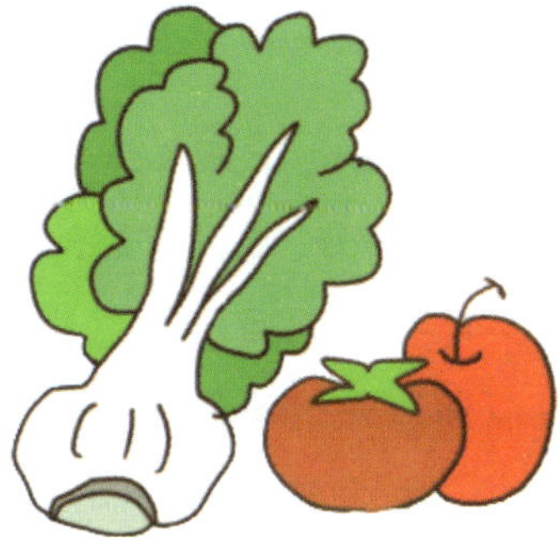

蔬菜水果

3.30岁得高血压可以不吃药吗?

问题描述：我才30岁，就高血压了，真的不想这么早就开始吃药，有没有别的办法能帮我控制血压啊?

通过积极的生活方式改变，完全有可能控制甚至降低血压，而不必立即依赖药物治疗。

最重要的是改善生活方式，增加富含钾、钙和镁的食物摄入，同时减少盐分和不健康脂肪的摄入，定期进行至少150分钟的中等强度运动，如快走或游泳，有助于降低血压和改善心血管健康。同时，减轻体重、戒烟和限制酒精摄入也是重要的措施。每晚获得足够的高质量睡眠，对血压控制至关重要。除此之外，在家定期监测血压，以便及时了解血压变化。

如果血压仍然控制不佳，则需要及时就诊，在医生的指导下用药干预。

4. 孕妇如何降压?

问题描述：我现在怀孕6个月，但是血压有点高，我不敢吃药，怕对宝宝不好，有没有适合孕妇的降压方法呢?

怀孕期间血压升高可以通过通过调整饮食方式、生活方式来控制血压。

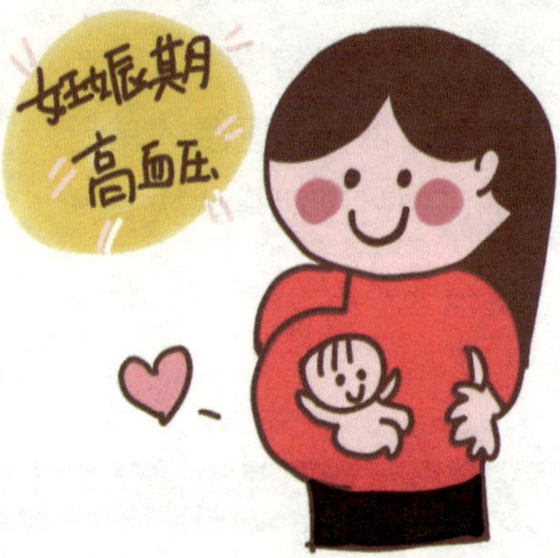

妊娠期高血压

在饮食方式上，限制钠盐摄入，多摄入水果、蔬菜、全谷物和低脂奶制品，减少饱和脂肪和胆固醇的摄入。减少咖啡因摄入也有助于降低血压。在生活方式上，可以增加适度锻炼如散步、瑜伽、游泳等。

如果生活方式和饮食调整无法有效降低血压，则需要在医生指导下可以使用一些降压药物，如拉贝洛尔、硝苯地平等，但要避免使用血管紧张素转换酶抑制剂和血管紧张素Ⅱ受体拮抗剂的使用。

5. 高血压可以吃重口味的食物吗?

问题描述：我平时吃东西口味挺重的，特别喜欢吃咸的东西，现在医生说我有高血压，我得怎么改饮食习惯啊?

高血压患者不宜过多进食重口味食物，可以从以下两个方面调整饮食习惯。

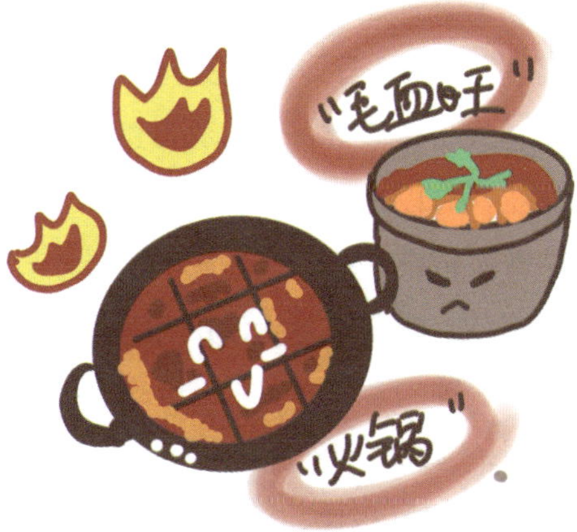

四川火锅

（1）减少钠盐摄入，增加钾、钙、镁摄入：建议高血压患者每日钠摄入量不超过5克，并尽量减少加工食品和高钠调味品，同时，增加富含钾的食物如新鲜蔬菜和水果，以及富含钙和镁的食物，如低脂奶制品和坚果。

（2）平衡膳食结构：确保饮食多样化，包括丰富的蔬菜和水果、全谷物、低脂肪的动物性食品（如鱼类、瘦肉）、大豆类和坚果，限制高脂肪和高胆固醇食物，选择健康的烹饪油，如橄榄油，并减少油炸食品的摄入。

与此同时，需要密切监测血压情况，定期监测血压并遵循医生的建议。

6. 什么运动适合高血压？

问题描述：我挺喜欢健身的，但现在有高血压，我是不是得调整一下我的锻炼计划？有没有什么运动是特别适合高血压患者的？

患有高血压并不意味着必须放弃健身，但确实需要对锻炼计划进行一些调整以确保安全。

首先，可以选择中等强度的有氧运动。有氧运动有助于降低血压，可以选择快走、慢跑、游泳、骑自行车等，这些运动能够增强心肺功能，促进血液循环。

其次，需要注意运动的频率和持续时间。建议每周至少进行 150 分钟的中等强度有氧运动，每次锻炼前应有 5 ~ 10 分钟的热身，锻炼后同样进行 5 ~ 10 分钟的放松活动。

在锻炼过程中，注意监测自己的心率和血压反应，避免在运动中感到过度疲劳或有任何不适。如果感到头晕、胸闷或呼吸困难，请立即停止锻炼并寻求医生的建议和帮助。

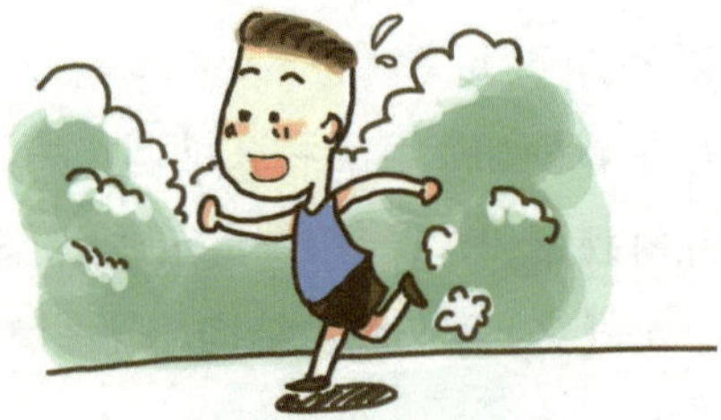

跑步

7. 高血压如何控制情绪？

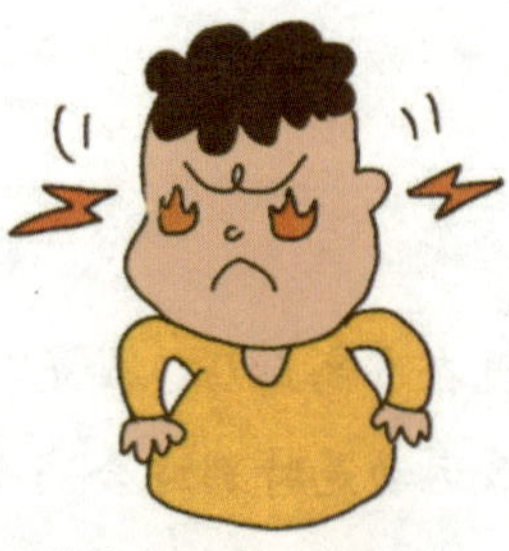

情绪激动影响高血压

问题描述：我这个人情绪起伏挺大的，容易生气，最近发现血压高了，我应该怎么控制情绪，才能帮助我降血压呢？

高血压患者要避免过大的情绪起伏，对血压波动影响较大。

可以学习放松和减压技巧，通过深呼吸、冥想、正念练习和渐进性肌肉放松等方法来缓解紧张和压力。与此同时需要改善生活方式和社交互动，保证充足的睡眠，规律地进行身体锻炼。

如果情绪问题难以自行控制，应及时寻求心理健康专业人士的咨询和帮助。

8. 出差的时候如何控制血压?

问题描述：我工作需要经常出差，生活作息不太规律，最近血压有点高，有没有什么办法，让患者在出差的时候也能控制好血压?

即使在经常出差的情况下，高血压患者也需要通过饮食、规律运动、保证充足睡眠来控制血压。

（1）维持健康的饮食习惯：尽量选择低盐、低脂肪的食物，避免高钠和高胆固醇的餐饮。在外就餐时，可以要求少盐少油，选择清蒸、烤制或煮制的食物，也可以携带一些健康的零食，如坚果、水果或全谷物小吃，以避免因饥饿而选择不健康的食物。

（2）规律运动：即使正在出差，也尽量保持每天的身体活动，如快步走、使用酒店健身房或进行一些房间内的简单锻炼。

（3）保证充足睡眠：尽量保持规律的作息时间，保证充足的睡眠，如果因时差或工作需要难以做到，尝试使用短暂的小睡来补充精力。

此外，确保携带血压计和必要的药物，定期监测血压，在出差之前可以和医生讨论出差期间如何调整药物治疗方案，以确保血压得到有效控制。

9. 血压高和熬夜有关系吗？

问题描述：我习惯了晚睡，是个夜猫子，最近体检发现血压高了，我需要调整睡眠时间吗？

熬夜会导致血压波动，调整睡眠时间和改善睡眠质量对于控制高血压是非常重要的。

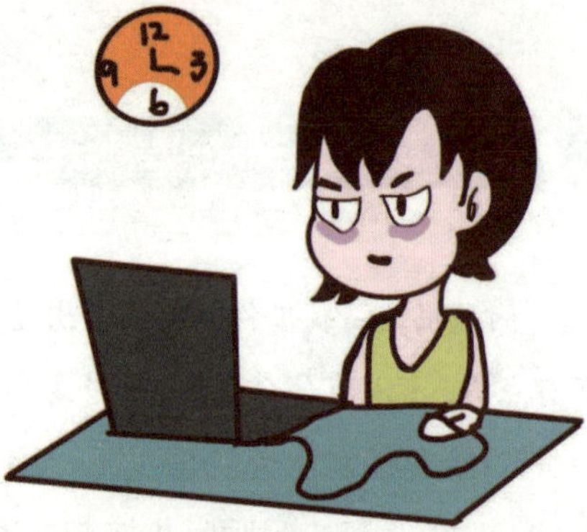

熬夜

成年人一般需要每晚 7 到 8 小时的睡眠，如果习惯晚睡，可以尝试提前睡眠时间，确保能够获得足够的休息。尽量每天在同一时间上床睡觉和起床，建立规律的睡眠模式，这有助于调整生物钟，提高睡眠质量。

同时，可以减少晚上使用电子设备，如手机、电脑和电视，因为这些设备的光线可能会干扰你的睡眠。

10. 高血压能不能不吃药？

问题描述：我是高血压患者，但是长期吃药经济压力挺大的，有没有性价比高的降压方法或者药物推荐呢？

高血压是一种需要长期管理的慢性病，除了药物治疗外，还可以通过调整生活方式帮助控制血压。

生活方式的调整包括改善饮食习惯，减少盐分和不健康脂肪的摄入，增加蔬菜和水果的比例，同时保持规律的身体活动，如快走、游泳或骑自行车等。另外，控制体重，减少酒精摄入，并戒烟，这些都是控制血压的有效方法。

但如果生活方式无法控制血压到理想目标，还是需要和医生沟通，根据个人情况选择性价比高的降压药物，可以利用医疗保险减轻药物费用负担，一些保险计划可能覆盖高血压药物，或者提供优惠的药物价格。

11. 工作忙会引起高血压吗？

问题描述：平时工作挺忙的，经常加班，现在血压上去了，这跟工作状态有关系吗？该怎么调整呢？

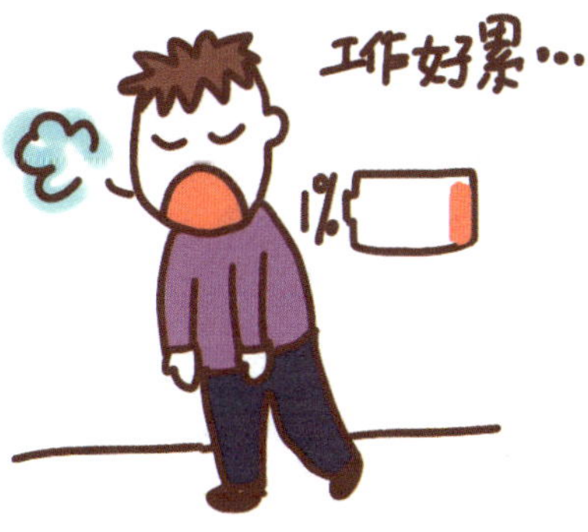

工作压力大

高血压与多种因素有关，工作压力和加班可能是其中之一。

面对工作压力，可以学习时间管理、任务优先级排序和放松技术，也可以和上司或同事沟通工作压力，寻求他们的理解和支持，可能的话调整工作量或工作方式。

与此同时，需要确保充足休息，尽管工作繁忙，但应保证足够的睡眠，睡眠不足可能加剧血压问题。如果加班不可避免，尝试安排时间补充休息，比如午休或在周末多休息一会儿。

总之，需要平衡工作与生活的关系，有助于减轻工作压力，规避高血压风险。

12.28 岁得高血压正常吗？

问题描述：我今年才28，这么年轻就得了高血压，这正常吗？我该咋办？

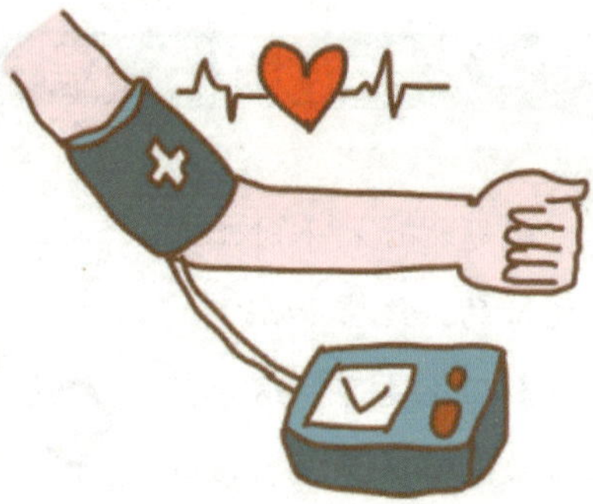

高血压

高血压一般常见于中老年人，而年轻人患高血压可能与多种因素有关。

（1）生活方式：现代年轻人由于工作压力大、经常加班和熬夜，可能导致生活作息不规律。此外，高盐饮食、过量饮酒、吸烟以及高脂和高糖食品的摄入增加，都可能导致血压升高。

（2）缺乏锻炼：体力活动减少和久坐不动会提高高血压的风险，超重或肥胖是高血压的独立危险因素，不健康的饮食习惯和缺乏运动导致越来越多的年轻人超重或肥胖，也因此增加高血压风险。

（3）遗传与精神因素：高血压具有一定的遗传倾向，如果父母在55岁之前确诊高血压，子女发生高血压的风险会增加。另外，长期的精神压力和紧张也是导致高血压的因素之一，

对于年轻人来说，改善生活习惯、合理饮食、适量运动、戒烟限酒、保持健康体重和良好的心理状态是预防和控制高血压的关键。

如果已经患有高血压，应该及时就医，并遵循医嘱进行治疗和监测。

13. 高血压需不需要戒盐？

问题描述：我平时爱吃一些咸菜和腌制品，却发现血压越来越高，现在都不敢吃了，是不是得把盐都戒了啊？

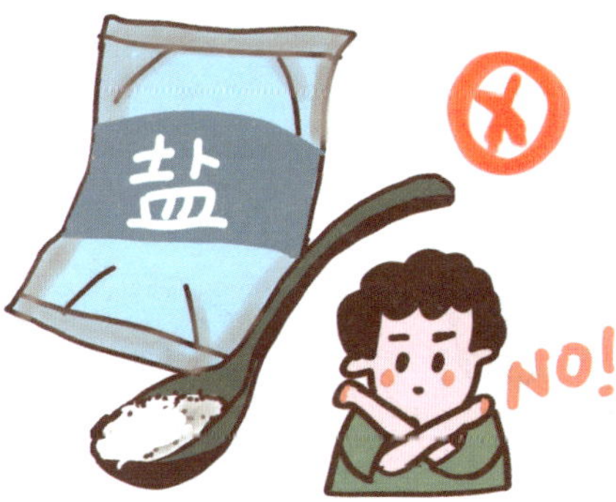

限盐饮食

高盐饮食是导致高血压的一个重要因素，因为钠摄入过多会导致体内水分潴留，增加血液循环量，从而升高血压。减少盐的摄入并不意味着完全戒盐，而是要控制在健康的范围内。

对大多数成年人来说，每天的钠摄入量应限制在2300毫克以下，而理想情况下应该更低，约为1500毫克。

在日常生活中，可以尝试减少烹饪时的食盐用量，避免或减少咸菜和腌制品的摄入，这些食品通常含有大量的钠。

在购买食品时，检查营养标签上的钠含量，选择低钠或无盐的食品选项，注意一些加工食品和零食中的隐藏盐分，如方便面、咸味饼干和熟食。

餐馆的食物通常含有较多的盐和不健康的脂肪，尽量减少外出就餐的频率，如果需要外出就餐，选择较健康、低盐的菜品，或要求厨师减少盐的使用。

14. 喝酒前吃降压药可行吗？

问题描述：我血压高，但是工作需要经常应酬喝酒，在喝酒之前先吃降压药应该就不会影响血压升高了吧？

不建议在喝酒之前吃降压药，药物和酒精相作用，会更危害身体健康。

某些降压药物与酒精可能存在不良相互作用，会导致血压过低或其他副作用，在不了解具体药物成分和作用机制的情况下，吃药后饮酒可能增加健康风险。

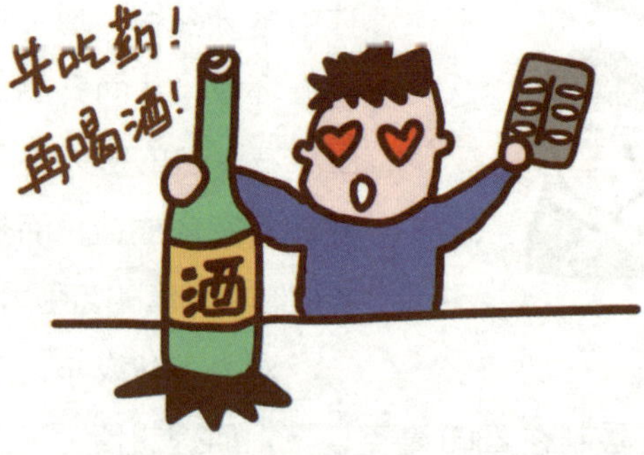

喝酒前吃药

饮酒会导致血压短期内下降，但随后可能会反弹性升高。即使在饮酒前服用了降压药，也不能保证药物能完全抵消酒精对血压的影响，药物的效果可能受到酒精的影响而降低。

如果工作需要应酬，尝试与客户沟通，说明自己的健康状况，以减少饮酒的必要性。

15. 生活压力小了血压反而高了是怎么回事?

问题描述：我是一名退休老师，平时不太运动，最近发现血压有点高，以前也没有高血压的情况，为什么生活压力小了反而血压高了？这到底是怎么回事？

退休后血压升高可能与多种因素相关，包括生活方式、年龄带来的生理变化，以及情绪健康和睡眠影响。

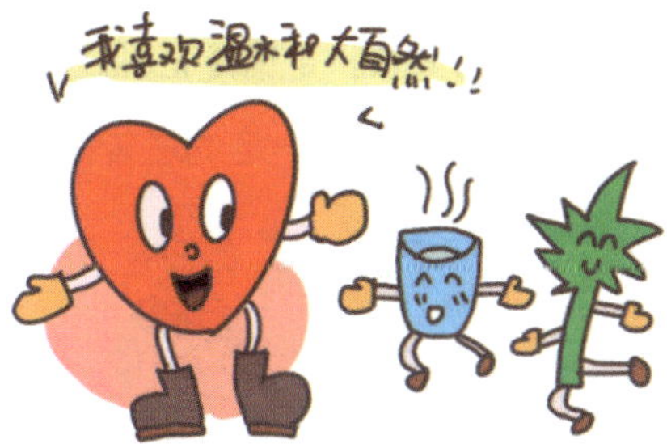

喝热水亲近大自然

（1）生活方式：退休后，由于活动量减少，可能会导致体重增加和缺乏运动，这些都是高血压的风险因素。建议增加适量的身体活动，如散步、游泳或参加健身班，同时改善饮食习惯，减少盐分和不健康脂肪的摄入。

（2）年龄和生理变化：随着年龄的增长，血管的弹性可能降低，这是老年人血压升高的自然趋势，慢性疾病如糖尿病或肾脏问题也可能随着年龄增长而出现，这些都可能影响血压，建议定期进行健康检查，监控慢性疾病的发展，并遵循医生的指导进行管理。

（3）情绪健康和睡眠： 即使生活压力减小，情绪波动、焦虑或抑郁等心理因素也可能影响血压。建议保持良好的心理状态，必要时寻求心理咨询或参与社交活动。

血压升高是一个多因素的结果，需要从多个角度进行综合管理，如果血压持续升高，及时咨询医生，获取专业的治疗建议。

16. 儿子高血压是爷爷奶奶遗传的吗？

问题描述：我儿子才上高中，体检时发现血压偏高，他爷爷和奶奶都有高血压，是不是他们遗传的？

高血压确实具有一定的遗传倾向，但并不是所有高血压都是由遗传因素直接导致的。对于青少年高血压，可能涉及遗传、生活方式、环境等多种因素影响。

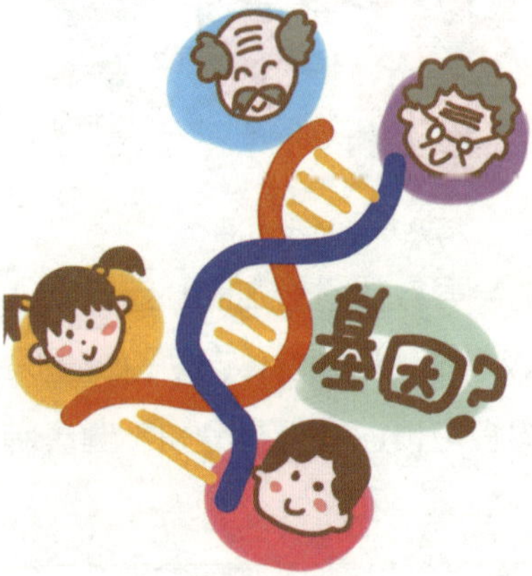

遗传高血压

（1）遗传因素： 如果家族中有高血压病史，孩子患高血压的风险可能会增加。特别是如果孩子的爷爷奶奶都有高血压，遗传因素可能是一个考虑因素，但遗传只是增加了风险，并不意味着一定会发病。

（2）生活方式和饮食习惯：当代青少年普遍面临久坐、缺乏运动和不健康饮食习惯的问题，高盐、高糖和高脂肪的饮食，以及缺乏足够的体育锻炼，都可能导致血压升高。建议调整饮食，减少高盐和高脂食品的摄入，增加蔬菜和水果的比例，并鼓励孩子进行规律的身体活动。

（3）环境因素：学习压力、情绪波动和睡眠不足等环境和心理因素也可能影响青少年的血压。建议帮助孩子管理学习压力，保证充足的休息和睡眠，并提供必要的心理支持。

虽然遗传因素可能在一定程度上影响高血压的发生，但生活方式和环境因素同样重要。如果血压持续升高，必要时咨询医生，以确保及时和有效的干预。

17. 当出租车司机会得高血压吗？

问题描述：干开出租车的行业，经常一坐就是一整天，最近感觉头有点晕，是不是跟高血压有关？

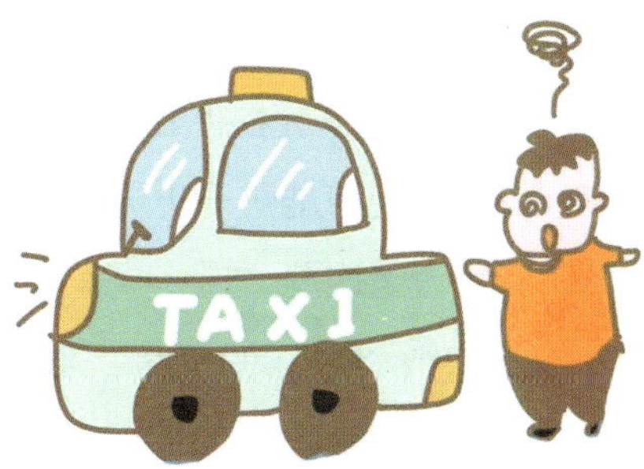

出租车司机高血压

对于从事出租车司机这类需要长时间久坐的职业，生活方式和工作环境可能会对血压产生影响。

出租车司机长时间保持同一姿势，特别是久坐，可能导致血液循环不畅，并因为工作忙碌而忽视了健康饮食，故长时间的工作和驾驶可能带来一定的心理压力和紧张情绪，这些因素都可能导致血压升高。

头晕可能是高血压的一个信号，对于长时间久坐和工作压力较大的出租车司机来说，建议定期休息，每小时至少起身活动 5 ~ 10 分钟，同时改善饮食习惯，减少高盐和高脂食品的摄入，并确保有足够的休息和睡眠。

如果头晕症状持续或加剧，建议及时就医检查，以排除其他可能的健康问题，并获取专业的医疗建议。

18. 喝酒会导致高血压吗?

问题描述：我平时工作挺轻松的，但就是爱喝酒，最近血压上去了，听说喝酒会导致高血压?

酒精摄入与高血压之间存在一定的关联，日常频繁饮酒也可能对血压产生不利影响。

酒精摄入过多会损害心血管系统，导致动脉硬化和心脏负担增加，这些变化可能进一步导致血压升高，建议限制酒精摄入，尤其是避免过量饮酒。

除了饮酒，整体的生活方式也对血压有重要影响。改善饮食习惯，减少高盐和高脂食品的摄入，增加蔬菜和水果的比例也是十分重要的。

如果血压持续升高，建议及时咨询医生，获取专业的医疗建议和治疗。

19. 想吐是不是高血压的症状？

问题描述：我平时工作挺忙的，经常一坐就是一整天，最近感觉有点想吐，一查血压竟然高了，这种情况，我是不是得开始吃降压药了？

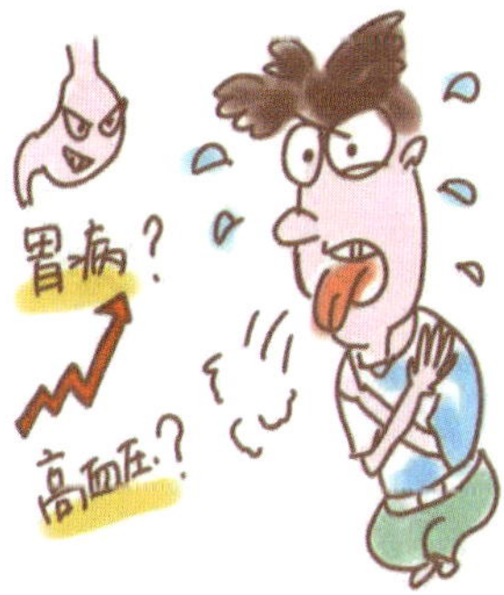

呕吐的原因

长时间的久坐和工作压力可能会导致血压升高，而血压升高有时会伴随一些症状，尤其是在血压急剧升高时，可能导致恶心或呕吐。

呕吐可能由多种原因引起，包括胃肠道问题、食物中毒、药物副作用或其他疾病。如果呕吐伴有头晕、剧烈头痛、胸痛或呼吸困难等症状，这可能是高血压急症的迹象，需要立即就医。

医生将进行全面评估，以确定呕吐的确切原因，在医生指导下进行评估，排除其他疾病后制定治疗方案。

20. 父亲有高血压，我需要如何预防高血压？

问题描述：我爸有高血压，听说高血压有遗传性，我是不是也有？有没有什么特别的预防措施？

高血压确实具有遗传倾向，如果家族中有高血压病史，患高血压的风险可能会增加，然而遗传只是众多风险因素之一，通过

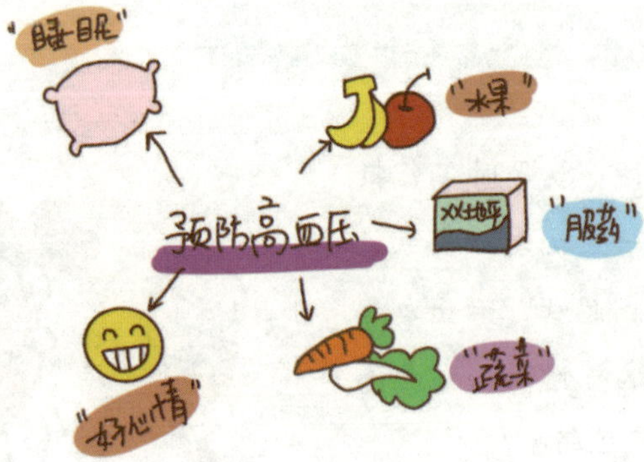

预防高血压

积极的预防措施，也可以降低患病风险。

即使您没有高血压症状，也应定期监测血压，特别是在有家族病史的情况下，早期发现和治疗高血压可以预防潜在的并发症。

虽然高血压具有遗传性，但通过采取健康的生活方式、定期监测血压和管理压力可以显著降低患病风险。

如果您担心高血压的风险，建议及时就诊，在医生的指导下进行预防和早期干预，有效识别早期高血压，促进长期健康。

21. 喘不上气是高血压引起的吗?

问题描述：我以前有高血压，最近有时候心跳特别快，有时候快喘不上气，这是高血压引起的吗？需要特别处理吗？

高血压患者如果出现心跳加快或呼吸困难的症状，这可能与高血压相关，也可能是其他健康问题导致。

高血压可能导致心脏负荷增加，进而引起心跳加快或呼吸困难，这些症状可能是心脏在努力泵血以克服血管阻力的表现。如果出现这些症状，应及时就医，以排除心脏病的可能。

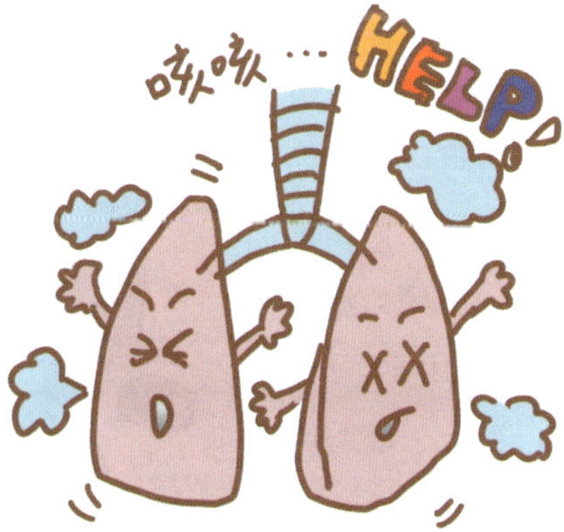

喘不上气

如果有高血压并且出现心跳加快或喘不上气的症状，需要尽快进行医疗评估，医生可能会建议进行心电图、血压监测或其他相关检查，以确定症状的原因，并根据结果提供适当的治疗建议。

22. 经常忘记吃降压药该怎么办？

问题描述：我上了年纪，记性经常不好，有时候会忘记吃降压药，这样会不会有什么不好的影响？我该怎么办？

对于高血压患者来说，规律服用降压药物是非常重要的，忘记服药可能会影响血压控制，增加心血管事件的风险。对于老年患者，可以通过以下三种方式规律服药：

（1）建立提醒系统：使用手机闹钟、日历提醒或专门的药物管理应用程序来提醒自己按时服药，同时考虑使用分药盒，将一周的药物按天分装，这样只需每天检查一次是否已服用。

（2）简化药物方案：尽量减少每天需要服用的药物种类和

次数，简化药物管理，可以与医生讨论是否可以调整药物方案，比如选择长效降压药，这些药物作用时间较长，每天只需服用一次。

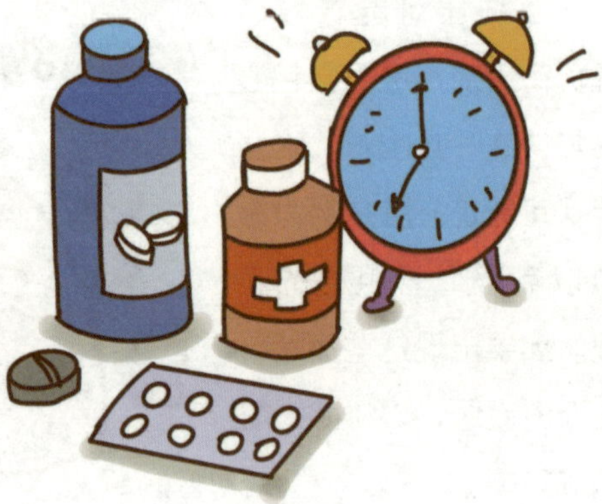

喘不上气

（3）养成固定习惯：将服药与日常活动联系起来，比如早餐或晚餐后立即服药，使其成为日常生活的一部分，或者寻求家人或朋友的帮助，让他们提醒或监督服药情况。

通过建立有效的提醒系统、简化药物方案和养成固定习惯，可以帮助更好地管理药物服用时，保持与医生的沟通，根据个人情况调整治疗方案，确保血压得到有效控制。

23. 视力模糊和血压升高有没有关系？

问题描述：我以前有高血压，也没有近视，但最近老感觉看东西很模糊，没有其他不舒服的感觉，这跟高血压有关系吗？我需要去看眼科医生吗？

高血压患者如果出现视力模糊，这可能与高血压有关，也可能是其他眼部问题的迹象。

高血压可能影响眼底的血管，导致视网膜病变。长期未控制的高血压可能引起视网膜出血或渗出，这些病变可能导致视力模糊。建议尽快预约眼科医生进行全面的眼部检查，包括眼底检查，以排除或确认高血压引起的视网膜问题。

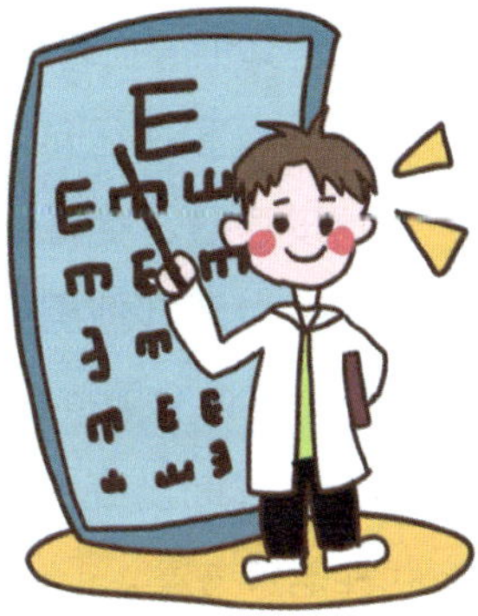

视力下降

即使没有其他不适，视力变化也可能是身体发出的警示信号，在确保高血压得到良好管理的情况下，需要定期进行全面的身体检查，在医生的指导下制定下一步治疗方案。

24. 没有家族史，却患上高血压，这是什么原因？

问题描述：我家族里没有人有高血压，但我却被诊断出高血压，这是为啥？我需要做哪些检查来找出原因？

即使家族中没有人患高血压，个体也可能因为多种因素被诊断出高血压，高血压的发生除了和遗传因素有关之外，还和生活方式、环境因素有关。

高钠、低钾膳食、超重和肥胖、吸烟、过量饮酒以及长期精神紧张都是高血压的常见危险因素，即使没有家族史，这些因素也可能导致高血压的发生。

为了找出高血压的原因，可进行一系列检查，包括尿分析、血脂检查、空腹血糖、心电图、眼底检查、肾功能检查、心脏检查等。这些检查有助于评估高血压是否已经对器官造成了损害，并确定其他心血管风险因素。

如果怀疑高血压可能有特定原因，需要进行高血压五项检测（包括皮质醇、促肾上腺皮质激素、肾素、血管紧张素 II、醛固酮），以及其他相关激素水平的检测，以排查是否存在导致血压升高的内分泌问题。

如果被诊断出高血压，建议及时就医，并根据结果调整生活方式和治疗方案。

25. 在药店和家里测量的血压不一样是怎么回事？

问题描述：昨天去药店测血压 170/100mmHg，回家测 113/78mmHg，我都弄不清楚自己到底是不是高血压，是血压仪有问题还是在家不会测量？

血压读数的差异可能由多种因素造成，包括测量方法、测量环境、血压计的准确性以及生物因素。

血压会因身体活动、情绪状态、饮食和时间等多种因素而波动，药店和家中的环境差异可能会影响血压读数，"白袍高血压"是指一些人在医疗环境中血压升高，而在家中测量时血压正常的现象。

例如，如果您在药店感到紧张或不自在，可能会导致血压升高。此外，血压计需要定期校准以确保准确性。如果怀疑血压计有问题，可以将其带到专业机构进行校准，或与已知准确的血压计进行比较。

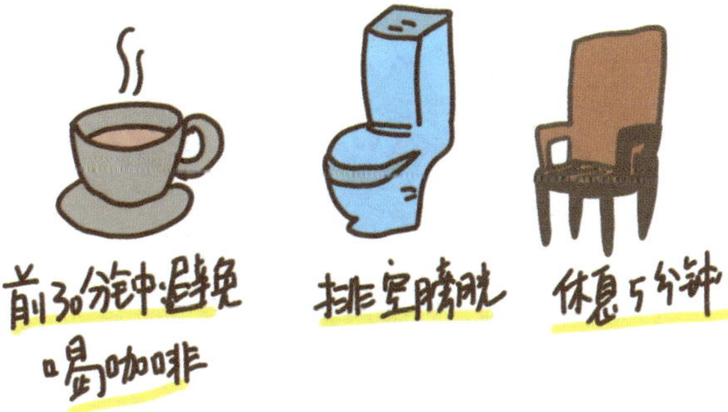

测量前准备

在测量血压时，应确保采用正确的方法，测量前应静坐 5 分钟，双脚平放于地面，背部靠在椅背上，手臂放在桌子上，与心脏同高。不要仅根据一次测量结果来判断血压状况，建议每天在相同的时间，采用相同的姿势和血压计，测量并记录血压。

如果血压多次测量差异较大，建议及时就诊，医生可能会建议您进行 24 小时动态血压监测，可以提供更准确的血压信息。

26. 吃高血压药会上瘾吗？

问题描述：昨天早上起来头有点疼，量了量血压，146/99mmHg，医生建议我吃降压药，我有点害怕，听说吃了就停不下来了，上瘾了怎么办？

高血压是一种需要长期管理的慢性疾病，降压药物的主要目的是帮助控制血压，减少心脑血管疾病的风险，并不是让您上瘾的药物，而是帮助您的身体维持正常血压水平。

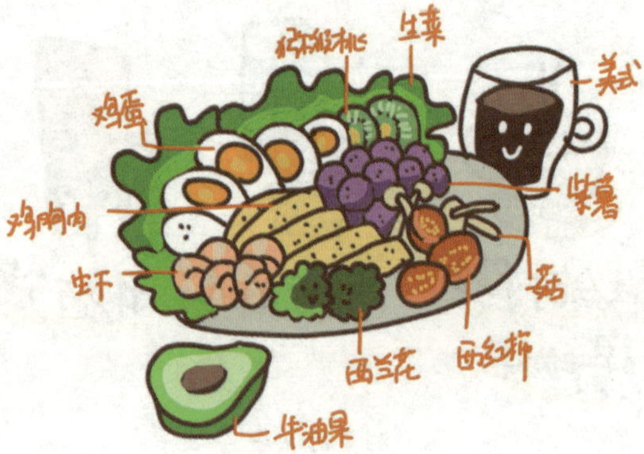

减脂餐

有时，血压在改善生活方式的情况下仍旧不能很好地控制，这时就需要服用药物来保持血压稳定，这不是上瘾，而是病情需要。

长期服用降压药物是为了帮助控制血压，减少并发症的风险。合理使用降压药物，加上健康的生活方式，才是控制高血压的有效手段。

27. 吃减脂餐血压下降正常吗?

问题描述：我今年 42 岁，高血压服药 7 年了，控制都不怎么好，抽烟大概一周两包的量，吃了一个月减脂餐后发现血压突然降下来了，这种现象正常吗?

减脂餐可能帮助您减少了高盐、高脂肪的食物摄入，这对血压控制有积极作用。

降压药物和健康饮食的结合可能产生了协同效应，帮助您的血压得到了更好的控制。建议继续坚持健康的生活方式，保持低盐、低脂肪的饮食，增加蔬菜和水果的摄入，有助于维持血压稳定。

除此之外，吸烟会导致血压波动较大，建议戒烟同时继续健康饮食，就能达到控制血压的效果。

28. 减肥后血压没降怎么回事？

问题描述：我发现高血压好多年了，长期都在吃药，也在减肥，之前97千克，经过减肥现在74千克，但是血压一点都没降，这是怎么回事？

减重是控制高血压的重要措施之一，但如果血压没有改善，需要综合考虑生活方式、药物治疗、潜在健康问题等多方面因素。

即使体重减轻，如果其他生活方式因素未得到改善，如高盐饮食、缺乏运动、饮酒、吸烟或高压力状态，这些因素仍可能影响血压。

如果减重速度过快，可能会影响身体的正常代谢和血压调节。除了减重，还应注意健康饮食、规律运动、戒烟限酒、管理压力和保证充足睡眠。

如果您正在服用降压药物，可能需要调整药物剂量或种类，有时即使生活方式有所改善，也可能需要药物的帮助来进一步降低血压。

第二章 高血压诊断治疗问题

（一）常见问题

1. 血压的测量会因为用不同的血压计而得出不同的结果吗？

不同的血压计和测量环境可能会影响测量结果，可以通过以下方法来减少测量误差：

（1）选择合适的血压计： 使用经过国际标准认证的血压计，如臂式电子血压计，以确保测量结果的准确性，避免使用未经认证或校准的血压计，因为它们可能会提供不准确的读数。

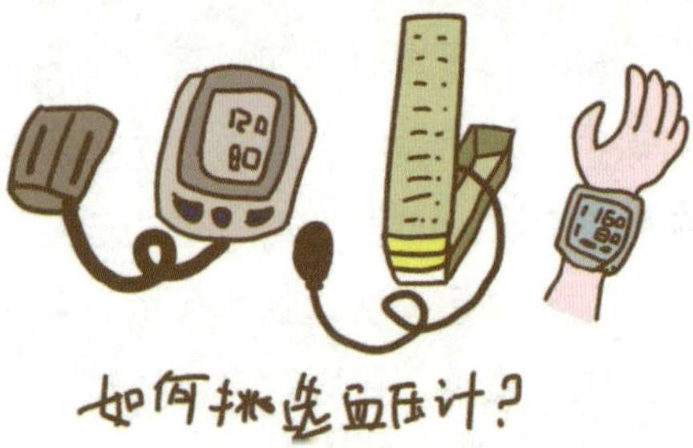

血压计的挑选

（2）正确的测量方法： 测量前静坐5分钟、使用适当大小的袖带、将袖带与心脏保持同一水平，在安静环境中进行测量，有助于减少因技术不当导致的误差。

（3）考虑环境和情绪因素： 高血压的诊断不仅要依赖单次测量，和测量的环境、患者情绪有很大关系，需要多次测量，保持平静的心情，避免嘈杂的环境，以减少误差。

高血压的诊断可能因不同的血压计和测量条件而异。为了确保准确的诊断，建议使用经过认证的血压计，遵循正确的测量方法，如果对血压读数有疑问，应咨询医生，获取专业的评估和建议。

2. 住南方和住北方测量血压会有不一样结果吗？

住南方和住北方对血压测量结果的影响通常会受一些因素的影响，但差异不大。

南方和北方的气候差异可能会影响血压。例如，寒冷天气可能会导致血管收缩，从而使血压升高；而南方温暖，炎热天气可能会因为出汗增多导致血容量减少，对血压有一定影响。

海拔高度的变化会影响血压。高海拔地区空气稀薄，氧气含量较低，可能会引起血压变化。但这种影响与居住在南方或北方的地理位置关系不大。

血压的准确测量需要在标准化的条件下进行，无论在南方还是北方，都应遵循正确的测量方法和程序。

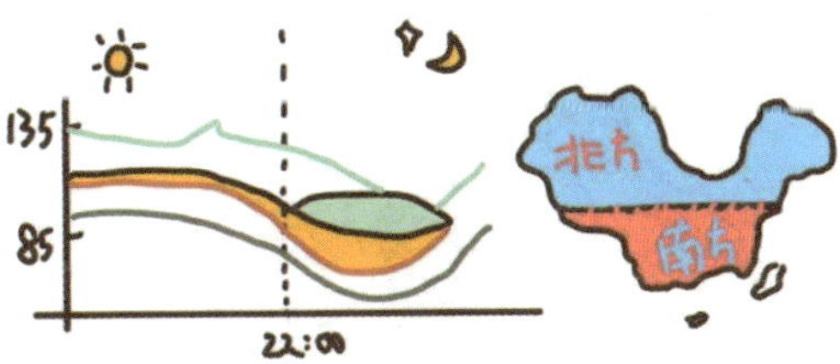

勺形血压

3. 冬天测量血压和秋天测量血压，结果会有误差吗？

冬天和秋天测量血压可能会有误差，主要原因可能包括气候条件、室内外温度变化、个体的适应性等因素。

（1）气候条件的影响：冬天气温较低，寒冷环境可能导致血管收缩，从而使血压升高。相反，秋天气候较为温和，血压可能会相对稳定。因此，季节变化可能会影响血压读数。

（2）室内外温度差异：冬天室内外温差较大，从寒冷的室外进入温暖的室内可能会导致血压的短暂波动。这种温差变化可能会影响血压测量的准确性。

（3）个体适应性和生活方式：个体对季节变化的适应性不同，有些人可能在冬天更容易感到压力或焦虑，这些心理因素也可能影响血压。此外，冬季活动量减少、高盐饮食等生活方式的变化也可能对血压产生影响。

季节变化可能会对血压产生一定影响，如果血压出现异常波动，应及时咨询医生，获取专业的建议和治疗。

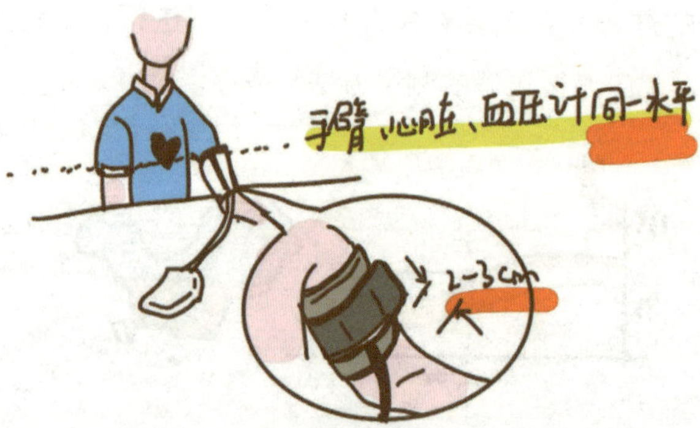

测量血压

4. 测量血压时的袖带尺寸大小会影响测量结果吗？

袖带尺寸无论是过小还是过大，都可能导致血压读数出现误差，袖带过小可能会使血压读数偏高，而袖带过大则可能导致读数偏低。

正确的袖带选择应基于患者的上臂周长，袖带的气囊应覆盖上臂的75% ~ 100%，且宽度应为上臂周长的37% ~ 50%，袖带应紧贴皮肤，位于肘部上方1 ~ 2厘米处，并与心脏保持同一水平。无论使用何种尺寸的袖带，血压计都应定期进行校准以确保准确性，对于肥胖者、肌肉发达的个体或儿童，应使用适合其体型的特殊尺寸袖带。

准确测量血压不仅要用合适尺寸的袖带，还要确保袖带正确放置及血压计定期校准。

5. 测量血压的时候，手臂姿势位置不一样会不会影响测量结果？

手臂的姿势和位置在测量血压时非常重要，不当的姿势可能会影响测量结果。

测量血压时，手臂应放在与心脏水平相同的高度，如果手臂位置高于心脏，血压读数可能会偏低；反之，如果手臂位置低于心脏，血压读数可能会偏高。

袖带应正确地缠绕在上臂，其中央位于肘部上方1 ~ 2厘米处，确保袖带的气囊部分直接覆盖在肱动脉上，如果袖带位置过高或过低，都可能导致血压测量不准确。

在测量过程中，手臂应得到适当的支撑，避免肌肉紧张，可以放在桌子上或使用枕头垫高，以保持与心脏水平。

同时，应该避免在测量过程中移动手臂或说话，因为这些行为都可能影响血压读数。

6. 在测量血压之前要校准血压计多少次才行，有什么途径？

无论是电子血压计还是水银柱血压计，都应定期进行校准，以保证测量数据的准确性，一般建议至少每年校准一次。

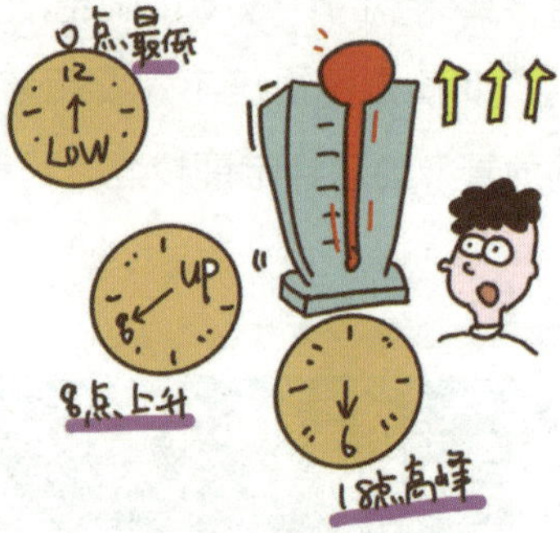

不同时间段测量血压

血压计的校准服务可以在当地的“计量研究院”等官方计量机构进行，一些官方计量机构可能为市民提供免费的校准服务。

如果无法找到提供校准服务的机构，可以在就诊时携带自己的血压计，与公立医院的血压计进行比较，公立医院的血压计每年都要求强制性校验，因此其测量数值是可靠的。

此外，也可以通过与水银血压计对比的方式进行自我校准，确保电子血压计的准确性。

7. 如果家族中没有人患高血压，自己就不会得高血压了吗？

高血压是一种多因素疾病，家族史是影响高血压风险的一个因素，但不是唯一的因素。即使家族中没有人患高血压，个人也可能因为其他原因患上高血压。

随着年龄的增长，高血压的风险会增加，某些种族群体患高血压的风险可能更高，超重或肥胖是高血压的一个重要风险因素。

除此之外，高盐高脂饮食、缺乏运动，以及一些疾病如糖尿病和肾脏疾病等慢性疾病都有可能导致高血压疾病的发生。

因此，即使家族中没有人患高血压，也不能保证个人就不会患上高血压。保持健康的生活方式，定期体检，监测血压变化是预防高血压的重要措施。

8. 多次测量血压数值不一样，怎么知道其中哪一次最准确？

血压的测量值可能会因为测量时间、测量方法、测量者的技巧、环境因素等发生变化，建议至少测量两次，每次测量之间应间隔 1 ~ 2 分钟，并取平均值，误差在 5% ~ 20% 是允许的。

通常在早晨起床后 1 小时内，尚未服用任何降压药物或饮用咖啡前测量。在测量时，被测量者应该安静地坐着，避免在运动、饭后、吸烟或饮用含咖啡因饮料后立即测量血压。

9. 左手右手测量的血压不一样正常吗?

左右手测量的血压不一样在某些情况下是正常的，左右手臂的血压可能会有轻微的差异，这可能是由于解剖结构的微小差异或血管条件的不同所导致的。

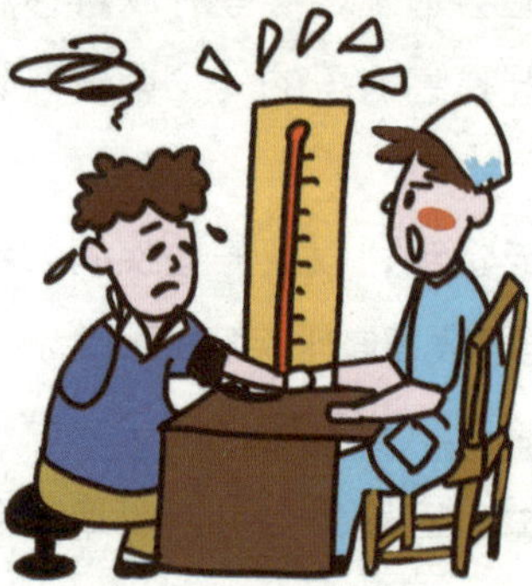
左右手测血压

一般情况下，在确保使用正确的方法测量血压，包括合适的袖带尺寸和正确的测量姿势时，左右手臂血压的差异在5～10mmHg被认为是正常的。

若存在血管疾病，如动脉粥样硬化或锁骨下动脉狭窄，可能会导致手臂血压读数有较大差异；经常使用一只手测量血压，可能会发现这只手的血压读数比另一只手臂稍低。

如果左右手臂血压差异超过20mmHg，建议咨询医生。

10. 如何知道自己是否患有隐性高血压?

隐匿性高血压是一种特殊类型的高血压，患者可能在医院或诊室测量时血压正常，但在家中自测或通过24小时动态血压监测时血压升高。

要判断自己是否患有隐匿性高血压，可以采取以下几个步骤:

（1）**家庭血压监测：** 在家中定期自测血压，注意选择准确的血压计，并采用正确的测量方法。

（2）**动态血压监测：** 进行24小时动态血压监测，这是确诊隐匿性高血压的必要手段，可以提供在不同日常活动及睡眠中的血压变化情况。

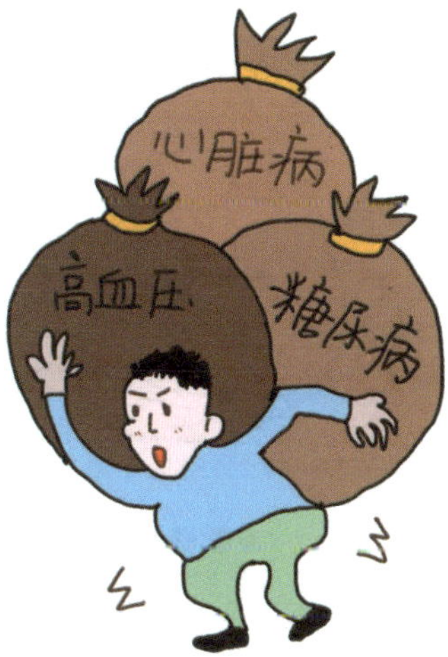

合并症有相似表现

（3）**关注症状和生活方式：** 如果存在隐匿性高血压的危险因素，如高龄、吸烟、肥胖、工作压力等，应更加关注血压变化，并尝试改变不良生活习惯。

隐匿性高血压与高血压一样可以引起靶器官损害，因此要注意临床对靶器官损伤情况进行评价，如果确诊为隐匿性高血压，可能需要根据医生的建议进行生活方式的调整或药物治疗。

11. 有没有可能我实际上血压正常，但血压计总是读数偏高?

血压计读数偏高，即使实际上血压正常，这可能是由于血压计未校准、袖带尺寸不合适、测量方法不正确，或测量环境不理想等因素造成的。

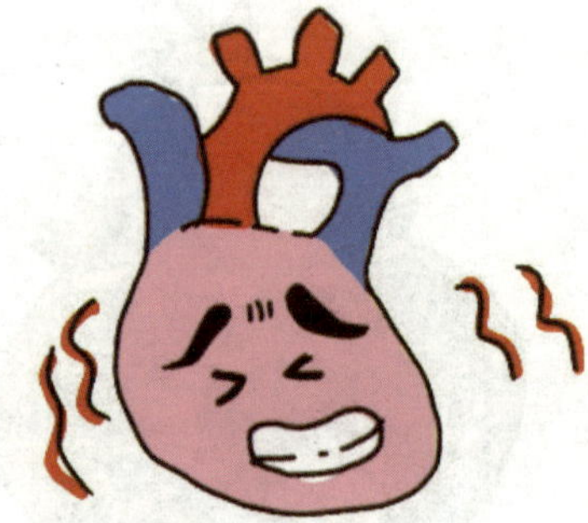
心血管影响

为了确保测量结果的准确性，重要的是使用校准过的血压计，遵循正确的测量步骤，包括确保袖带合适、手臂位置正确，以及在安静环境中进行测量。

如果怀疑血压计的读数不准确，可以通过更换血压计、咨询医生来进一步确定问题所在，医生可能会建议进行更专业的血压监测，如 24 小时动态血压监测，以获得更准确的血压信息。

12. 是否可以根据自己的血压读数，自行调整药物剂量？

不建议自行根据血压读数调整药物剂量。

高血压的药物治疗通常需要根据个体情况制定，包括血压水平、其他健康问题、药物副作用和患者的个人反应。

自行调整药物剂量可能导致血压控制不稳定，增加心脑血管疾病的风险，或引起副作用。因此，即使血压读数看起来有所改善或变化，也应遵循医生的指导，定期复查，并与医生沟通任何关于药物剂量的调整。如果对当前的药物治疗方案有疑问或担忧，应及时与医生讨论，而不是自行更改药物剂量。

13. 如果开始服用降压药，血压正常后可以停药吗？

当开始服用降压药并发现血压降至正常水平后，并不意味着可以自行停药。

高血压需要长期管理，即使血压暂时得到控制，也需要持续用药以保持血压稳定，突然停止用药可能会导致血压重新升高，增加心脑血管疾病的风险。

有些患者通过健康的生活方式改变，如合理饮食、规律运动和减轻体重，显著改善了血压情况，医生可能会在严格监控下逐渐减少药物剂量或完全停药，然而，这需要医生根据患者的情况进行评估，患者不应自行决定停药或减少药物剂量。

14. 高血压药饭前吃和饭后吃疗效有差别吗？

高血压药物的服用时间，主要取决于药物的种类、食物对药物吸收的影响、个人的饮食习惯以及药物与食物的相互作用等因素。

高血压患者在早晨6点到10点和下午4点到6点之间会有血压高峰。因此，医生可能会建议在血压高峰前2到3小时服用降压药，以确保药物在血压最高时发挥最佳效果。

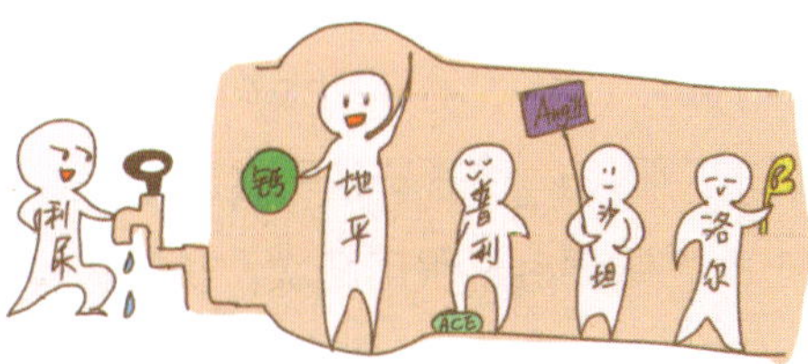

不同降压药物作用

对于大多数降压药物而言，饭前或饭后服用对药效没有明显影响，例如血管紧张素转换酶抑制剂和血管紧张素Ⅱ受体阻滞剂可以在饭前或饭后服用。

但是某些钙通道阻滞剂和利尿剂的吸收和代谢可能会受到食物的影响，如培哚普利建议在餐前一小时服用，因为食物可能会影响药物的吸收。

如果患者有胃肠道问题或对某些药物成分敏感，饭后服用可能更为合适，以减少对胃的刺激。

15. 为什么有的降压药一天吃一次，有的一天吃两次？

降压药的服用频率主要取决于药物的作用时间、药物的半衰期以及患者的血压控制情况。

（1）药物作用时间：降压药按作用时间可分为长效、中效和短效。长效药物的降压作用一般维持24小时，因此可以每天服用一次；中效药物的持续作用时间约为10小时，通常需要每天早晚各服用一次；短效药物的降压作用时间较短，可能需要一天服用三次甚至四次。

（2）药物半衰期：不同药物的半衰期不同，决定了其服用频率。例如，硝苯地平片等短效药物的半衰期大约为6小时，需要每日早、中、晚至少三次服用；而硝苯地平缓释片等中效药物的半衰期为8～10小时，需要每日服用两次；长效药物如苯磺酸氨氯地平片、缬沙坦等，每日服用一次即可。

（3）血压控制情况：医生会根据患者的血压控制情况调整

药物的服用频率。如果患者的血压较为稳定，可能只需要每天服用一次长效药物；如果血压波动较大，可能需要增加服药次数或调整药物种类。

降压药的服用频率应根据药物的特性、患者的血压控制情况以及医生的建议来决定，患者应遵循医生的指导，定期监测血压，并根据需要调整服药方案。

16. 血压随着年长自然升高，所有老人都会得高血压吗？

血压随着年龄增长而升高是普遍现象，但这并不意味着所有老年人都会得高血压。

虽然血管的老化可能导致血压升高，但高血压的发展还受到多种因素的影响。随着年龄增长，血管可能会变得更加僵硬，心脏功能也可能发生改变，每个人对年龄增长的生理反应不同，不是所有老年人都会发展成高血压。

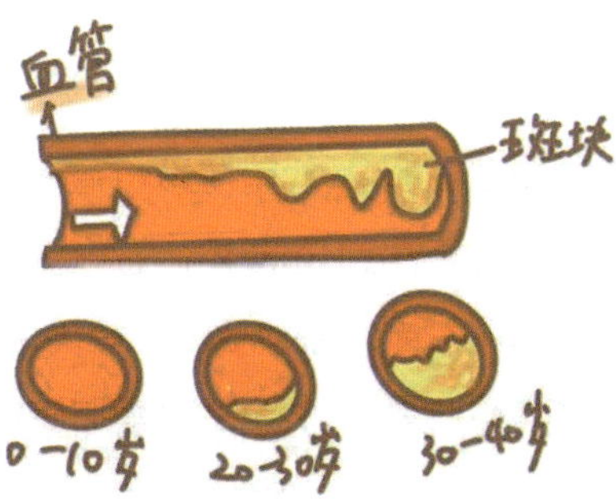

动脉粥样硬化

虽然血压升高与年龄增长有关，但并非所有老年人都会患高血压，通过健康的生活方式、定期监测和适当的医疗干预，老年人可以有效控制血压，降低患高血压的风险。

17. 服用降压药后感到头晕，应该立即停药吗？

服用降压药后出现头晕可能是由多种因素引起的，包括药物剂量过大导致血压下降过快，或者药物剂量不足导致血压过高。

如果降压药物剂量过大，可能会导致血压过低，引起脑供血不足，出现头晕；反之，如果药物剂量不足，血压过高也可能导致头晕。

出现头晕时，应密切监测血压，确保测量准确。测量前应安静休息 15 分钟以上，并连续测量 3 次取平均值以反映血压情况。

如果血压低于 90/60mmHg，可能需要在医生指导下调整药物剂量，如果血压高于 140/90mmHg，说明当前的降压方案不合适，需要及时就医调整药物。

18. 得了高血压需要一直复查心电图吗？

高血压患者需要定期复查心电图。

心电图是评估心脏功能的重要工具，尤其在诊断冠心病、心律失常等方面具有重要价值。对于高血压患者，心电图可以帮助检测心脏是否受到高血压的影响，如心肌肥厚、心律失常等。

如果高血压患者没有明显的心脏并发症，可不需要频繁复查心电图，但如果有心脏症状或高血压已经影响到心脏，可能需要更频繁的复查。

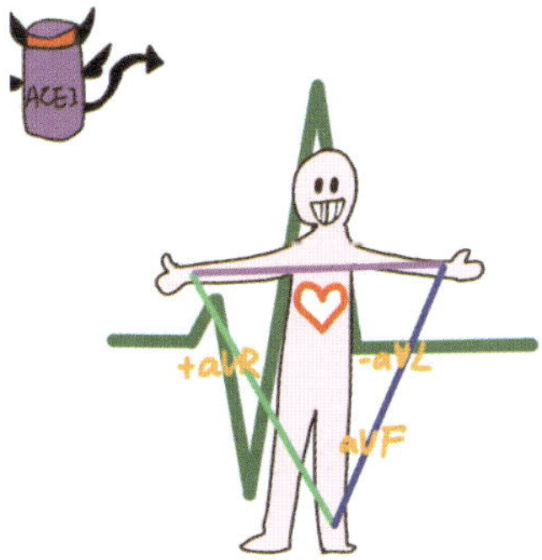

心电图的测量

一般情况下，初次确诊高血压时，应进行心电图检查，之后根据医生的建议进行复查。

19. 测量血压前需要空腹吗?

测量血压是否需要空腹，主要取决于具体的检查目的和个人情况。如果只是单纯测量血压，通常不需要空腹，但需要在安静和放松的状态下进行测量。

首先，如果只是单纯测量血压，通常不需要空腹，但建议在测量前安静休息 5 ~ 15 分钟，避免饮用浓茶、咖啡等刺激性饮料。

其次，如果是检查高血压是否合并心脑血管疾病，这种情况下，可能需要进行抽血检查，包括空腹血糖、肝功能、肾功能、血脂、血常规等。

另外，如果需要判断是否存在继发性高血压，则应进行肾上腺超声、肾动脉超声、双肾超声等检查，甚至可能需要进行核磁共振、头颅 CT 等检查，这就需要空腹检查。

20. 在服用降压药时可以服用其他非处方药，比如感冒药吗？

高血压患者在同时服用降压药和其他非处方药（如感冒药）时，应谨慎并考虑药物间的相互作用。

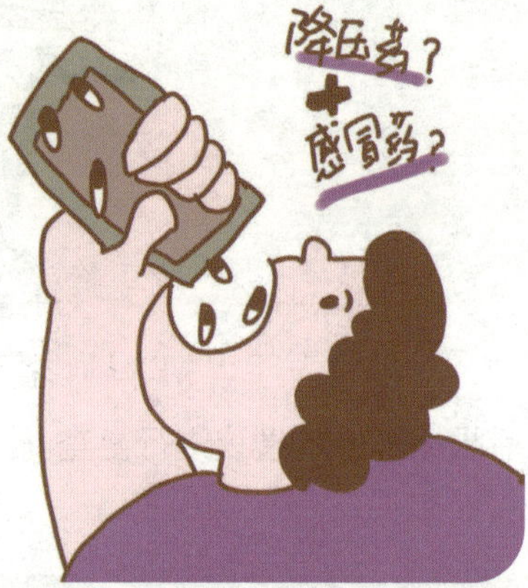

同时服用降压药和感冒药

某些感冒药成分可能影响血压，与降压药合用时可能减弱降压效果或导致血压异常波动，应选择对血压影响较小的感冒药，严格按照说明书指导用药，并注意服用时间，通常建议与降压药服用时间错开。

在合用药物前，患者应咨询医生或药师，确保药物使用安全适宜，注意监测血压，以确保治疗的安全性和有效性。

21. 如果血压控制得很好，是否还需要定期去看医生？

即使血压控制得很好，高血压患者仍需要定期去看医生。

随着时间推移，患者对药物的反应可能发生变化，需要调整药物剂量或更换药物。定期检查有助于早期发现高血压可能引起的并发症，如心脏病、中风、肾脏病等。

长期服用降压药可能会有副作用，医生会评估患者的整体健康状况，包括其他健康问题和用药情况，以提供全面的医疗建议。

定期去看医生是高血压患者管理病情的重要组成部分，有助于确保血压长期稳定，预防并发症，并维持整体健康。

22. 有些补品可以降低血压，是否可以用它们代替药物？

补品和药物在降低血压方面的作用和效果是有显著区别的。

降压药物经过严格的科学研究和临床试验，证明其有效性和安全性，它们是经过验证的、可靠的治疗高血压的方法。虽然一些补品可能含有对心血管健康有益的成分，但它们的效果通常不如药物显著，且缺乏严格的科学验证。

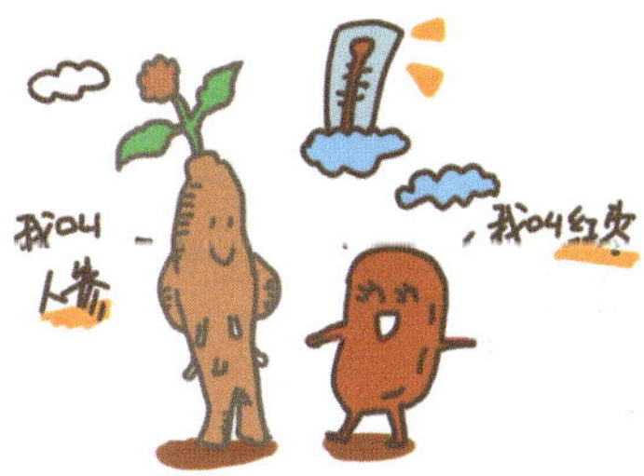

人参和红枣

相比较而言，药物在上市前经过了广泛的安全性测试，而补品的安全性和副作用可能不如药物清楚明确，每个人对补品的反应不同，补品的效果因人而异，不能保证对所有人都有效。

补品可以作为健康生活方式的一部分，但不能替代药物治疗。某些补品还可能与药物相互作用，影响药物的效果或增加副作用的风险。

患者应遵循医生的建议，使用规律降压药物，并结合健康的生活方式来管理高血压。

23. 如果服用降压药后出现副作用，应该怎么办？

如果服用降压药后出现副作用，正确的做法是记录出现的副作用，包括症状的类型、严重程度和出现的时间，并咨询医生。

医生会根据副作用的严重程度调整药物剂量或更换其他类型降压药。在调整治疗方案期间，患者应密切监测血压，确保其控制在安全范围内。

24. 吃降压药的同时可以服用褪黑素帮助睡眠吗？

目前没有明确的证据表明褪黑素与降压药之间存在直接的相互作用，但是每个人的身体状况和服用的药物种类不同，可能会有潜在的风险。

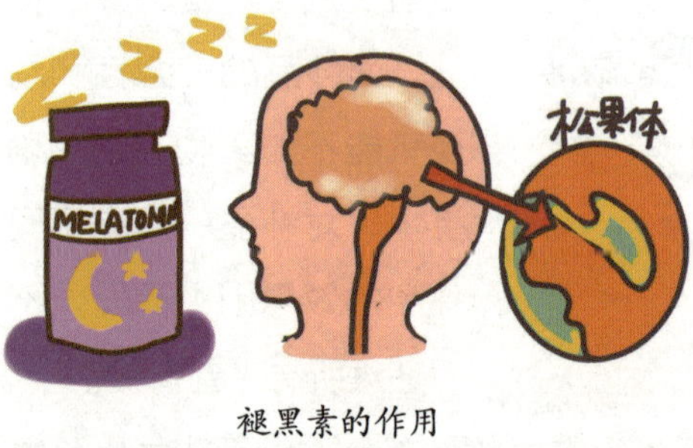

褪黑素的作用

褪黑素是一种内源性激素，可以调节人体的昼夜节律和睡眠，对于改善睡眠有一定的辅助作用。但它不是药物，不具有治疗失眠的功效。不同个体对外源性褪黑素的反应可能不同，建议在医生指导下使用，并注意剂量控制。

虽然褪黑素可能帮助改善睡眠，但是否可以与降压药同时服用，应根据个人情况和医生的建议决定。

25. 如果在服用降压药后出现干咳，应该如何处理?

如果在服用降压药后出现干咳，这可能是药物副作用的一种表现，尤其是在使用血管紧张素转换酶抑制剂类降压药物如卡托普利、依那普利、培哚普利等药物时，干咳是最常见的不良反应。

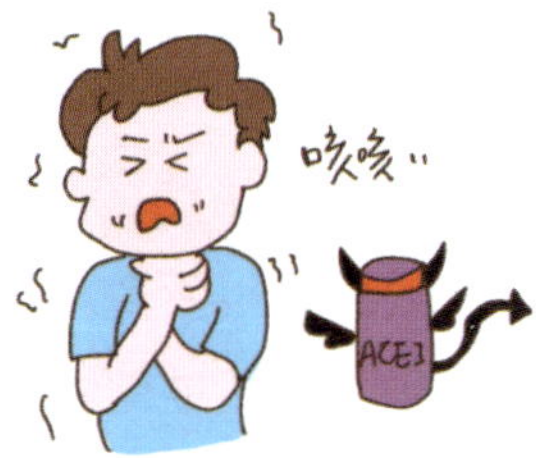

咳嗽

如果干咳轻微，可以观察一段时间，看症状是否自行缓解；如果症状不严重，可以考虑在医生指导下减少药物剂量，但这需要在医生的指导下进行；当干咳影响了日常生活，应该及时联系医生，可能需要更换其他类型的降压药物，例如血管紧张素Ⅱ受体拮抗剂药物，如氯沙坦、缬沙坦等，这些药物作用相似但较少引起干咳。

26. 如果在服用降压药期间怀孕，这对胎儿有影响吗?

在服用降压药期间怀孕，对胎儿的影响取决于所使用的降压药物种类，有些降压药物可能对胎儿有不良影响，尤其是血管紧张素转换酶抑制剂和血管紧张素受体阻滞剂，这两类药物有致畸风险，因此在计划怀孕或怀孕期间应避免使用。

对于高血压女性在备孕或怀孕期间，推荐使用的降压药物包括甲基多巴、拉贝洛尔和硝苯地平，如果正在使用血管紧张素转换酶抑制剂和血管紧张素受体阻滞剂，应在准备怀孕的6个月前停用。

怀孕期间不宜将血压控制过于严格。如果血压不超过150/100 mmHg，通常不建议应用降压药物，但若血压较高，应在医生指导下使用适合孕期的降压药物。

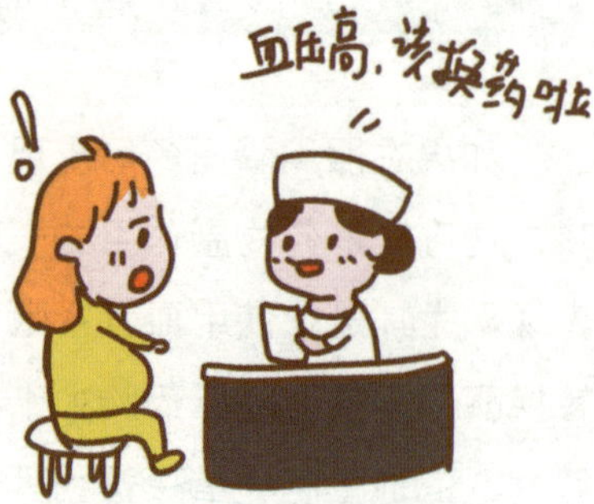

妊娠期高血压咨询

27. 如果想在怀孕期间更换降压药，需要进行哪些检查或评估？

怀孕期间，药物的药代动力学和药效学可能会发生变化，因此需要调整药物剂量和服用频率，在更换降压药时，需要进行一系列的检查和评估，以确保母婴安全。

（1）血压监测：在更换降压药之前，应密切监测血压，确保血压控制在安全范围内。一般建议每日测量血压1～3次，避免血压过低或波动过大。

（2）靶器官损害评估：对于有靶器官损害的孕妇，应在生活方式干预的同时启动药物治疗，并严密监测血压及靶器官损害情况。

（3）胎儿监测：在更换降压药期间，应定期进行胎儿监测，包括超声检查和胎心监护，以确保胎儿的健康和发育。

（4）**产后血压管理：** 妊娠期高血压疾病的产妇产后需规律监测血压，并至少监测 42 天。子痫前期产妇需警惕产后子痫，应严密监测血压至少 3 天，并延续产前的降压治疗。

怀孕期间更换降压药需要综合考虑母体和胎儿的安全，严格遵循医生的指导，进行必要的检查和评估，以确保母婴健康。

28. 降压药和抑郁药可以同时服用吗？

降压药和抗抑郁药物能否同时服用，主要取决于具体使用的药物种类以及它们之间是否存在潜在的药物相互作用。

某些降压药物和抗抑郁药物可能存在相互作用，可能会影响药物的疗效或增加不良反应的风险，例如一些抗抑郁药物，如单胺氧化酶抑制剂，与某些降压药物合用时可能需要特别注意。

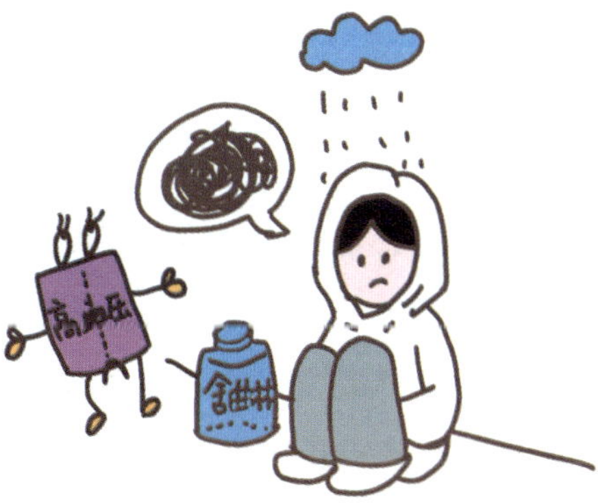

抑郁女孩

不同类别的降压药物和抗抑郁药物有不同的作用机制，它们可能通过不同的途径影响血压和情绪，医生会根据患者的具体情况来决定是否可以同时使用这两类药物，并制定个体化的治疗方案。

29. 长期服用降压药是否需要定期监测肝功能?

降压药的代谢和排泄主要依靠肝脏和肾脏，如果长期服用降压药，可能会影响肝功能，因此，建议长期服用降压药的患者定期检查肝功能，以监测肝脏状况。

大多数降压药物对肝脏的损害较小，但某些药物可能会对肝脏产生一定的影响。例如，某些利尿剂可能会影响血钾水平，而血管紧张素转换酶抑制剂和血管紧张素受体阻滞剂可能会引起血钾升高。

除了降压药本身，患者可能还会同时服用其他药物，如降脂药、降糖药等，这些药物可能会与降压药发生相互作用，影响肝功能，监测肝功能和药物相互作用是非常重要的。

虽然大多数降压药物对肝脏的影响较小，但为了确保安全，建议长期服用降压药的患者定期监测肝功能，并在医生的指导下选择合适的药物和治疗方案。

30. 有哪些降压药物是被认为对肝脏影响较小的，可以推荐一些吗?

在选择降压药物时，考虑对肝脏影响较小的药物是很重要的，有些药物被认为对肝脏影响较小。

(1)钙离子拮抗剂：这类药物通过阻断钙离子进入心脏和血管平滑肌细胞来降低血压，对肝脏几乎没有不良影响，常见

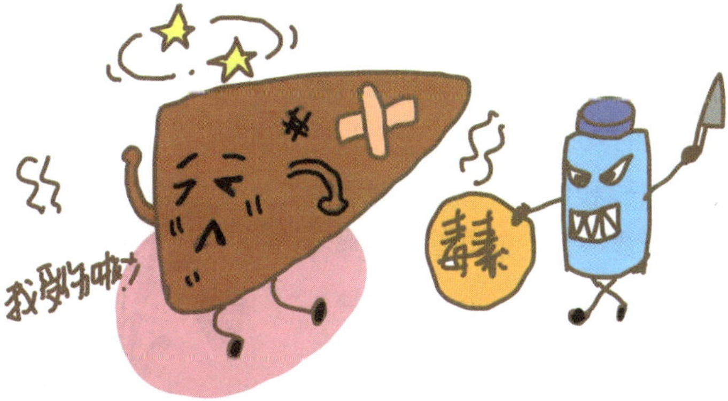

肝毒性药物

的钙离子拮抗剂包括硝苯地平控释片、硝苯地平缓释片、非洛地平、苯磺酸氨氯地平等。

（2）β 受体阻断剂：这类药物通过减缓心率和降低心脏输出量来降低血压，对肝脏也没有明显的影响。例如，倍他乐克、比索洛尔等，适合年轻人使用，肝衰竭患者也可以服用。

（3）α 受体阻断剂：这类药物通过阻断 α 受体来降低血压，对肝脏的影响较小，例如特拉唑嗪、静脉用盐酸乌拉地尔注射液等。

总的来说，大多数降压药物对肝脏的影响都非常小，不会有明显的伤肝肾作用，对于不是特别严重的肝肾功能不全，都没有特别的使用禁忌。然而，对于严重的肾功能不全患者来说，ACEI 和 ARB 类药物可能不适用。如何选择降压药物，应在医生指导下进行。

31. 服用降压药期间，能否使用含有麻黄的减肥产品？

不建议在使用降压药的同时服用含麻黄的减肥产品。

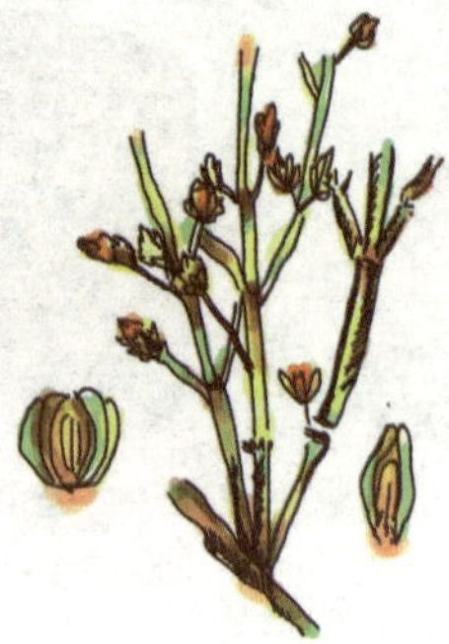

麻黄

麻黄碱和伪麻黄碱是麻黄中的主要活性成分，它们具有拟交感神经作用，可能会拮抗降压药的效果，导致血压升高。

麻黄制剂与降压药合用时，可能会降低降压药的疗效，部分减肥产品可能非法添加其他药物成分，如食欲抑制剂，这些成分可能对心血管系统产生不良影响，增加肺动脉高压等风险。

长期服用含有麻黄的减肥产品可能会对心脏和血管系统产生负面影响，尤其是在高血压患者中，可能会增加心脑血管疾病的风险。

在考虑使用任何减肥产品或补充剂时，应咨询医生或药师，特别是对于高血压患者，应避免使用可能影响血压控制的产品。

32. 降压药和胃药可以一起吃吗？

降压药物和胃药通常可以一起服用，但建议胃药和降压药可以在同一天的不同时间服用。

通常建议胃药在饭前半小时服用，或者饭后半小时服用，

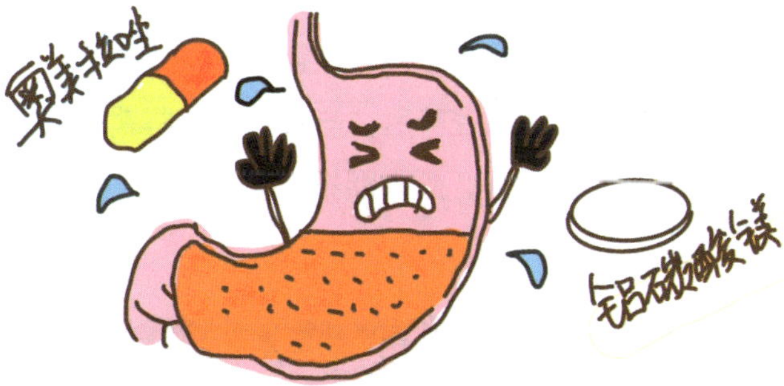

胃药

而降压药物则最好是饭后服用，这样可以避免药物之间的直接相互作用，并减少胃部不适。

在同时使用降压药和胃药时，患者应密切监测自己的症状，如果出现任何不适，应及时与医生沟通。

33. 接种疫苗时，是否需要调整降压药的服用？

接种疫苗时，通常情况下不需要因为服用降压药而调整药物的服用。

降压药物的作用机制与新冠疫苗的作用机制不冲突，降压药主要通过舒张血管、降低心脏排血量或排出体内多余水分来降低血压，而疫苗则是为了激发免疫系统产生针对病毒的保护性抗体。

目前没有证据表明长期服用的降压药、降血糖药、降血脂药等与新冠疫苗有相互作用，因此这些药物的服用者可以接种疫苗，无需为了接种而停药。

如果存在药物不可控制的高血压，即服用三种以上的降压药后血压仍没有降低，那么在接种疫苗前应咨询医生，由医生确认是否可以接种。接种疫苗后，与其他人一样需要在现场留观 30 分钟，如果出现不适，应立即报告医生。

34. 服用降压药期间，可以吃甘草片吗？

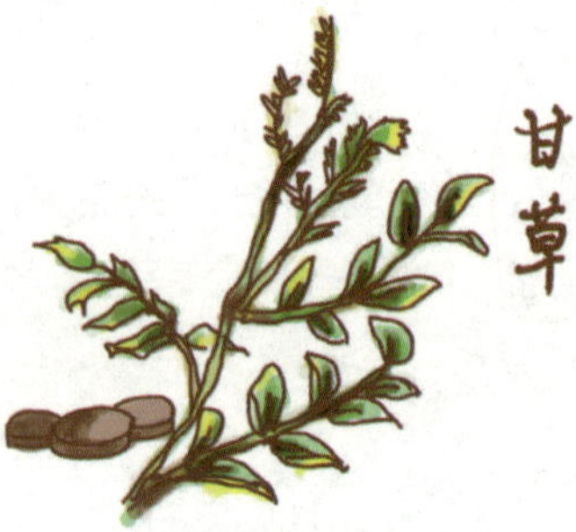

甘草

降压药不建议和甘草片同时服用。

甘草片的主要成分甘草具有润肺止咳的功效，同时也具有消炎、解毒和调和药性的功能，但同时和降压药使用可能会降低降压药的效果。

因此，服用甘草片期间，应告知医生正在使用的其他药物，以避免药物间的相互作用。

35. 哪些中药成分可能与降压药产生相互作用？

许多中药成分都能和降压药产生相互作用。

（1）甘草制剂：甘草具有很好的润肺止咳作用，但其成分可能与某些药物产生相互作用，例如降低降压药的效果。

（2）麻黄制剂： 麻黄碱和伪麻黄碱可拮抗降压药的降压作用，因此接受降压药治疗的高血压患者应避免使用含麻黄的制剂。

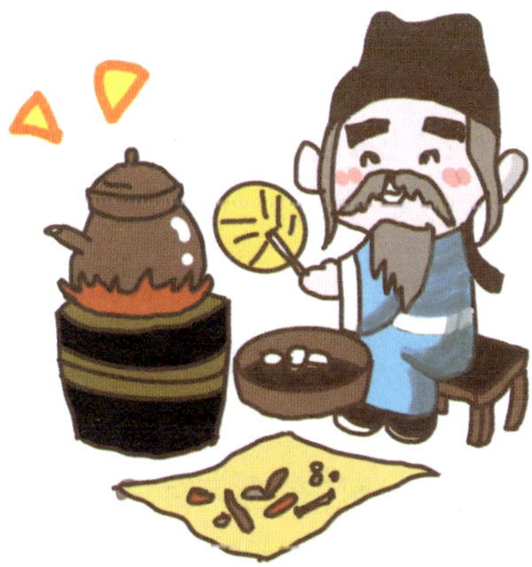
煮中药

（3）利血平： 与某些中药成分合用时，可能会加强或减弱其作用，如与间接性拟肾上腺素药如麻黄碱、苯丙胺等合用，可能导致儿茶酚胺贮存耗竭，抑制拟肾上腺素药的作用。

有些患者认为中药降压药副作用较小，但实际上任何药物都有可能导致不良反应的风险，在选择和使用中药成分的降压药时，应在医师指导下进行，避免自行混合使用可能产生不良反应的药物。

36. 降压药服用期间，能否使用治疗前列腺增生的药物？

降压药和治疗前列腺增生的药物可以同时使用，但应在医生指导下进行。

（1）α1 受体阻滞剂： 通过阻断前列腺和膀胱颈部平滑肌表面的 α1 受体，减轻前列腺张力和膀胱出口梗阻，包括多沙唑嗪、特拉唑嗪、阿夫唑嗪和坦索罗辛等。这类药物可能与降压药有相互作用，特别是都可能引起低血压的情况。

（2）5α 还原酶抑制剂： 通过抑制体内睾酮向双氢睾酮的转变，降低前列腺内 DHT 含量，缩小前列腺体积、改善尿路症状，常用药有非那雄胺和度他雄胺。这类药物与降压药合用时，需要注意药物对前列腺体积和血清 PSA 水平的影响 。

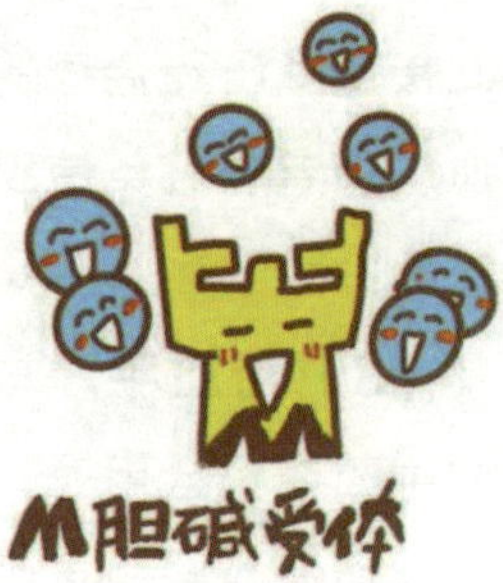

M 胆碱受体

（3）M 受体拮抗剂： 通过选择性作用于膀胱，改善膀胱储尿功能。药物有托特罗定、奥昔布宁、索利那新等。这类药物可能与降压药有相互作用，尤其是对有尿潴留风险的患者需要慎重使用。

37. 吃降压药能否同时使用含有酒精的外用药物或消毒剂?

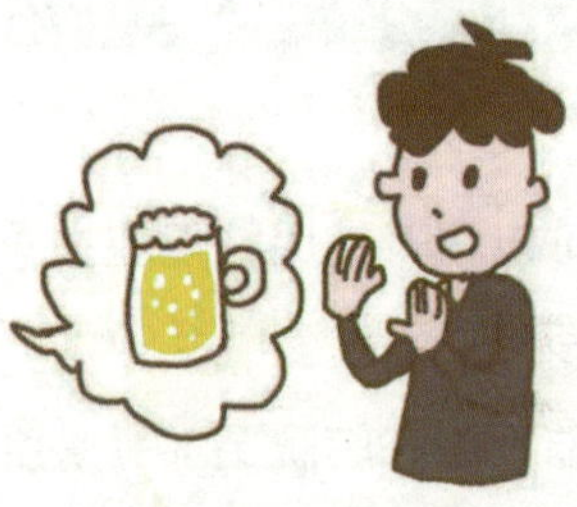
拒绝饮酒

高血压患者在使用含酒精的外用药物或消毒剂时，可以同时服用降压药物。

酒精外用药物或消毒剂仅供外用，不可内服，外用通常不会直接影响血压或与口服降压药产生相互作用。

酒精具有刺激性，可能引起疼痛或其他不良影响。使用含酒精的外用药物前，仔细阅读并遵循产品说明，了解使用方法和可能的副作用，避免内服，并注意可能的过敏问题。

38. 忘记服用一次降压药，是否需要在下一次加倍剂量来弥补？

忘记服用一次降压药时，不能在下一次加倍剂量弥补。

如果发现忘记服药的时间较早，可以在当天尽快按原剂量补服一次，但不要在下一次服药时加倍剂量，以免造成血压波动幅度过大。

为了避免忘记服药，建议设定固定时间服药，并使用药物日历、提醒器或手机应用等工具帮助记忆。

忘记服药后应密切关注血压变化，如果血压持续异常，应及时就诊，调整治疗方案。

39. 因为旅行而改变时区，是否需要调整降压药物的服用时间？

当因旅行改变时区时，可能需要调整降压药物的服用时间，以适应新的时区和保持血压控制。旅行时区变化可能会影响个人的生物钟和血压的自然节律，在到达新时区后，应根据当地时间调整服药时间。

血压在一天中会有自然的高峰和低谷，即使在不同的时区，也应尽量在血压高峰前 2 到 3 小时服药，以确保药物在血压最高时发挥最佳效果。

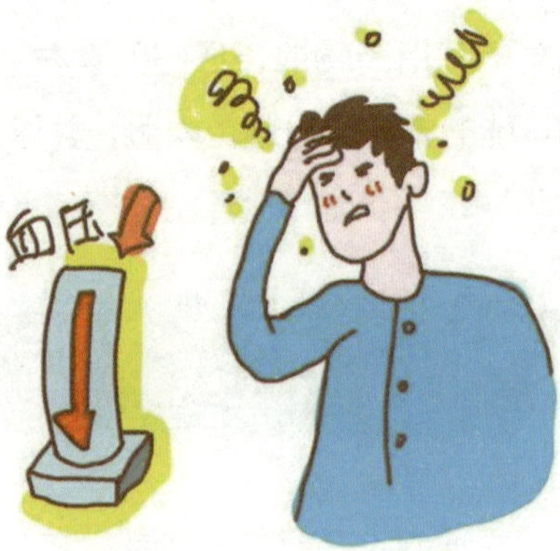

低血压头晕

旅行期间，应密切监测血压，特别是在时区变化后的前几天，如果血压控制不佳，可能需要调整服药计划。

旅行和时区变化时，患者应根据医生的建议调整服药时间，并密切监测血压情况。

40. 在服用降压药物时，如何识别和处理药物引起的低血压症状？

在服用降压药物时，识别和处理药物引起的低血压症状首先需要了解可能出现的症状，如头晕、眩晕等，并在出现这些症状时立即测量血压。

如果确认是低血压，应采取相应措施，包括坐下或躺下以防跌倒、适量增加液体和盐分摄入，并避免可能加剧症状的活动。

识别低血压症状之后，需要及时就诊，在医生指导下调整用药方案。

（二）患者问题

1. 老人经常头晕是高血压吗？怎么办？

问题描述：最近家里老人经常头晕，去社区医院一测血压飙到180/110mmHg，这算是高血压吗？我们该怎么办？

首先，确认血压读数的准确性，建议在不同时间多次测量血压，如果血压持续高于180/110mmHg，并且同时出现剧烈头痛、胸痛、呼吸困难等症状，可能是高血压危象、恶性高血压的征兆，应尽快就医，完善相关检查，在医生指导下使用药物治疗。

病情稳定后，应继续定期监测血压，确保血压控制在安全范围内，同时密切关注头晕和其他症状的变化，确保严格遵循医生的建议和治疗方案，不要自行停药或更改治疗方案。

2. 血压145/95mmHg要不要吃降压药？

问题描述：我今年35岁，工作压力挺大的，最近体检血压是145/95mmHg，需要吃降压药吗？

35岁血压145/95mmHg属于高血压，是否需要服用降压药物，需要考虑以下几个方面：

（1）持续监测：首先应持续监测血压，确认血压是否持续在这个水平，偶尔一次血压升高可能受多种因素影响，如压力、运动、饮食等。

（2）生活方式调整： 在考虑药物治疗前，通常建议先调整生活方式，包括减少盐分摄入、增加适量运动、控制体重、戒烟限酒、保持健康饮食和减压。

（3）及时就医： 应咨询医生进行全面评估，医生会综合考虑血压水平、其他健康问题（如糖尿病、心脏病等）、家族史及生活方式等因素，完善其余相关检查如动态心电图、心脏彩超等评估病情。

同时，要注意是否有头晕、头痛、心慌等高血压相关症状，如有应及时就医。

3. 胸闷且血压150/95mmHg需要治疗吗？

胸闷

问题描述：我平时不爱运动，最近感觉有点胸闷，去医院医生说我血压有点高，150/95mmHg，这严重吗？需要怎么治疗？

胸闷可能与高血压有关，也可能是其他健康问题的症状，如心脏疾病、呼吸系统疾病等，血压150/95mmHg属于一级高血压，需要通过生活方式调整和药物治疗来控制。

（1）改善生活方式：适量运动有助于降低血压，建议每周至少150分钟的中等强度有氧运动；饮食上采用低盐饮食，多吃蔬菜水果，减少高脂肪和高糖食物的摄入；避免吸烟和过量饮酒。

（2）药物治疗：如果通过生活方式调整血压仍无法控制，应及时就诊，医生可能会考虑应用降压药物包括利尿剂、ACEI抑制剂、钙通道阻滞剂等。

对于高血压的后续治疗，需要定期进行全面体检，监测心血管健康和其他相关健康指标。

4. 血压偶尔135/85mmHg是高血压吗?

问题描述：我最近自己在家测血压，发现有时候是135/85mmHg，有时候又正常，我这算是高血压吗?

血压在135/85mmHg时属于正常血压的上限，接近高血压诊断标准。血压在一天内会有自然波动，受多种因素影响，如活动水平、情绪状态、饮食等，因此，偶尔血压升高并不一定意味着患有高血压。

建议继续在家定期监测血压，最好在相同的时间和条件下进行测量，以获得一致性的结果。

同时评估和改善生活方式，包括适量运动、健康饮食、控制体重、减少盐分摄入、限制酒精和咖啡因摄入。

如果血压持续高于140/90mmHg，或有其他心血管疾病的风险因素，应咨询医生，并加以进一步的评估和指导。

5. 血压142/90mmHg需要去医院住院吗?

问题描述：我50岁了，但是最近经常加班熬夜，血压测量结果是142/90mmHg，这是不是高血压？需要去住院吗？

142/90mmHg的血压提示是舒张压已经达到了高血压的诊断标准，但加班熬夜等不规律的生活作息可能对血压有不利影响，还需要通过连续监测来确认是否可以诊断为高血压。

目前这个血压水平通常不需要住院治疗，建议您尽快调整生活方式，包括保证充足睡眠、减少盐分摄入、适量运动等，但如果之后多次测量血压均偏高，则需要及时就诊，在医生的指导下进行治疗。

定期监测血压和遵循医生的治疗建议对于血压管理至关重要，如果出现任何严重症状如头晕、恶心、呕吐等，应立即就医治疗。

6. 口味重会导致血压高吗?

问题描述：我平时饮食比较重口味，爱吃咸的，最近血压测出来是160/100mmHg，这是不是高血压？需要怎么调整？

血压160/100mmHg属于高血压的范畴，需要引起重视并进行适当调整。

高盐饮食是高血压的重要风险因素之一，建议减少食盐摄入，每日摄入量控制在5克以内，多吃富含钾的食物，如香蕉、土豆、菠菜等，有助于平衡体内钠钾比例，同时增加蔬菜和水果的摄入量，这些食物富含纤维和维生素。

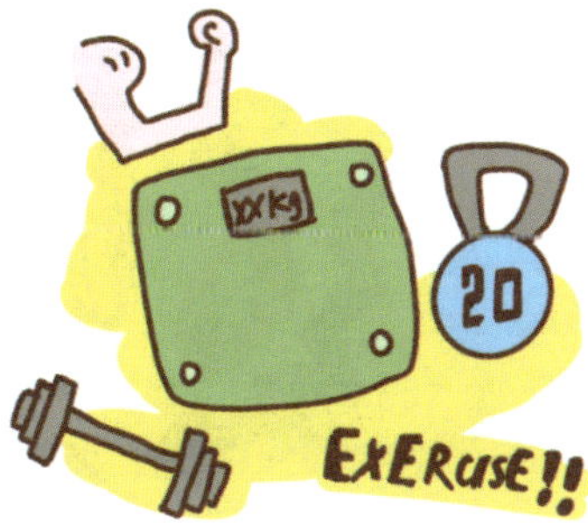

健身

在运动方面，建议每周至少进行 150 分钟的中等强度有氧运动，如快走、游泳或骑自行车。如果体重超标，通过健康饮食和运动减轻体重，每减轻 1 千克体重，血压可降低约 1mmHg。

此外，建议戒烟和限制酒精摄入。

如果生活方式调整后血压仍无法控制，需要及时就医诊疗，在医生评估后使用降压药物治疗。

面对高血压，饮食调整、生活方式改善和医疗咨询是关键。通过减少盐分摄入、增加运动、控制体重等措施，可以有效控制血压，降低心脑血管疾病的风险。

7. 减肥会导致高血压吗？

问题描述：我最近在减肥，减肥之前血压正常，减肥一段时间后，测出来血压突然升高到 145/90mmHg，这跟我减肥有关系吗？我该怎么处理？

减肥期间血压升高到 145/90mmHg，可能与多种因素有关，包括减肥过程中的一些变化。

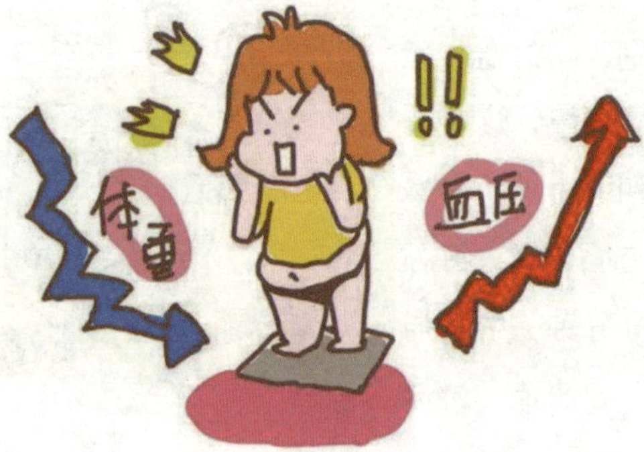

减肥

（1）体重下降：如果体重下降过快，可能会影响体内的激素水平和代谢，导致血压升高，建议采取渐进式减肥方法，避免体重快速波动。

（2）饮食调整：减肥期间可能减少了某些营养素的摄入，如钾、钙和镁等，这些营养素对血压有调节作用，故应确保饮食均衡，摄入足够的营养素。

（3）运动强度：适量运动有助于控制血压，但过度运动可能会引起血管收缩，血压升高，建议选择适合自己的运动方式和强度，并逐步增加运动量。

除此之外，如果减肥过程中使用了某些药物或补充剂，可能会影响血压。如果在减肥过程中出现血压升高，需要定期监测血压，采取均衡的饮食、适量的运动、压力管理和医生咨询等综合措施，确保减肥过程中血压的稳定和整体健康。

如果血压持续升高，应及时就诊，施行进一步的评估和治疗。

8.130/85mmHg 是遗传性高血压吗？

问题描述：我爷爷有高血压，我最近自己测血压，有时候测出来是 130/85mmHg，这算不算遗传的高血压？需要去医院检查吗？

血压 130/85mmHg 处于正常范围，其中收缩压（130mmHg）和舒张压（85mmHg）均未超过高血压的诊断标准。

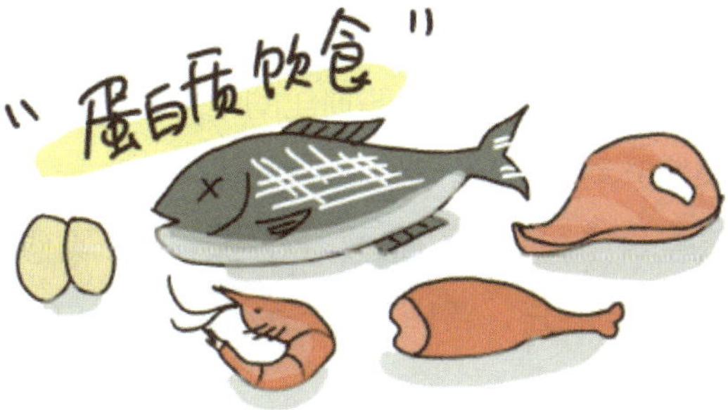

蛋白质饮食

虽然高血压有一定的遗传倾向，但并不是所有高血压都是遗传的，环境因素、生活方式和个人健康状况也对血压有重要影响。

尽管目前的血压水平正常，但如果有高血压家族史，建议定期进行健康体检，评估其他心血管风险因素，如血脂、血糖和肾功能，以全面了解健康状况。同时，了解和管理高血压的风险因素也是重要的，保持健康的牛活方式和定期体检有助于预防高血压。

总之，130/85mmHg 的血压水平不算高血压，也不需要特别去医院检查，但鉴于有高血压家族史，建议保持健康的生活方式，并定期进行健康体检，以预防高血压的发生。

9. 情绪波动时血压 140/95mmHg 是高血压吗？

问题描述：我一直都有高血压，但是容易生气发火，每次发火的时候血压都很高，有一次到了 140/95mmHg，这是情绪引起的，还是血压真的有波动？

情绪波动确实与血压的变化有关。当人们愤怒、焦虑、恐惧时，体内的交感神经会过度兴奋，这会导致血压升高。对于高血压患者来说，情绪波动可能导致血压进一步升高，甚至可能引发心脑血管事件。

血压读数 140/95mmHg 已经达到了高血压的范围，如果这样的情况总是出现在情绪激动的时候，这大概率和情绪波动有关。

建议首先尝试调整情绪和心态，通过放松、深呼吸、冥想控制情绪波动，同时定期监测血压，调整生活方式和药物治疗方案。

10. 忙碌头痛导致血压升高需要治疗吗？

问题描述：我今年 45 岁，平时工作比较忙，最近感觉头痛，测血压是 135/90mmHg，这算不算高血压？需要治疗吗？

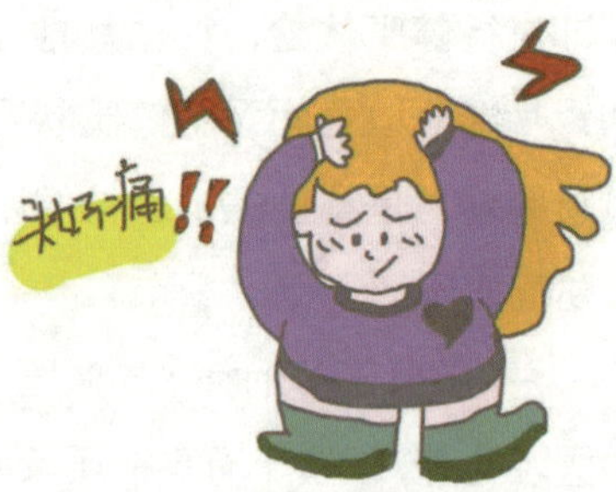

头痛

高血压的诊断标准为在未使用降压药物的情况

下，非同日3次诊室血压测量收缩压（高压）≥140mmHg或舒张压（低压）≥90mmHg时即可确诊为高血压。

您的血压已经在临界值，这和长期工作压力大、睡眠不足、不良的生活习惯等因素有关。

建议首先调整生活方式，包括保证充足的休息，在饮食上减少油腻食物、盐的摄入量，增加适量的体育活动，如散步、慢跑等，以帮助降低血压，并减轻头痛症状。

其次，如果头痛症状持续或血压继续升高，建议及时就医，进行检查和治疗，完善24小时动态血压监测、心电图、血液生化等相关检查和评估，并制定治疗方案。

11. 高血压会影响备孕吗？

问题描述：我最近在备孕，但是血压有点高，测出来是150/95mmHg，这会影响怀孕吗？需要怎么控制血压？

血压150/95mmHg已经达到了高血压的诊断标准。

高血压会增加患子痫前期的风险，导致胎儿生长受限、早产等问题。因此，对于有高血压的女性在备孕期间，建议完善全身相关检查，在怀孕期间进行定期产前检查，确保您和宝宝健康至关重要 。

对于控制高血压，首先需要调整生活方式，包括低盐低脂饮食、戒烟限酒、适当运动。

如果生活方式的调整不能有效控制血压，应在医生的指导下使用适合的降压药物进一步治疗。

12. 健身会引起高血压吗？

问题描述：我平时经常健身，但是最近血压测出来是145/95mmHg，这跟健身有关系吗？我需要停止健身吗？

规律的体育活动对于心血管健康有益，一般不会引起血压升高，但如果是高血压患者，在健身时进行的是高强度或剧烈运动，这可能会导致血压在短期内升高，随后恢复正常。

如果在运动时发现血压升高，建议在平静时期多次监测血压情况，如果血压升高频繁，则需及时就诊，进一步完善相关检查，评估是否患有高血压。

如果确诊有高血压，建议进行中等强度或低强度的有氧运动，如快走、慢跑、游泳、骑自行车等，此外，运动前后的热身和放松也非常重要。

如果在运动中出现任何不适症状，如头晕、胸痛、呼吸困难等，应立即停止运动并寻求医疗帮助。

13. 年龄大但无症状高血压需要吃药吗？

问题描述：我今年60岁，但是最近社区体检发现血压是160/100mmHg，但我平常一点感觉都没有，这算不算高血压？需要吃降压药吗？

社区体检血压160/100mmHg属于2级高血压。

即使目前没有感觉到任何不适，这仍然需要警惕其余器官的损害。

长期不控制高血压，可能会增加心脑血管疾病的风险，如心肌梗死、脑卒中等。对于老年高血压患者，降压治疗的目的是通过合理管控血压以及其他危险因素，降低心脑肾与外周血管等靶器官损害的风险，改善生活质量，延长患者寿命。

建议及时就诊医院，完善相关检查，进一步明确高血压及并发症相关诊断，在医生指导下制定下一步治疗方案。

14. 忘记吃降压药有危险吗？

问题描述：我爸爸最近经常忘记吃降压药，血压有时候高有时候正常，这样是不是很危险？我们应该怎么帮他管理血压？

血压不稳定会增加心血管事件的风险，如心肌梗死、脑卒中等，因此合理管控血压，坚持吃药是十分重要的。

可以采取一些措施来提醒和帮助他按时服药，例如设置闹钟或使用药物管理盒来记录每次服药的时间。也可以准备一个血压日记，记录每次测量的血压值和心率，这样在随访医生时可以提供详细的信息。

此外，如果无法坚持每日服药多次，可以与医生沟通，根据具体情况调整药物种类或剂量，选择更适合的长效降压药物，这样每天只需服用一次，有助于提高服药的依从性。

15. 有时出现眼前一黑会导致高血压吗?

问题描述：我最近在准备公司的年度报告，压力大，昨晚突然感觉眼前一黑，今早血压测量结果偏高，这种情况我需要担心吗?

高血压会引起眼前一黑的症状，而根据您的时间发生先后的描述，这可能是身体对压力的一种反应，也可能与血压升高有关。

建议继续监测血压情况，如果血压持续偏高，还需及时就医。

同时，应注意是否有其他症状出现，如恶心、呕吐、剧烈头痛、胸痛、心慌、视线模糊等，这些可能是高血压急症或其他急性并发症的预警信号。

此外，应对压力，可以先调整生活方式，例如合理饮食、适量运动、保证充足睡眠、戒烟限酒，并在情绪紧张时通过深呼吸、冥想、瑜伽等，帮助缓解压力。

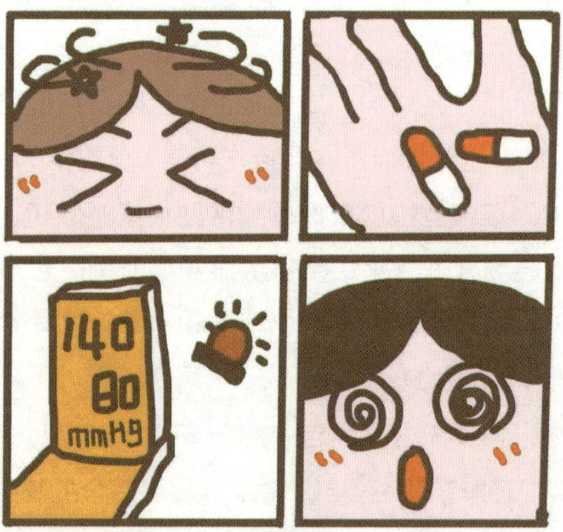

头晕

● 16. 度假时血压反而升高是怎么回事?

问题描述：最近在度假，比平常忙碌的时候放松了很多，但偶然测量血压，却发现它比平时高，这是怎么回事?

度假

在度假期间发现自己的血压比平时高，这可能与多种因素有关。

当人们从日常忙碌的生活中抽离出来，生活状态变化会导致血压的变化。

度假期间可能伴随不规律的作息、饮食习惯的改变，或是饮酒和高盐食物的摄入增多，这些因素都可能影响血压。

血压的波动也与心理因素、季节性变化有一定关系，如果度假时间跨越了不同季节，或者从一种气候环境转换到另一种气候环境，会导致血压有一定的波动。

需要持续监测血压情况，若血压持续异常，及时的医疗咨询和干预是非常重要的。

● 17. 晕倒后会得高血压吗?

问题描述：我昨天参加了一场紧张的工作会议，之后晕倒了，去医院以后测量血压发现异常高，这是高血压吗?

在紧张的工作会议后晕倒，并在医院测量出血压异常高，这有可能是劳累导致，也可能是高血压。

建议在医生指导下进行一系列检查，包括血液检测、尿液检测、心电图检查、心脏超声检查和眼底检查等，以确定病因和是否有其余器官损伤。

高血压的诊断需要综合考虑多个因素，平常需要注意生活习惯改变，避免劳累，注意休息，才能更好地控制高血压情况。

18. 睡眠不足会引起高血压吗?

问题描述：我最近在照顾生病的家人，晚上经常睡不好，今天测量血压发现它升高了，但是我平常的血压是正常的，这和睡眠不足有关吗?

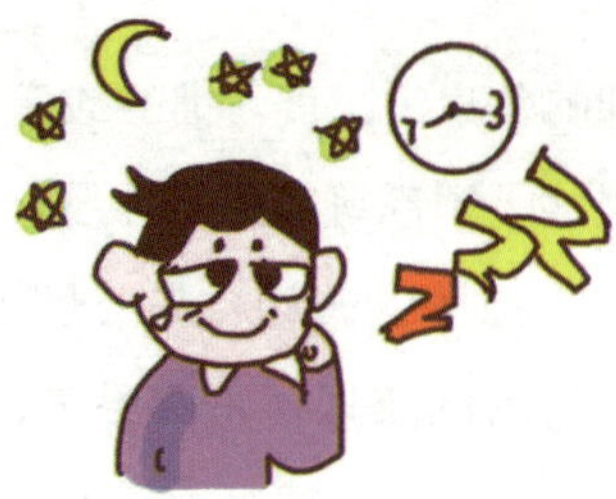

睡眠不足

您最近在照顾生病的家人，晚上经常睡不好，这确实可能导致血压升高。

晚上睡眠不足或睡眠质量差导致第二天血压升高，这是因为睡眠不足会导致交感神经兴奋性升高，激活身体的应激系统，导致内皮功能障碍，进而可能产生不良心血管事件。

但血压暂时升高，也不一定意味着确诊高血压，如果通过改变生活方式提高了睡眠质量，血压可能会恢复到正常水平。

然而，如果您经常感到头痛、头晕或其他高血压症状，或者血压持续升高，应及时就医。

● 19. 同时有脑缺血和高血压，应该去哪个科就诊？

问题描述：我之前住院查出有脑缺血，现在又有高血压的情况，我这样要去什么科室挂号就诊？

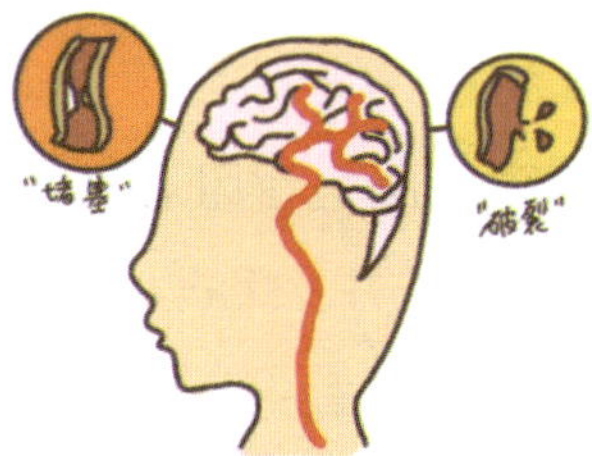

睡眠不足

如果您想进一步检查血压，首诊科室一般应选择心血管内科，也称为心内科。

在心血管内科，医生会对您的血压进行评估，根据病因进行相应药物治疗。如果怀疑存在其他因素导致的继发性高血压，如肾脏病或内分泌系统疾病，心内科医生可能会建议您转诊到相关科室，如肾内科或内分泌科。

此外，对于脑缺血的问题，可以到相应的科室如神经内科就诊，排除是否是高血压引起的脑损伤。

● 20. 肺气肿会引起高血压吗？

问题描述：我长期以来一直吸烟，最近几年出现了呼吸困难的症状，走几步路就喘，上三楼都感觉很困难，去医院检查医生告诉我有肺气肿，我担心这个病会引起高血压，肺气肿会引起高血压吗？

肺气肿会进展为慢性阻塞性肺疾病，通常称为慢阻肺，是一种常见的慢性炎症性肺部疾病，主要特征是持续的气流受限，这与长期吸入有害颗粒或气体，尤其是烟草烟雾有关。

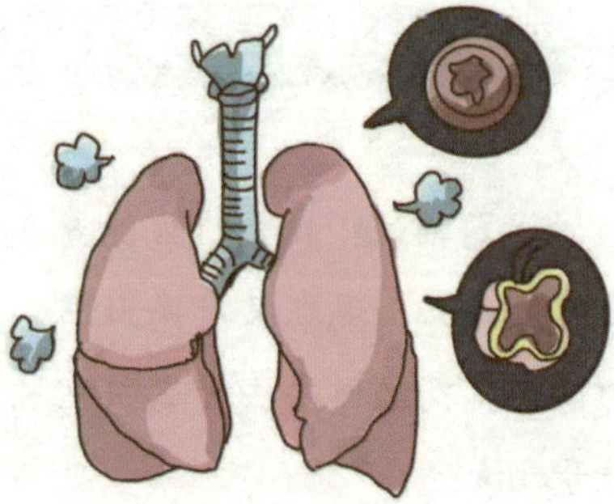

肺气肿

高血压是慢阻肺患者中最常见的并发疾病之一，在慢阻肺患者中，平均有18.6%的人可能会发生高血压、心衰等心血管疾病，这些并发症是导致慢阻肺患者住院和死亡的主要原因 。

对于慢阻肺患者，尤其是那些已经出现高血压并发症的患者，治疗策略需要综合考虑，戒烟和使用支气管舒张剂、糖皮质激素等常规治疗慢阻肺的药物外，还需要特别关注血压控制。

在选择降压药物时，应考虑药物对肺功能和心血管系统的影响，慢阻肺患者应定期进行血压监测，并在医生指导下进行综合管理，包括生活方式的调整、药物治疗以及定期的医疗随访，以降低心脑血管疾病的风险并改善生活质量。

21. 戒烟会导致血压升高吗?

问题描述：最近一直在戒烟，但在这过程中一直发现血压升高，是不是戒烟导致的血压升高？是高血压吗？

戒烟过程中出现血压升高的现象通常是暂时的，可能和情绪的波动有关。

戒烟会引起戒断反应，导致焦虑、烦躁等情绪变化，这些情绪变化会刺激交感神经，增加儿茶酚胺的分泌，从而引起血压升高。

除此之外，部分人可能会出现食欲增加，导致体重上升，也会导致血压升高。

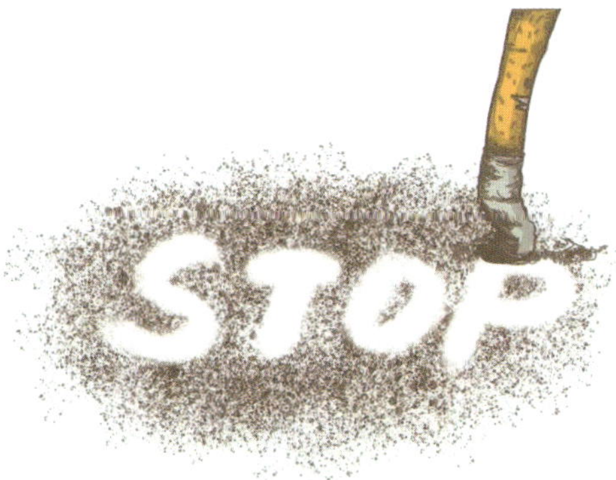

戒烟

吸烟是患高血压的高危因素，戒烟对高血压患者来说是一个重要的治疗措施，它有助于改善血管健康，减少心脑血管疾病的风险。即使在戒烟初期可能会经历血压的短暂升高，但长远来看，戒烟对血压的控制和整体健康都是有益的 。

22. 已经少油少盐饮食了还是血压高怎么办？

问题描述：我最近开始新的饮食习惯，减少盐和油的摄入，但血压测量结果仍然偏高，我需要怎么调整，还需要做哪些进一步的检查？

饮食习惯的调整对于血压控制是非常重要的，但可能需要一段时间才能看到明显的效果，同时，血压的控制也需要综合考虑其他多种因素。

除了减少盐和油的摄入外，还应注意控制体重、增加适量运动、戒烟限酒、管理压力，每天要在固定时间测量血压，并记录血压变化。

如果生活方式的调整不能有效控制血压，可能需要考虑药物治疗，到医院进行专业医生的评估，根据医生的建议调整治疗方案。

23. 更年期会导致高血压吗?

问题描述：我在更年期，经常感到潮热和焦虑，最近血压也有点高，这两者之间有关系吗?

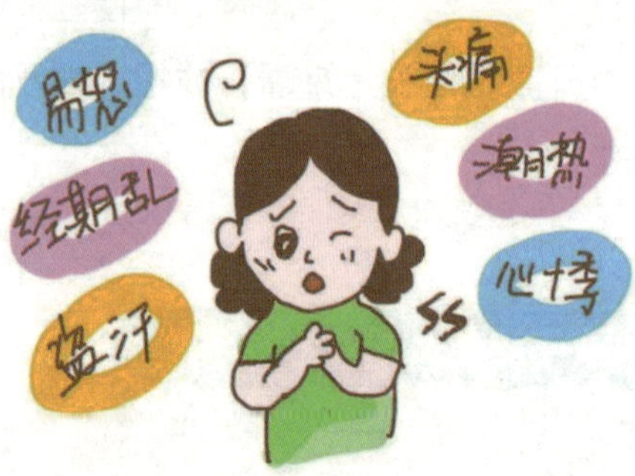

更年期

在更年期期间经常感到潮热和焦虑和血压升高有一定关系。

更年期是女性生理周期中的一个自然阶段，通常发生在45～55岁，此时卵巢功能逐渐衰退，雌激素水平下降，这种激素水平的变化可能会导致一系列身体和情绪上的症状，如潮热、多汗、烦躁多梦、精神不稳定等。

这些症状的出现，部分原因是激素变化影响了自主神经系统的功能，导致血管舒缩症状，其中就包括潮热和可能的血压波动。

随着更年期的结束，血压很有可能会恢复正常。

如果血压持续升高，可能需要进一步的医学评估和治疗，以排除其他潜在的健康问题，并确保长期心血管健康。

24. 测量血压之前需不需要进行冥想？

问题描述：我每次测量血压的时候发现血压高了，但是进行一段时间的冥想之后，血压又变成正常，我在每次测量血压之前都需要进行冥想吗？

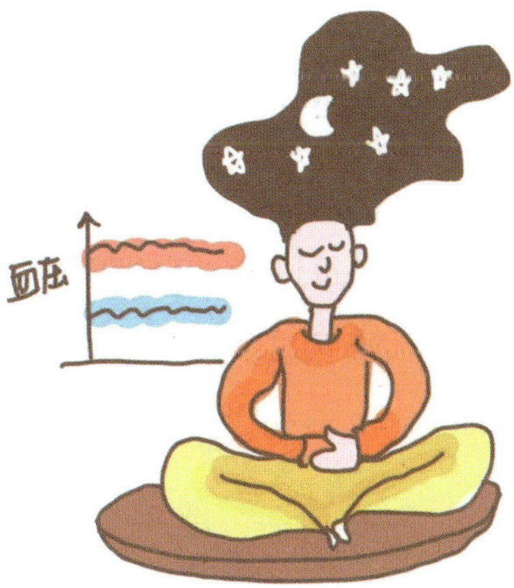

冥想

冥想已被多项研究表明可以对血压产生积极的影响，成为一种身心干预手段，能够引导身体放松，降低血压、心跳和呼吸频率，同时改变大脑皮层和皮层下区域的活动，有助于降低血压。

如果在冥想后测量血压较平常有所下降，这可能表明冥想具有积极的影响；但若只在冥想之后血压正常，则表示在日常生活中，您的血压控制欠佳。

建议及时就诊医院，在医生的指导下调整降血压治疗方案，同时可以在日常常生活中继续冥想活动，以保持血压平稳状态。

25. 抗抑郁药物会导致血压波动吗?

问题描述：我最近情绪很不好，一直在服用抗抑郁药物，但是发现血压有些波动，这是不是高血压？我应该怎么办？

有一些抗抑郁药物有可能会影响血压波动情况。

例如，选择性 5- 羟色胺再摄取抑制剂对血压影响较小，可以用于治疗老年人，属于安全类别。

但去甲肾上腺素 - 多巴胺再摄取抑制剂如安非他酮，可能导致血压升高，文拉法辛也会引起舒张压的升高。

但焦虑和抑郁同样会引起高血压，在这样的情况下，不仅需要对药物进行调整，还需要调节自己的情绪，建议及时就医，听从医生的建议和指导。

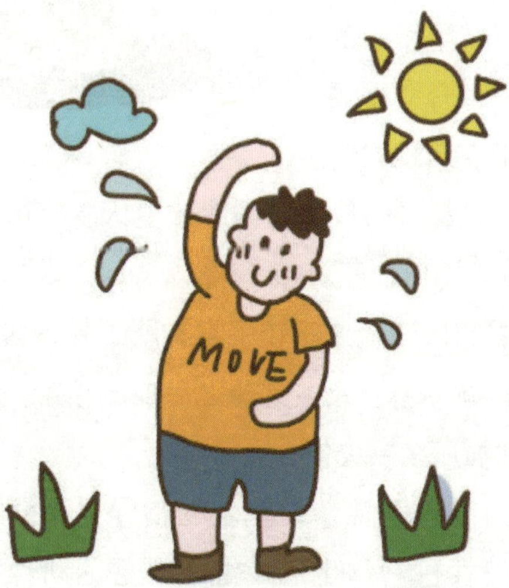

锻炼

26. 血压稳定需要多久去一次医院？

问题描述：我一直有高血压，但平常控制得都挺好的，也没有任何难受的症状，医生让患者三个月去复查一次，我能不能半年去一次？

对于健康人群，建议每年测量血压1～2次；高血压易患人群建议每3～6个月测量一次血压；对于高血压患者，如果血压已达标，建议至少每3个月测量一次；如果血压未达标，建议2～4周测量一次血压。

如果您的血压已经稳定，可以每3个月检查一次；如果血压尚未稳定或有波动，可能需要更频繁的监测，例如每2～4周一次，并定期复查。

建议和医生沟通，根据医生的建议调整检查频率和治疗方案。

27. 种菜一天血压高怎么回事？

问题描述：我在退休后开始尝试种植蔬菜，但我发现在花园里工作一整天后血压会升高。这是体力劳动导致的还是我有高血压了？

体力劳动会增加心脏的负荷，从而可能导致血压升高，这属于正常的生理现象。

然而如果您在休息后测量血压仍然较高，或者出现头痛、头晕、恶心等症状，这可能是高血压的前兆，建议安静休息5分钟以上后再测量血压，以获取准确的读数。

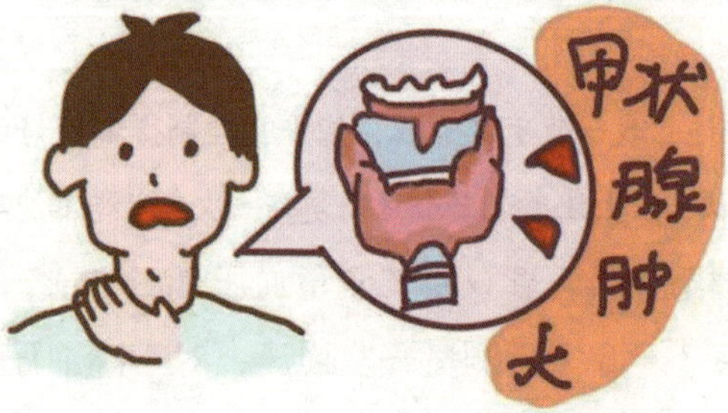

甲状腺肿大

此外，高血压患者或有高血压风险的人在进行体力活动时应注意不要过度劳累，如果血压控制不佳，应避免重体力劳动，以减少心脏负荷和血压的过度升高风险。

28. 甲状腺肿大会不会引起高血压?

问题描述：我上次去医院检查，发现有甲状腺肿大，医生说要我注意血压情况，但我一直监测血压都没有什么问题，甲状腺肿大会导致高血压吗?

甲状腺肿大可能由多种原因引起，包括碘缺乏、甲状腺炎、甲状腺肿瘤等，其中甲状腺功能亢进会导致心脏收缩力增强、心率加快，从而引起高血压。

此外，甲状腺激素水平的变化还可能影响心脏的泵血功能和血管的弹性，进而影响血压。然而，并非所有甲状腺肿大都会引起高血压，具体情况需要结合患者的整体病情进行评估。

若甲亢真的引起高血压，可以通过使用抗甲状腺药物、放射性碘治疗，施以甲状腺切除术来治疗缓解，甲状腺激素水平的降低会使血压逐渐恢复正常。

建议定期监测血压情况，复查甲状腺功能，在医生的建议和指导下用药，降低患高血压风险。

29. 流鼻血会导致高血压吗?

问题描述：我儿子才17岁，但经常感觉头痛，胸口紧缩，然后就有流鼻血的症状出现，这和高血压有关吗?

头痛、胸口紧缩伴随流鼻血的症状，这些症状可能与高血压有关。

然而，这些症状也可能由其他原因引起，如鼻中隔偏曲、下鼻甲肥大等鼻腔解剖异常，这些情况可能导致鼻腔黏膜破裂和毛细血管出血，同时伴有头痛。

建议尽快到医院进行详细的检查，包括血压测量、心电图、血液检查以及其他必要的影像学检查，以确定症状的原因，并根据医生的建议进行相应的治疗。

第三章 高血压预防保健问题

（一）常见问题

1. 大笑能预防血压升高吗?

高血压患者的情绪管理对于血压控制非常重要。

患者出现情绪波动，如过度兴奋、紧张、焦虑或精神压力过大，都可能导致血压升高。

大笑等情绪波动，可以激活体内的肾素－血管紧张素－醛固酮系统，以及交感神经系统，导致血压升高、心率加快和心肌耗氧量增加。

所以，从长期来看，最好保持长期情绪稳定，如果情绪波动过大，还有可能影响药物的疗效，导致血压控制不佳，还有加重心血管疾病的风险发生。

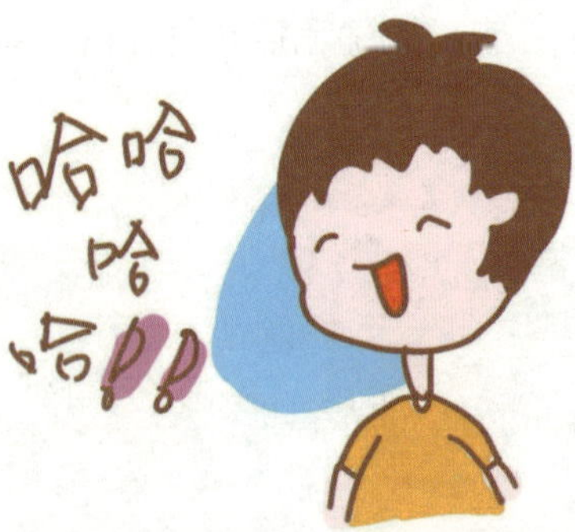

大笑

高血压患者应该学会管理自己的情绪，保持积极乐观的心态，这对于血压的控制和整体健康都是非常有益的。

2. 高血压患者经常做深呼吸能预防高血压吗?

深呼吸操作简单，容易执行，可以在一定程度上帮助预防和控制高血压。

在深呼吸过程中，可以激活副交感神经系统，达到降低心率和血压，减轻紧张和焦虑的效果。同时，增加肺部的氧气吸收，改善心脏和大脑的氧气供应，从而有助于降低血压。

根据研究，深呼吸能够减少皮质醇，减少交感神经的兴奋性，从而有助于降低血压。

虽然深呼吸可以作为高血压管理的辅助手段，但它并不能完全替代生活方式的改变，健康饮食、规律运动、控制体重、戒烟限酒等仍然是预防高血压的重要措施。

3. 患者可以每天按摩太阳穴或手腕来预防高血压吗?

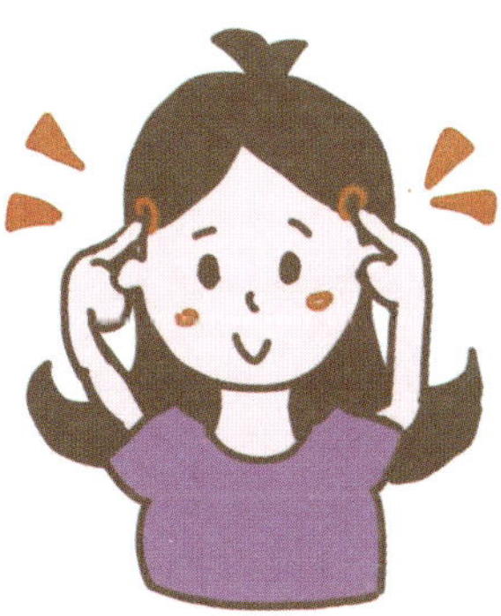
按摩太阳穴

按摩特定的穴位可以帮助预防和控制高血压。

根据中医理论，通过按摩可以调节人体的气血运行，平衡阴阳，从而对高血压有辅助治疗作用。

太阳穴位于眉梢和外眼角中间向后一横指的凹陷处，按揉太阳穴可以帮助缓解头痛；合谷穴位于手背大拇指与食指指骨的交汇处，是大肠经的通道，刺激合谷穴可以通过经络反射，达到缓解脖颈血管紧张度的目的；小拇指延伸出来的小肠经的经脉上是后溪穴，按摩此穴可以缓解颈部肌肉紧张度。

虽然穴位按摩可能有助于高血压的预防和辅助治疗，在进行穴位按摩时，力度应适中，避免过度刺激，且它不能替代医生的专业治疗和药物治疗。

4. 电子烟比传统吸纸烟，对高血压患者的影响更小吗？

电子烟是一种通过加热液体产生气雾供用户吸入的电子设备，它不涉及传统烟草的燃烧过程，因此不会产生焦油等物质。

电子烟

但电子烟中的尼古丁、香料和化学物质可能带来危害，与传统吸烟相比，电子烟液体中的尼古丁含量不低，容易上瘾，而且某些电子烟液体中的香料在高温加热时可能会分解生成对健康有害的物质。

尽管电子烟可能减少了一些传统香烟中的有害物质，但它并不是一种彻底安全的替代品。

研究表明，电子烟对心血管系统的影响可能小于卷烟，但电子烟可能会引起氧化应激反应和血小板聚集，增加血管僵硬度，最终导致高血压发生。

因此，对于不吸烟的人来说，最好不要开始使用电子烟，而对于正在尝试戒烟的吸烟者，电子烟可以作为一个过渡手段。

5. 高血压患者长时间玩电子游戏会不会影响血压？

长时间玩电子游戏可能会对血压产生影响。

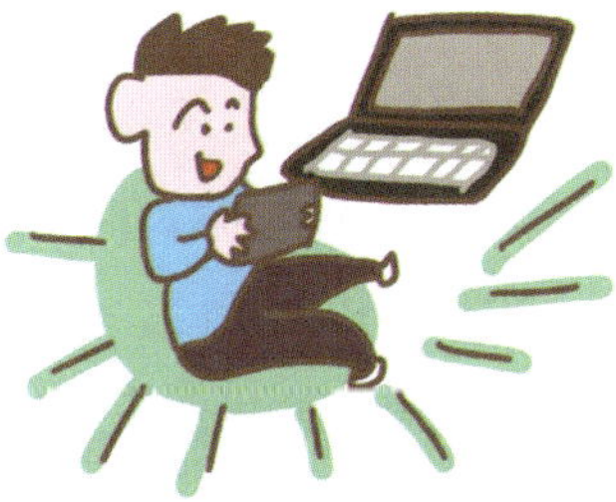

电子游戏

这是因为游戏时的紧张感和兴奋感会激活身体的应激反应，导致心跳加速和血压升高。如果一个人本身就有高血压的倾向或者已经患有高血压，长时间的紧张和兴奋可能会对心血管系统造成额外的压力，从而加剧高血压的症状。

此外，长时间玩游戏还可能伴随着不良的生活习惯，如久坐不动、不健康的饮食和缺乏足够的睡眠，这些都能对血压产生不利影响。

建议将电子游戏作为休闲娱乐的一部分，而不是生活的重心。同时，保持健康的生活方式，包括规律的体育活动、均衡的饮食和充足的休息，对于维持正常的血压水平至关重要。

6. 高血压患者可以通过闻花香来降血压吗？

花香是否有降血压的效果并不明确。

根据科学研究和芳香疗法的实践，花香可以帮助放松情绪、减轻焦虑和压力，一些花香还有助于改善睡眠质量，促使大脑释放多巴胺等神经递质，提升情绪，增加幸福感。

然而花香对血压的影响则更复杂，花卉的颜色和香气可以通过感官调节放松，可能对血压有一定的调节作用。

尽管如此，目前并没有确凿的科学证据表明单靠闻花香就能显著降低血压。血压的调节是一个复杂的过程，通常需要综合的生活方式结合药物干预。

花香

总的来说，花香可以作为放松和减压的一个辅助手段，但如果想通过闻花香来放松血压，可能需要结合其他方法和专业的医疗建议。

7. 如果高血压患者改变睡眠方向，血压会有影响吗？

有观点认为睡觉时头朝北可能有助于促进血液循环和改善睡眠质量，然而现代科学研究并没有明确证实睡眠方向与血压之间有直接的联系。

人体生物磁场相对于地球磁场来说非常微弱，而且地球磁场本身也存在波动和变化，因此其对睡眠和血压的实际影响尚不明确。

但睡眠质量、睡眠时间以及睡眠障碍与高血压的关系更为密切，研究表明，睡眠不足或睡眠质量差都可能增加高血压的风险。

因此，对于高血压患者来说，关注睡眠质量比纠结于睡眠方向更为重要。

8. 月亮的盈亏会影响血压，这是真的吗?

民间有许多传说，比如满月时人的行为会变得更加古怪，或者月亮会影响人的情绪和健康，但科学研究并没有给出一致的答案。

一些研究指出，月亮的盈亏可能对人体内的液体平衡有一定影响，因为人体约有80%是液体，月球引力可能会像引起海洋潮汐那样对人体中的液体发生作用。

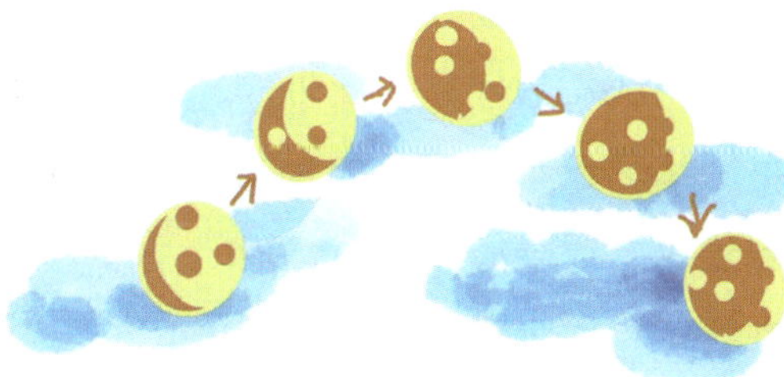
阴晴圆缺

然而，这种说法并没有得到广泛科学验证。实际上，月亮对地球的引力影响非常微小，其对人体的影响可能并不显著，对于血压更没有太大的影响，目前并没有确凿的科学证据表明存在直接的联系。

9. 可以通过练习书法来预防高血压吗?

练习书法不仅能提升个人的艺术修养，还能帮助调节情绪、减轻压力，对身心健康有诸多益处。对于预防高血压而言，练习书法可以作为一种非药物治疗手段，辅助降低血压。

在练习过程中需要调整呼吸、放松身体，这种状态有助于降低应激反应，从而可能对降低血压有积极影响。

研究显示，书法练习能够促进心理健康，具有临床治疗的功效，是一种临床心理治疗的有效手段。此外，书法练习还可以提高个人的专注力、改善心理健康，能在一定程度上下调压力激素分泌，从而达到放松效果。

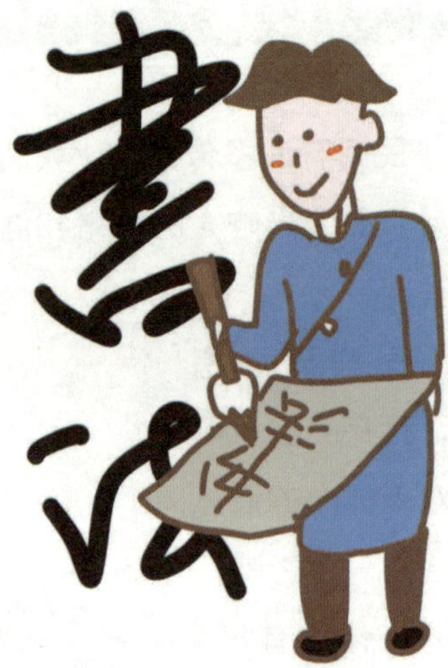

书法

10. 听说某些颜色能让人放松从而降低血压，有科学依据吗？

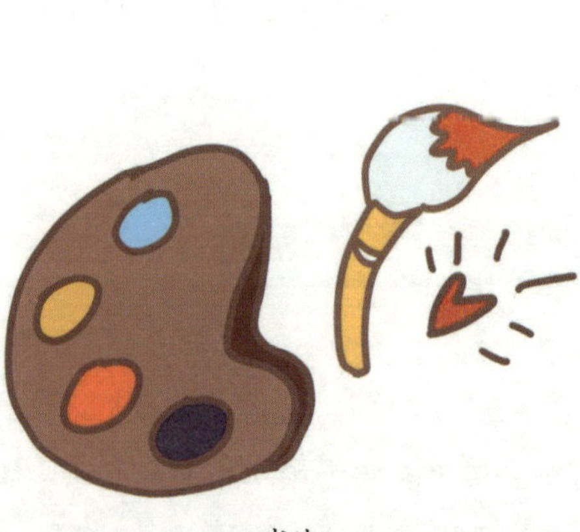

书法

颜色心理学探索了颜色如何影响我们的情绪和行为，不同的颜色可以引起情绪波动，颜色与情绪之间存在着密切的关系。

蓝色代表冷静和放松，通常和安宁、

平静和信任相关联，它可以帮助降低心率和血压，并在舒缓紧张情绪方面发挥作用，在卧室使用蓝色可以促进更好的睡眠；绿色有助于恢复精力和提高集中力；黄色常常被视为令人愉快和友善的颜色，与快乐和活力相关联，可以提高集中力和创造力，激发积极的情绪。

平静的颜色有助于放松和减少压力，然而对血压的影响通常是间接的，并且可能因人而异，因此它们不能替代医疗治疗。

11. 如果每天都听古典音乐，这对预防高血压有好处吗？

音乐能够提升大脑皮质神经细胞的兴奋性，活跃和改善人们的情绪，消除紧张状态，促进人体分泌激素等多种有益健康的生理活性物质，从而起到调节血液流量，促进血液循环，增强新陈代谢的作用。

听音乐还能够降低心率和血压。研究发现，听古典音乐可以放松身心、陶冶情操，并且能使降压药物更有效，起到辅助治疗的作用。

但并非所有类型的音乐都适用于血压控制，一般来说，节奏平稳、速度徐缓、旋律优美的乐曲更适合高血压患者。

虽然音乐疗法不能替代药物治疗，但它可以作为一种辅助手段，帮助高血压患者放松身心，从而可能对降低血压有所帮助。

12. 长时间用手机和电脑，蓝光对血压有影响吗？

现在智能手机和电脑已成为我们日常生活的一部分，但长时间使用手机、电脑等电子设备，屏幕的蓝光通常与眼睛健康问题相关联，但有研究表明，适度的蓝光照射可能有助于降低血压。

根据研究结果显示，全身暴露于蓝光下能够降低机体收缩压约8mmHg，其效果与降压药相当。此外，研究还发现，照蓝光能够改善心血管风险标志物，比如降低动脉僵硬程度、增加血管松弛度等，这表明蓝光可能有助于预防心血管疾病。

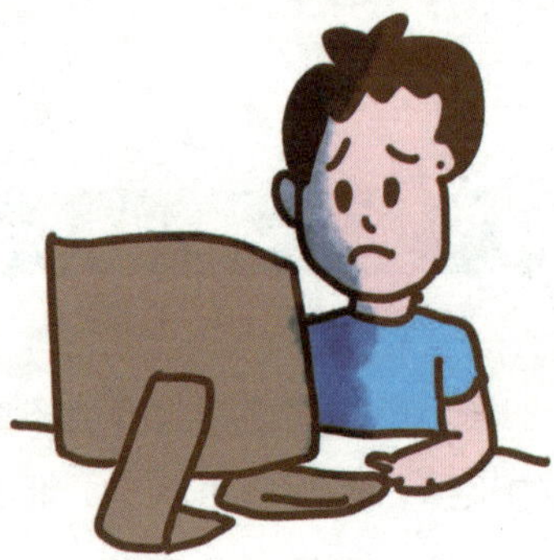

蓝光

然而，这些研究通常讨论的是全身暴露于蓝光下的效果，而不是特指从手机和电脑屏幕发出的蓝光。

屏幕发出的蓝光对人眼的影响主要与视疲劳和睡眠质量有关，长时间盯着屏幕看可能会导致眼睛疲劳和干涩，而蓝光抑制褪黑激素的分泌，可能会影响睡眠质量。

对于预防高血压而言，睡眠质量和日常压力水平对血压控制至关重要，因此蓝光可能不会直接导致血压升高，但通过影响睡眠质量间接影响血压是有可能的，因此最好在睡前限制屏幕使用时间，合理管理屏幕使用时间和采取防护措施。

13. 住在嘈杂的环境中，比如机场附近，对血压有影响吗？

噪音是一种环境压力源，可以引起身体的应激反应，包括血压升高，根据研究，长期暴露于高水平的噪音中，特别是交通噪音，可能会增加心血管疾病的风险。

噪音对健康的影响是多方面的。首先，噪音影响人的睡眠质量，而睡眠不足或质量差与多种健康问题有关，包括血压升高。

其次，噪音引起的持续压力反应可导致体内激素水平的变化，如皮质醇的增加，这也可能对血压产生影响。

此外，噪音还可能通过激活身体的应激系统，导致血管收缩，进而引起血压升高。

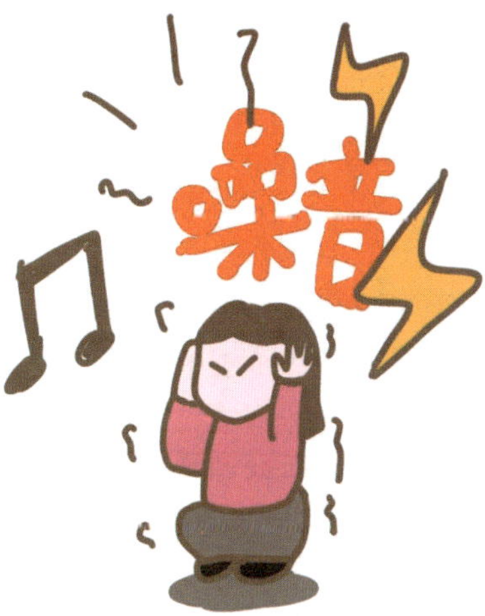

噪音

在一项研究中，长期接触飞机噪音被证实与男性患高血压的风险增加有关，而女性的患病风险没有明显变化，这可能是因为男性的睡眠受到噪音的干扰更大。

为了减少噪音对健康的影响，可以采取一些措施，如使用隔音窗户、耳塞，或者在室内增加吸音材料，如厚重的窗帘或室内植物，以减少这种影响。

14. 听说某些宝石有预防高血压的作用，这是真的吗？

宝石和水晶很可能通过它们的物理特性如压电效应，对人体产生积极影响，但关于宝石或水晶能否预防高血压，目前并没有足够的科学证据支持这一点。

高血压是一种常见的慢性疾病，其预防和管理通常需要综合性的方法。尽管水晶和其他宝石可能对某些人有心理上的积极影响，比如提升幸福感等，但这些影响更多的是心理层面的，而不是物理治疗作用。

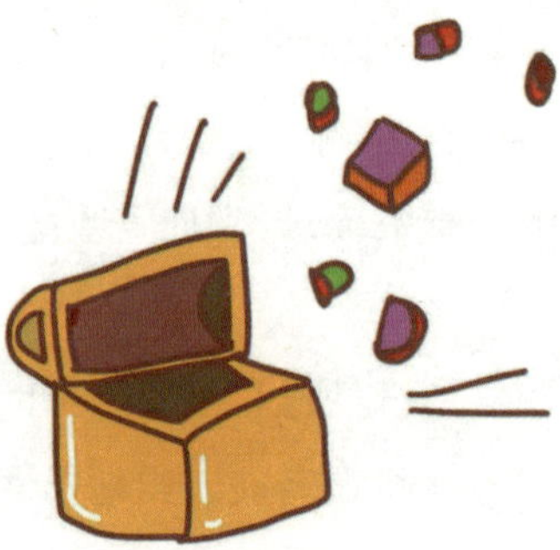

宝石

而且，宝石的所谓能量效果并没有被广泛接受的科学理论所支持。

15. 每天都用冷热水交替洗澡，这可以预防高血压吗？

一些人认为冷热水交替洗澡可以促进血液循环和增强血管弹性，从而可能有助于预防血管硬化，然而对于高血压患者来说，冷热水交替洗澡可能并不适宜。

高血压患者不宜接受过冷或过热的水温刺激，因为冷水会导致血管收缩，可能引起血压升高；而热水则可能导致血管扩张，血压下降，这种血压的急剧变化对高血压患者来说是不利的。

对于血压正常的人来说，冷热水交替洗澡可能有助于放松肌肉、缓解压力，甚至可能有助于改善睡眠质量，但是这种方法并非适合每个人，特别是对于有心血管疾病、糖尿病或其他慢性健康问题的人来说，可能需要避免这种沐浴方式。

16. 长时间乘坐电梯而不是走楼梯，能不能预防高血压?

长时间乘坐电梯而不是走楼梯，对于预防高血压来说并不是一个好习惯，实际上，积极的身体活动，如走楼梯，可以帮助预防高血压。

走楼梯是一种很好的有氧运动形式，它能够加强心脏功能和促进血液循环，有助于预防高血压，通过走楼梯可以增加基础代谢率，此外还有助于改善下肢血管功能和血流量，使全身的血液循环变得通畅，这对高血压患者及高危人群有益。

因此，为了预防高血压，建议在日常生活中增加身体活动，减少静坐时间。除了走楼梯，还可以通过其他形式的有氧运动，如快走、慢跑、骑自行车、游泳等，来帮助改善血压和心血管健康。

17. 做瑜伽可以预防高血压吗?

瑜伽是一种有益于心血管健康的运动方式，它可以通过多种方式帮助降低心脏病的风险，包括降低血压、改善心脏功能、

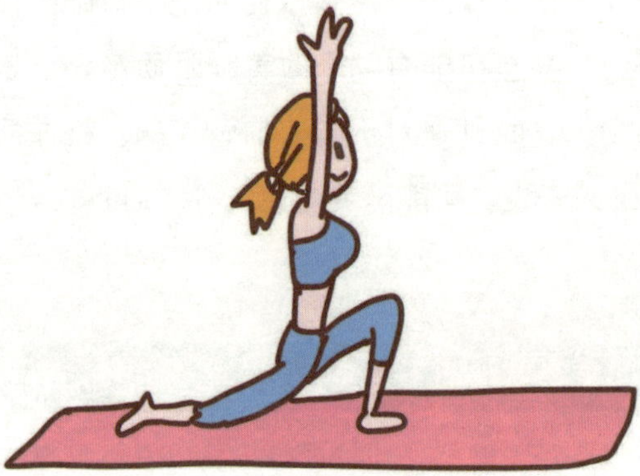

瑜伽

减少压力，并且对于高血压患者也可以作为一种辅助治疗手段，帮助降低血压。

一些特定的瑜伽体式对高血压患者特别有益。

例如，站立前屈式、下犬式、英雄坐变式、桥式和挺尸式等，这些体式有助于促进血液循环、平静心灵和身体、提高心脏健康。但高血压患者在开始瑜伽练习之前应该咨询医生，并在有经验的瑜伽教练的指导下进行。

18. 改变饮食习惯，比如只吃有机食品，可以预防高血压吗？

改变饮食习惯对预防高血压确实有积极作用，高血压的发生与饮食中过多的盐分、饱和脂肪和反式脂肪以及过多的糖分有关。

有机食品通常指那些在生产过程中不使用化学合成的农药、化肥、生长激素和转基因技术的农产品，它们往往含有较低水平的农药残留，并且富含更多的营养素，如维生素、矿物质和抗氧化剂。

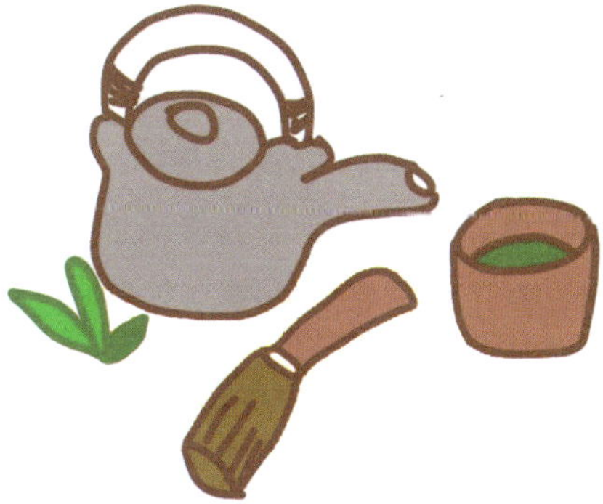

喝茶

尽管有机食品可能提供更多的健康益处，但预防高血压的关键在于整体饮食模式的改变，而不仅仅是选择有机食品。

建议同时减少钠盐摄入、增加钾钙和镁、限制加工肉类和饱和脂肪的摄入，平衡膳食确保饮食中包含丰富的蔬菜、水果、全谷物等多种营养素，来保证营养均衡。

如果已经患有高血压或有相关患病风险，建议咨询医生或营养师制定个性化的饮食和生活方式改善计划。

19. 听莫扎特的音乐能降低血压，这是真的吗？

德国的一项研究发现，莫扎特和施特劳斯的音乐对心血管有奇效，可以降压、减慢心率，尤其是莫扎特的音乐，可降低4.7mmHg的收缩压和2.1mmHg的舒张压，这可能是因为莫扎特的音乐具有独特的节奏和旋律，能够对情绪和生理状态产生积极作用。

此外，中国科学家的研究也证实了所谓的“莫扎特效应”，发现听莫扎特的钢琴曲能够提高人的记忆力和空间推理能力。

虽然这项研究并没有直接关联到血压，但它揭示了音乐对认知功能的潜在益处。

尽管有这些积极的发现，但目前并没有足够的科学证据表明听莫扎特音乐可以直接降低血压，音乐对血压的潜在影响可能与音乐的节奏、旋律以及个人对音乐的感受有关。

虽然听莫扎特的音乐可能对放松心情、减少压力有益，但预防和治疗高血压应采取综合性的方法，并在必要时遵循医生的药物治疗建议。

20. 高血压患者长时间在空调房间中，这对血压有影响吗？

长时间待在空调房间中对血压确实有影响。

室内温度与血压水平呈负相关，室内温度每升高 1℃，收缩压和舒张压会分别降低，因此，适当调整室内温度，避免过冷，有助于维持血压稳定。

然而，对于高血压患者来说，室内外温差过大可能会导致血压波动，从炎热的室外进入冷气房间时，血管会因温度骤降而收缩，心脏需要更大的力量来推动血液流动，可能会导致血压升高。此外，空调房间内的空气干燥可能影响身体的水分平衡，适量的水分对维持血压稳定至关重要。

因此，建议高血压患者在使用空调时，应保持室内温度不低于 21℃，避免温度过低，并且注意室内通风，保持空气新鲜。同时，要尽量避免频繁进出空调房间，以减少血压波动的风险。

21. 喝普洱茶能降低血压，这是真的吗？

普洱茶中含有丰富的茶多酚，这是一种已知的抗氧化剂，可以帮助舒张血管，从而有助于降低血压。此外，普洱茶中的其他成分，如儿茶素等，也有助于血压的降低。

长期饮用普洱茶可以减少血压，尤其是收缩压。这可能是因为茶多酚可以促进血管舒张、改善血液循环，并且减少心血管的风险。

但普洱茶中的咖啡因成分可能会引起心率加快，对某些人来说，这可能会导致血压轻微升高，因此高血压患者在饮用普洱茶时应适量，避免喝浓茶或大量饮用。

除了直接的降压效果，普洱茶还具有降脂、减肥的功效，这些效果间接有助于血压控制，对心血管健康产生积极影响。

此外，还应该避免在晚上饮用普洱茶，因为它可能会影响睡眠，对血压控制不利。

总之，适量饮用普洱茶可能有助于预防和辅助治疗高血压，但应注意个体差异，结合健康的生活方式和医生的指导进行饮用。

22. 如果每天都进行热水泡澡，这能帮助预防高血压吗？

泡热水澡对健康有多种益处，包括促进血液循环、放松肌肉、缓解压力和改善睡眠质量等。

热水泡澡可以在一定程度上帮助降低血压，但需要注意一些细节。

首先，泡澡的水温不宜过高。水温过高可能会导致血管过度扩张，引起血压短时间内下降，但随后可能会出现反射性血压升高，适宜的水温应保持在 38 ~ 40°C，避免水温超过 40°C。

其次，泡澡时间不宜过长。长时间泡澡可能会导致血管长时间扩张，引起血压下降，但同时也可能使身体脱水，导致血液黏稠度增加，对心血管系统造成负担。

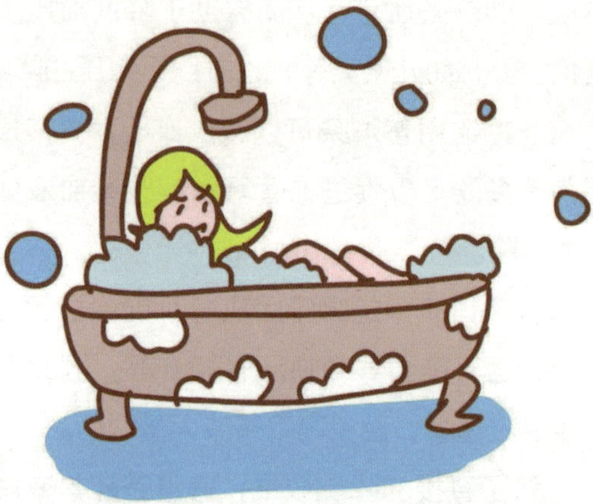

泡澡

此外，高血压患者在泡澡前后应注意补充水分，因为泡澡时身体会出汗，容易造成水分丢失，导致血液黏稠度增加。

23. 具体哪一种冥想对预防高血压最有效?

冥想是一种有助于降低高血压的身心练习，它通过促进放松和减少压力，有望成为控制血压的一种手段。

研究表明，冥想可能通过影响自主神经系统的活动来降低血压，特别是先验冥想，是一种默默重复单词、声音或短语以阻止分散注意力的想法进入大脑的冥想类型，除了先验冥想，正念冥想也被认为是一种有助于预防和治疗高血压的方法。

正念冥想主要通过训练专注意念，观察以及充满善意和宽容地接受显现的一切，而非先入为王地判断，来创造感知和洞察的技巧统称。

这种冥想方式有助于减轻压力和焦虑，改善睡眠质量，进而对血压产生积极影响。

冥想对心血管健康的影响是多方面的，因此，冥想可以作为预防和辅助治疗高血压的有效手段之一。

24. 玩电子游戏对血压不好，那玩棋类游戏有影响吗？

棋类游戏如国际象棋能够提高逻辑思维、策略规划和专注力。研究表明，参与棋类游戏可能对大脑认知有积极影响，并且可能与提高智商、防止老年痴呆。棋类游戏可以作为一种放松和缓解压力的方式，理论上可能有助于预防高血压。

但如果导致过度的精神紧张或焦虑，都可能在短期内导致血压升高。

在参与棋类游戏时，如果出现高度的竞争或压力，这可能会对某些人的血压产生暂时性影响，但是这种影响通常是暂时的，一旦压力源消失，血压应该会回到正常水平。

但即使棋类游戏有助于放松心情，可以是健康生活方式的一部分，但不是预防高血压的直接方法。

25. 某些手机应用程序可以通过呼吸指导来降低血压，有效吗？

智能手机应用程序可以通过提供各种功能来帮助用户监测、管理和降低血压，一些应用程序结合了呼吸指导，这可能有助于降低压力和血压。

呼吸训练确实可以作为降低血压的一种辅助手段，如腹式呼吸或深呼吸，可以帮助减轻压力，而压力是高血压的一个重要危险因素。

一些应用程序通过视觉和音频提示引导用户进行这些呼吸练习，有些通过传感器反馈来教授正确的呼吸技巧。

但并非所有应用程序都是科学的，其中可能包含不准确或误导性的信息，因此，选择应用程序时，应优先考虑那些经过临床验证、提供基于证据的指导，并由医疗专业人员开发的应用程序。

虽然某些呼吸指导应用程序可能有助于预防和治疗高血压，但它们应该作为更全面高血压管理计划的一部分。

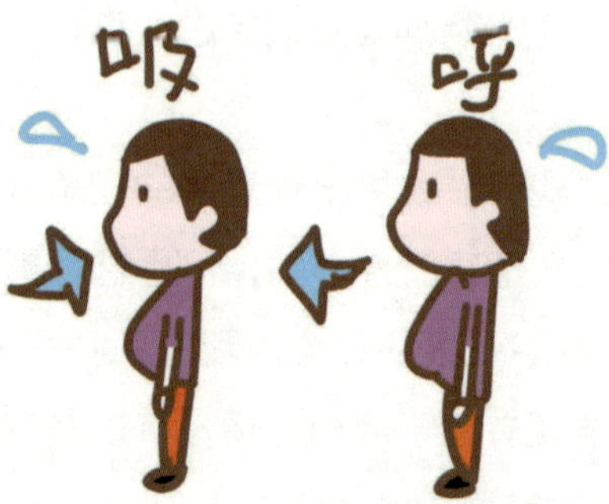

呼吸训练

26. 最近开始尝试光脚走路，听说这能对血压有好处，真的吗？

光脚走路是一种流行的健康和健身趋势，它可以改善血液循环、强化脚部肌肉和改善平衡，一些研究也表明，光脚走路可能有助于预防某些脚部问题。

从生理学角度来看，光脚走路时神经末梢受刺激，可以促进脚部和下肢的血液循环，然而并没有明确的科学证据支持其作为一种预防高血压的手段。

光脚走路可以作为健康生活方式的一部分，结合其他已知有助于血压控制的方法，如均衡饮食、适量运动、控制体重和避免吸烟，可以对血压进行综合管理。

27. 智能灯泡可根据心情调节光线，这能预防高血压吗？

智能灯泡能够根据用户的心情和场景调节光线，营造出不同的氛围，这种灯泡通过模拟自然光的变化，可以调整光线的亮度和色温，从而影响人的生理节律和情绪状态。

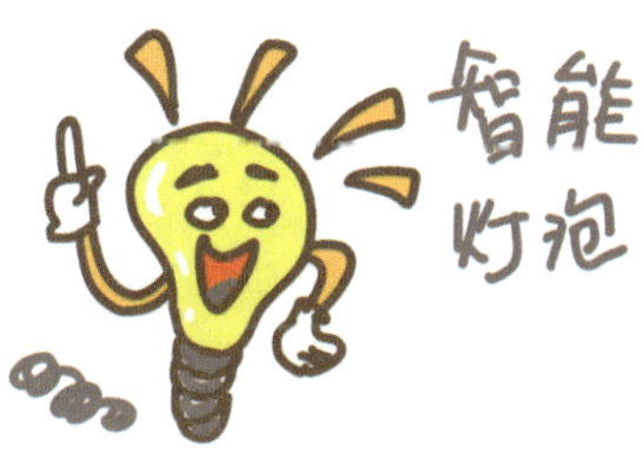

智能灯泡

例如，在早晨，智能灯泡可以模拟日出的光线，帮助人们更自然地醒来；而在晚上，则可以调整为温暖的黄色光，有助于放松和准备睡眠。

虽然目前并没有直接的科学证据表明，仅通过调节光线就能预防或显著降低高血压。

但智能照明系统确实可以在创造一个放松和减压的环境中发挥作用，而压力管理是高血压预防和治疗中的一个重要方面。

28. 使用虚拟现实（VR）来放松，沉浸在虚拟环境中是否会对血压产生积极作用，达到预防高血压的效果？

虚拟现实技术在医疗健康领域的应用越来越广泛，通过提供沉浸式的放松体验，VR 可以帮助用户减轻压力和焦虑，这对于血压的管理是有益的。

研究表明，VR 技术联合生物反馈对老年高血压伴失眠患者可能改善他们的血压及睡眠质量，VR 运动游戏可能对降低高血压有积极的贡献，特别是在短期内对血压有积极影响。

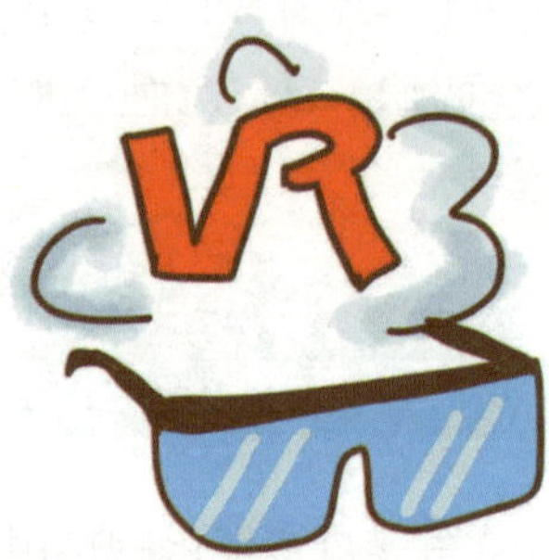

VR 技术

VR 技术通过提供一个安全和可控的环境，可以帮助用户通过放松和压力管理来降低血压。

虽然 VR 技术可能有助于放松和压力缓解，但它并不是专门设计来预防或治疗高血压的医疗设备，高血压患者可以将 VR 放松体验作为整体生活方式改变的一部分。

但一些人在使用的时候可能会出现恶心、头痛、呕吐和空间定向障碍等不良反应，因此，在使用 VR 技术进行放松之前应该咨询医生或健康专业人士，确保对健康状况是安全的。

（二）患者问题

1. 一天喝三四杯咖啡能预防高血压吗？

问题描述：我是程序员，加班成常态，我经常一天要喝三四杯咖啡，听说喝咖啡对心血管有益，可以预防高血压发生吗？

关于咖啡对血压的影响，研究结果并不完全一致，但普遍认为适量饮用咖啡对健康成年人的血压影响不大，甚至可能有助于预防某些心血管疾病。然而，对于高血压患者，特别是严重高血压患者，过量饮用咖啡可能增加心血管疾病的风险。

对于血压在160/100mmHg及以上的严重高血压患者，每天喝两杯或超过两杯咖啡可能会使死于心血管疾病的风险增加一倍，这表明高血压患者应该限制咖啡的摄入量。

对于健康成年人，每天喝1 ~ 2杯咖啡对健康无害，甚至可能有益，但需要注意咖啡中的添加成分，如奶油、糖和咖啡伴侣等，这些对心血管健康没有好处。

2. 倒时差头疼会影响血压吗？

问题描述：因为工作需要我经常去外地出差，但每次去国外都要倒时差，经常感觉头疼，这样会影响血压吗？

经常出差，时差反应确实可能影响血压。

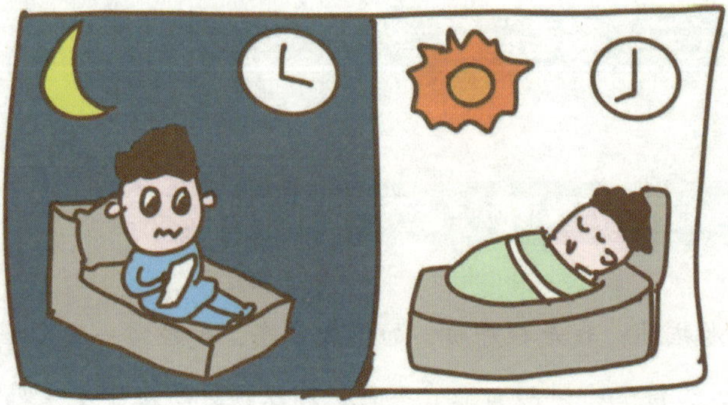

倒时差

当跨时区旅行时，生物钟需要时间来适应新时区的安排，这种调整过程中，可能会引起睡眠障碍、注意力不集中、情绪波动等症状，这些因素都可能导致血压暂时性的波动。

在出发前的几天，应该逐渐调整您的睡眠时间，使其接近目的地的时区，可以在医生指导下短期使用一些褪黑素来帮助调整生物钟的激素。

3. 讲课时头晕怎么缓解?

问题描述：我是一个老师，每天要站在讲台上讲课，感觉压力非常大，每次讲课都有头晕的感觉，这是不是影响了血压导致的头晕？如何缓解工作压力带来的这类问题？

教师在日常工作中可能压力较大，如长时间站立讲课、备课、批改作业等，这些压力可能导致血压升高和出现头晕等症状，但有时候可能是由于劳累引起的。

为了缓解工作压力对血压的影响，可以采取以下措施：合理规划时间、学习一些放松技巧、保证充足的睡眠、与家人朋友进行积极的社交活动、培养兴趣爱好，以此维持血压稳定，从而促进身心健康。

4. 如何控制盐分预防高血压？

问题描述：我很喜欢做饭，尤其喜欢吃火锅之类的重油重盐重辣的食物，但是又害怕得高血压，要怎么才能控制盐分不得高血压？

要有效控制盐分摄入以预防和控制高血压，可以采取以下措施：

（1）减少烹饪时的用盐量： 尽量控制在每餐不超过2克，全天不超过6克，同时避免使用高盐调味品和加工食品，如酱油、味精、榨菜和火腿，利用天然食材和调味品增加风味，例如青椒、醋和柠檬汁。

（2）选择富钾低钠盐以代替普通食盐： 增加富含钾的食物摄入，如新鲜蔬菜、水果和豆类，这有助于中和钠盐对血管的影响。

（3）使用控盐工具： 如限盐勺精确控制每餐的用盐量，采用健康的烹饪方法，如蒸和煮，以减少盐的使用。

（4）在购买食品时，仔细阅读营养成分标签： 注意其中的钠含量，避免“隐形盐”。增加膳食纤维的摄入，多食用全谷物、豆类、坚果、种子和各种果蔬，以促进肠道健康和血压调节。

（5）**尝试 DASH 饮食：**这种饮食方法强调摄入丰富的水果、蔬菜、全谷物和低脂乳制品，同时限制盐、红肉、糖和脂肪的摄入，有助于改善血压和整体心血管健康。

5. 长时间坐着工作会影响血压吗?

问题描述：我是一个程序员，由于工作性质原因，一天有十几个小时都是坐着并且长时间对着电脑，屁股都坐疼了，这样会不会影响血压?

作为程序员，长时间坐着对着电脑工作可能会导致一系列问题，例如身体活动减少、体重增加、血液循环不畅、精神压力增大、坐姿不正确和视力疲劳等问题，这些都可能间接影响血压。

为了降低这些风险，可以选择定期站起来休息和活动，做伸展运动来缓解肌肉紧张，同时保持正确的坐姿以减少身体疼痛。

此外，每隔一段时间让眼睛休息，避免长时间盯着屏幕也能减轻视力疲劳，这样可以在保持工作效率的同时，也照顾到自己的健康。

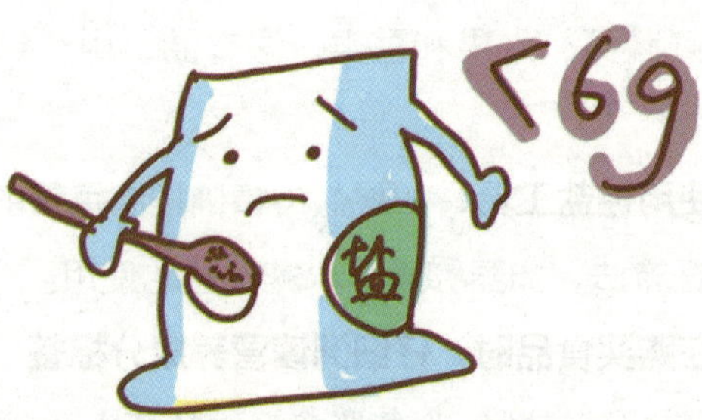

低盐饮食

6. 快速减肥如何不影响血压？

问题描述：我以前很胖，下定决心开始减肥，努力控制饮食控制体重，但听说快速减肥会影响血压，这是真的么？怎么减肥才能既健康又不伤血压？

想要健康且不影响血压的快速减肥，关键在于采取一个渐进和平衡的方法。

首先，均衡饮食是基础，需要减少高糖、高脂肪食物的摄入，同时增加蔬菜和水果的比例。

其次，通过适量减少每天的热量摄入，比如减少500～1000千卡，可以帮助实现每周减少0.5～1千克的体重目标，同时增加有氧运动和力量训练，不仅能燃烧更多卡路里，还能增加肌肉量，有助于降低血压。

最后，要避免极端节食，确保足够的营养摄入，特别是要减少盐分摄入并增加钾的摄入，这有助于控制血压。

最重要的是，因为健康减肥是一个长期的过程，一定要保持耐心，如果需要个性化的指导，可以寻求营养师或医生的专业建议。

7. 更年期会引发高血压吗？

问题描述：我今年48岁，感觉已经在更年期了，老是觉得情绪波动很大，血压也跟着一直变化，有的时候高有的时候低，这样会患高血压吗？

更年期可能会引发高血压。

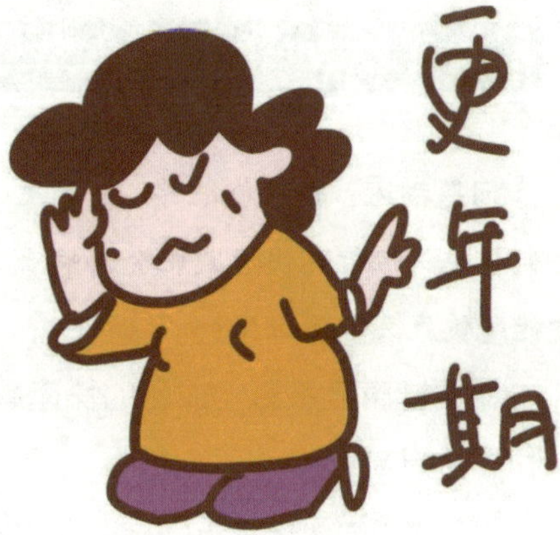

更年期

这是因为在更年期，女性的卵巢功能逐渐衰退，雌激素分泌减少，这会导致内分泌失调和自主神经功能紊乱，从而可能引起血压波动，特点通常是收缩压上升，而舒张压变化不大，或者没有变化。患者可能会经历血压的不稳定和波动，同时伴有一些其他症状，如头痛、失眠多梦等。

生活方式的调整非常重要，包括控制饮食中的盐分摄入，增加富含钾的食物摄入，保持适当的体重，戒烟戒酒，以及进行适度的体育活动。

但更年期高血压在某些情况下是暂时的，当更年期结束，血压可能会逐渐恢复正常，然而如果更年期后血压仍然持续偏高，则需要进行长期管理和监测，并可能需要持续的医疗干预。

8. 经常喝酒会不会引起高血压？

问题描述：作为商务人士，应酬喝酒在所难免，我经常一周有三四天的时间都在喝酒，有时候还会喝到大醉，很怕自己生病，怎么控制饮酒量才能预防高血压？

作为经常需要应酬的商务人士，控制饮酒量对预防高血压至关重要。

建议可以通过设定每次饮酒的最大限量，优先选择低度酒、在饮酒过程中多喝水、小口慢饮。除此之外，在喝酒前要适当进食、有选择性地参加酒席，以及尽可能戒酒或减少饮酒频率来控制饮酒。

最安全的做法是不饮酒，如果你已经患有高血压，那么严格限制饮酒或完全戒酒是更好的选择。

9. 喜欢极限运动会影响血压吗？

问题描述：我喜欢旅行，喜欢经常挑战高海拔和各种惊险刺激的项目，比如攀岩、索道，这种探险项目会不会影响我的血压？

极限运动通常指高强度和高风险的活动，这些活动对心血管系统的影响是复杂的。

极限运动

一方面，它们可以提高心脏和肺的功能，增强心血管健康，从而可能对血压产生积极影响；另一方面，由于极限运动中常常伴随着精神和身体上的极大压力，这可能会导致运动期间血压的短暂升高。

研究表明，长期参与高强度运动的运动员可能会对心脏产生一定的影响，但这并不意味着极限运动对每个人都是有害的。实际上，那些能够完成极限运动的人，通常比其他人活得更久。

10. 长时间开车会影响血压吗？

问题描述：因为工作需要，我长时间驾驶车辆，经常坐得头晕眼花，这会不会成为高血压的隐患？我该如何预防？

长时间开车可能会影响血压，因为驾驶时的紧张和压力可以导致交感神经兴奋，从而引起心率加快和血压升高。

为了预防这种情况，建议定期休息和伸展，保持正确的驾驶姿势，管理压力水平，维持健康的饮食和充足的水分摄入，以及定期进行身体检查。

此外，保持适度的体育活动和避免不良生活习惯，如吸烟和过量饮酒，也有助于控制血压。

11. 同时吃多种治疗心脏病的药物会引起高血压吗？

问题描述：我有心脏病，同时在吃很多种药，血压一直都是正常，但最近血压偏高，而且有头痛、心悸的情况，这是高血压吗？需要怎么减轻这种症状？

如果你已经在服用多种心脏病药物，但最近血压偏高，并伴有头痛和心悸的症状，这可能是高血压的表现，但高血压的确诊需要多次测量血压才能得出诊断结论。

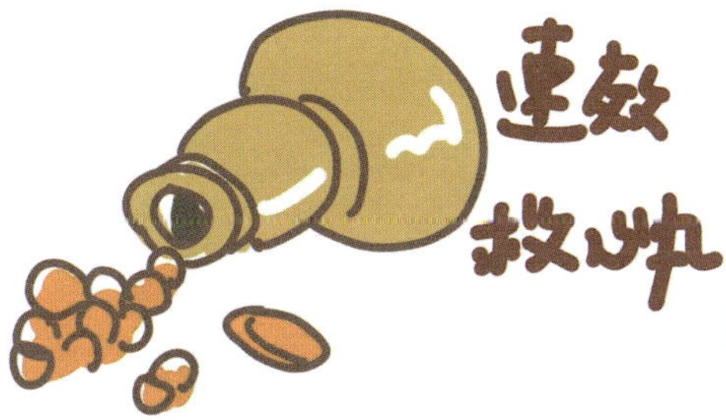

速效救心丸

药物本身不太可能直接导致高血压，但某些药物可能会间接影响血压。例如某些激素类药物可能会引起血压升高。建议出现相关症状及时就诊医院，告知医生你正在服用的所有药物，包括心脏病药物和任何其他非处方药物，以便医生评估是否存在药物相互作用。

如果症状与药物副作用有关，医生可能会调整药物剂量或更换其他药物。与此同时，保持健康饮食，每天在相同的时间多次测量血压，保持充足睡眠，按照医嘱服用所有药物，不要自行停药或更改剂量。

12. 吃放纵餐会导致高血压吗?

问题描述：为了控制体重，我平常吃的都很少，但也很喜欢隔一段时间就吃放纵餐，每次家庭聚餐，我总是忍不住多吃，吃完感觉头晕晕的，这种放纵餐会不会让患者的血压上升？这种头晕是高血压吗？

放纵餐就是偶尔一顿高热量食物的摄入，对大多数人来说，不一定直接导致高血压，但可能会引起短暂的血压波动。

高血压的确诊需要在不同时间多次测量血压均有升高才能诊断，出现头晕可能是高血压的一个症状，但也可能是其他因素引起的，如低血糖、贫血问题等。

如果在放纵餐后感到头晕，这可能是由于一次性摄入大量食物导致的胃扩张，进而影响了正常血液循环，或者因为食物中的高盐分引起血压的短暂升高，如果食物中包含大量酒精或咖啡因，也可能引起头晕。

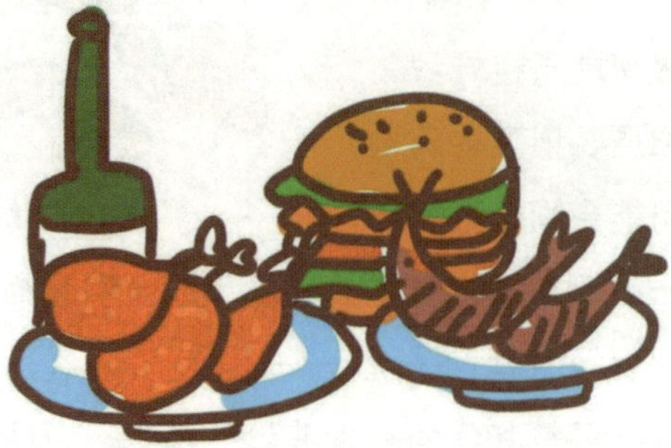

放纵餐

为了减轻这种症状，应该避免一次性摄入过多食物，在放纵餐后适当增加体育活动，确保摄入足够的水分，有助于消化和降低因饮食过咸而引起的血压升高。

13. 种绿色植物可以预防高血压吗？

问题描述：我在办公室里种了绿植，听说绿色植物能减压，它也能帮我预防高血压吗？

绿色植物对人体健康有多方面的益处，包括改善空气质量、促进身心健康、改善室内温度和湿度以及降低噪音和提高睡眠质量。

在办公室里种植绿植，通过提供清新的氧气和吸收二氧化碳，有助于维持良好的空气质量，对心血管健康有积极影响。

绿色植物

此外，绿色植物还被发现可以降低心理压力，改善心情，可能有助于降低血压。

虽然绿植直接降低血压的证据尚不充分，但它们确实能够创造一个放松和平静的环境，这有助于减少压力和焦虑，从而间接有助于血压控制。

14. 长时间阅读会不会导致高血压?

问题描述：我是一名图书编辑，长时间阅读让我感觉很疲劳，眼睛也很痛，久而久之还有头痛的症状，这会不会让我的血压也跟着上升?

长时间阅读不太可能直接导致高血压，但它可能会导致一些身体不适，如眼睛疲劳、颈部肌肉紧张等。

头晕可能是高血压的症状之一，但也可能是其他因素引起的，例如长时间集中注意力导致的视力疲劳、阅读姿势不正确等。

因此，每隔一段时间要让眼睛休息，减少眼睛的负担，如果头晕或其他症状持续存在，应及时就医，以便获得适当的医疗建议和治疗。

15. 生酮饮食会引起高血压吗?

问题描述:最近很流行生酮饮食,这也让患者远离了面包和糖,但我有点疑惑,这种高脂的生活方式,会不会反而让患者的血压高得离谱?

生酮饮食是一种高脂肪、低碳水化合物的饮食方式,近年来被许多人用作减重和改善某些健康指标的手段,这种饮食方式可能会对血压产生影响。

首先,生酮饮食通过降低碳水化合物的摄入量,可能会减少水分在体内的保留,这可以在短期内导致体重下降,从而有助于降低血压,然而生酮饮食也可能会增加血液中的“坏”胆固醇(LDL-C)水平,增加心脏病和中风的风险。

此外,生酮饮食可能会导致血压短暂升高,但随着身体适应新饮食模式,血压可能会稳定下来。

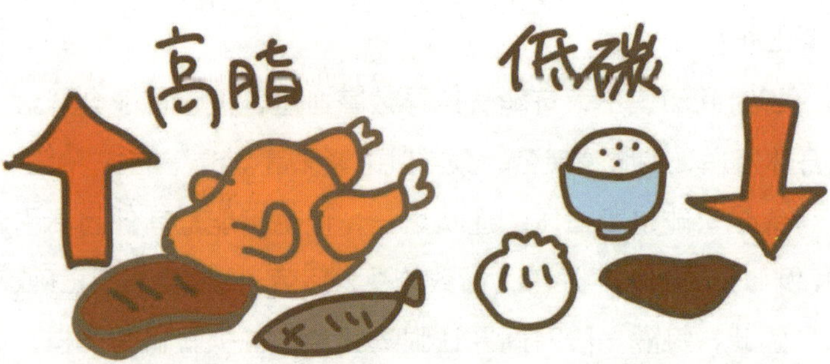

生酮饮食

16. 素食主义能否预防高血压?

问题描述:作为素食主义者,我很喜欢吃绿色的食物,但我想知道,这些蔬菜和水果,是不是真的能帮我远离高血压的困扰?

素食主义饮食通常包括大量的水果、蔬菜、全谷物、坚果和豆类,这种饮食方式可以降低高血压的风险,素食饮食中含有丰富的纤维、维生素和矿物质,同时饱和脂肪和胆固醇的含量较低,这些都有助于降低血压。

此外,许多素食主义者的体重较轻,吸烟和饮酒的比例也较低,这些都是降低高血压风险的因素。

然而,素食并不意味着自动就能降低血压或预防高血压,长期素食者可能会因为营养素摄入不均衡而面临某些营养素缺乏的风险,营养素的缺乏可能会影响整体健康。

所以,还是建议保持均衡和多样化的饮食,并注意补充可能缺乏的营养素。

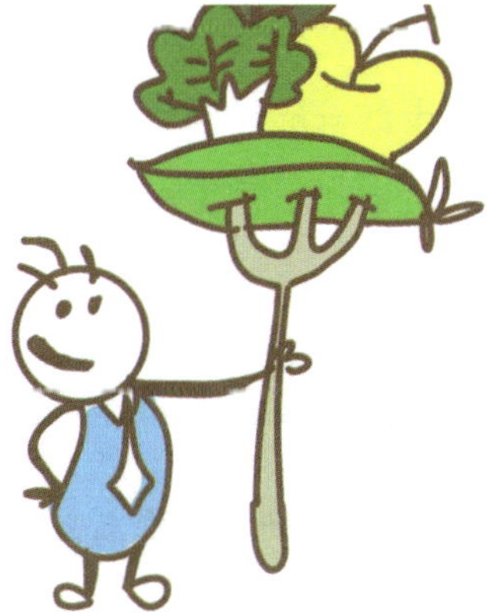

素食主义

17. 日走万步可以预防高血压吗?

问题描述：为了保持健康，我每天坚持走 10000 步，他们都说多锻炼能降低血压，但我每天走路也没什么效果，这真的能预防高血压吗?

日走万步确实可以帮助人们保持身体健康，对预防高血压也有积极作用。

经常行走可以降低血压多达 11mmHg，并可能减少 20% ~ 40% 的中风风险。每多走 1000 步，收缩压会降低 0.45mmHg，每天走 10000 步的人，其收缩压平均比每天只走 5000 步的人低 2.25mmHg。

然而，走路的降压效果因人而异，并且走路的方式也很重要。例如，快走 10000 步，和慢走 10000 步的效果是不同的，每天 5000 步中等强度以上的健步走就可以达到锻炼效果。

值得注意的是，走路虽好，但也需要适量，对于极少运动的人，每天增加 2000 步的步数，可能就会带来很好的健康收益，而对于一些中老年朋友，强行达到 10000 步可能反而是一种伤害，普通人走路的步数一般能够达到 8000 步就可以了，其中 4000 ~ 5000 步是为了满足日常生活所需的步数。

18. 多吃香蕉可以预防高血压吗?

问题描述：家里和身边的人都有高血压，他们推荐我多吃香蕉，香蕉是我家常备的水果，我想知道，香蕉是不是真的像传说中的那样，能帮我预防高血压?

香蕉是一种营养丰富的水果，含有丰富的钾元素，有助于维持血压稳定，对高血压患者有一定益处。

钾元素可以帮助调节体内钠的水平，促进钠的排出，从而有助于降低血压。此外，香蕉还含有镁，这种元素有助于放松血管壁，改善血液循环，也对血压有积极影响。

然而，需要指出的是，虽然香蕉对血压有一定的益处，但单纯通过食用香蕉来控制血压并不现实。要想通过食物摄入足够的钾来有效预防高血压，需要每天摄入大约 3600 毫克的钾，而一根普通的香蕉大约含有 250 毫克的钾，这意味着为了达到这个量，一个人每天需要吃大约 11 根香蕉。

这样大量的食用香蕉可能带来其他健康问题，如血糖升高和胃肠不适。

因此，香蕉可以作为健康饮食的一部分，帮助预防高血压，但不能完全依赖它来控制血压。对于糖尿病患者来说，由于香蕉含糖量较高，应该在医生指导下适量食用。

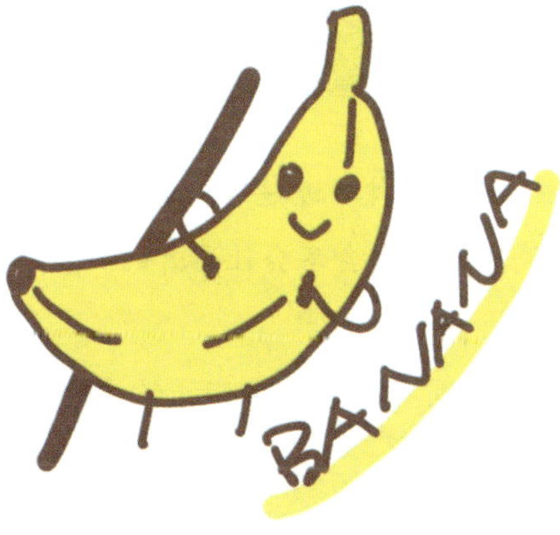

香蕉

19. 厨房做饭有油烟会导致高血压吗?

问题描述:我是一名家庭主妇,每天围着厨房转,我想知道,烹饪时的油烟和蒸汽会不会导致高血压?

厨房做饭时产生的油烟确实可能对健康造成影响,也会增加高血压的风险。

长期接触烹饪油烟可能会升高血压,并增加颈动脉粥样硬化的风险,油烟中包含的 PM2.5 等细颗粒物可以深入肺部,引起心血管问题,多环芳烃不仅对呼吸系统有害,还可能增加患肺癌的风险。

因此要尽可能减少高温煎炒、油炸等产生大量油烟的烹饪方式,多采用蒸、煮、炖等低油烟的烹饪方法。同时,选择烟点高的油,如菜籽油、花生油等,避免油温过高,减少油烟对健康的影响,包括降低高血压的风险。

20. 吃健康零食可以预防高血压吗?

问题描述:我是那种一进超市就忍不住往购物车里塞零食的人,这些高盐高脂的零食会不会让患者的血压也变得不健康?有没有什么健康零食推荐?

高盐高脂零食可能会增加高血压的风险,因此选择健康的零食非常重要。

可以考虑全麦面包、烤鱼片、无糖爆米花以及黑巧克力(至少 70% 可可含量)都是不错的选择。同时,吃零食也要适量,

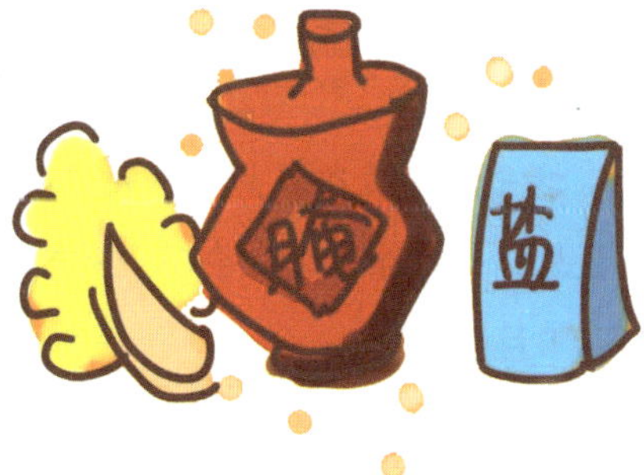

腌制食品

以免摄入过多热量，均衡饮食和定期运动对于维持血压在健康水平至关重要。

21. 吃外卖会导致高血压吗？

问题描述：我发现最近工作特别忙，压力一大我就爱吃外卖，这会不会让患者的血压跟着上涨？我该怎么办？

工作压力和频繁吃外卖确实可能会对你的血压产生不利影响，工作压力会导致心理和生理上的压力反应，这可能会导致血压升高，外卖食品往往含有较高的盐分和不健康的脂肪，长期食用这类食品会增加高血压的风险。

建议减少外卖的频率，尽量自己烹饪，选择低盐、低脂肪的食物，选择健康的零食，如新鲜水果、坚果或酸奶，避免高盐高脂的零食。

同时，学习压力管理技巧，如深呼吸、瑜伽或冥想，可以帮助减轻工作压力，进而改善整体的生活质量。

22. 喜欢躺沙发会不会引起高血压?

问题描述：我平时工作比较静，不太运动，就喜欢下班后躺在沙发上看电视剧，这种生活方式会不会对我的血压有影响?

长时间工作且缺乏运动，下班后只是躺在沙发上看电视剧，这种生活方式可能会增加高血压的风险。

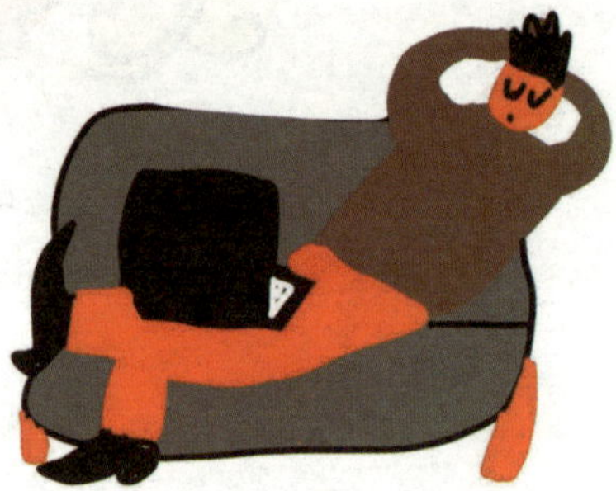
躺沙发

久坐不动和缺乏足够的体育活动会导致体重增加、心血管健康下降，这些都是高血压的危险因素。

为了预防高血压，建议每天进行至少 30 分钟的中等强度体育活动，同时均衡饮食，减少高盐、高脂肪和高糖食物的摄入，在工作间隙做伸展运动，避免长时间保持同一姿势，减少看电视的时间，多参与户外活动或社交活动，从而降低高血压的风险，并提高整体生活质量。

23. 如何通过运动预防高血压?

问题描述：我最近开始尝试跑步锻炼，听说运动对心血管好，但我想知道怎样的运动量和频率对预防高血压最有效?

运动对心血管健康确实有显著的益处，可以降低高血压的风险，提高心脏功能，改善血管弹性，促进血液循环，帮助降低血压。

（1）有氧运动：如快走、慢跑、游泳、骑自行车等，建议每周至少进行150分钟的中等强度有氧运动，可以分摊到每天30分钟，每周5～7天。

（2）力量训练：推荐每周进行2～3次，包括动态和静态的抗阻力运动，如举重、做俯卧撑等，以增强肌肉力量和促进新陈代谢。

（3）柔韧性训练：如瑜伽、太极、普拉提等，有助于提高身体的灵活性和平衡性，同时对降低血压也有积极作用。

（4）步行：简单的步行也是一种有效的运动方式，可以作为日常生活的一部分。

运动强度应根据个人的体质和健康状况来定，特别是对于高血压患者，建议在开始任何运动计划之前咨询医生，以确保运动的安全性和有效性。此外，运动前后的热身和放松也很重要，可以帮助预防运动伤害。

24. 喝碳酸饮料可以预防高血压吗？

问题描述：我平时喜欢喝碳酸饮料，很少喝水，但身边的人都说会引起高血压，这对我的血压有影响吗？我应该怎么做？

经常喝碳酸饮料可能会对血压产生不利影响。

碳酸饮料通常含有较高的糖分和钠，这些成分可能导致体内水分潴留，增加心脏负担，从而引起血压升高。此外，碳酸饮料中的咖啡因和磷酸成分可能会使中枢神经兴奋性增高，引起心跳加快、心律失常，进而诱发血压升高。

对于高血压患者来说，建议少喝或不喝碳酸饮料，应该增加水的摄入量，喝水可以帮助调节体内水分平衡，促进代谢废物的排出，对维持血压稳定有积极作用。

如果你喜欢有点味道的饮品，可以考虑喝茶或咖啡，但要注意不要过量，因为咖啡因也可能引起血压短暂升高。

总的来说，减少碳酸饮料的摄入，多喝水，选择更健康的饮品，对预防和控制高血压都是有益的。

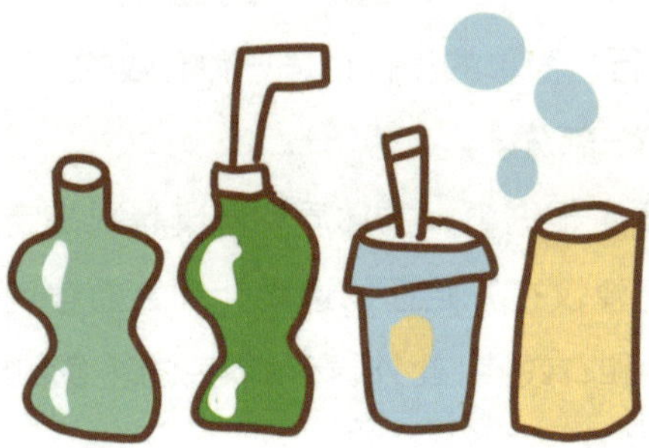

碳酸饮料

25. 喝水少会引起高血压吗?

问题描述：我平时工作比较忙，经常忘记喝水，有时候一天下来喝不到一杯，这样会不会对我的血压有影响?

喝水对血压确实有影响，当身体缺水时，血液会变得黏稠，心脏需要更大的压力来推动血液流动，这可能会导致血压升高。

而适量饮水可以帮助降低血液黏稠度，维持血压稳定。

但是，高血压患者在喝水时需要注意适量饮水，避免一次性大量饮水，以免增加心脏和肾脏的负担。

建议每天饮水 1500 ~ 2000 毫升，分多次饮用，每次不超过 250 毫升，同时避免饮用过烫或过凉的水，以免刺激胃肠道血管，影响血压。

如果平时工作忙，经常忘记喝水，可以设置提醒或采取其他措施来确保每天摄入足够的水分。

26. 跳广场舞可以预防高血压吗？

问题描述：我老伴最近迷上了广场舞，每天都去跳，我想知道这样频繁的跳舞对血压有好处吗？是不是跳舞就不会有高血压了？

广场舞作为一种受欢迎的集体舞蹈活动，不仅具有社交和娱乐的功能，还对健康有益。

广场舞

它能够改善心肺功能，增强身体的协调性和灵活性，对提升心理健康也有积极作用。对于高血压患者来说，广场舞可以作为一种适度的有氧运动，有助于降低血压。

但应选择中低强度的舞蹈动作，避免过度剧烈的动作，每次运动时间不宜过长，跳舞前后要做好充分的热身和放松活动，以减少受伤的风险。

此外，如果跳舞后出现不适，如头晕、心慌等症状，应立即停止活动并咨询医生。

27. 智能手环监测血压准确吗？

问题描述：我女儿给我买了一个智能手环，可以监测心率和血压，但我看不太懂，这些数据波动准确吗？戴着是不是就不会得高血压了？

智能手环或智能手表这类可穿戴设备在监测心率、血压、睡眠等健康数据方面提供了便利，但它们的准确性可能会有所差异。对于心率监测，智能手环通常使用光电体积描记法来测量，这种方法在静态条件下相对准确，但运动状态下的准确性可能会受到影响。

而血压监测方面，智能设备的准确性通常低于医疗级血压计，尤其当与传统的上臂式血压计比较时，智能手环的误差可能会较大。

一些智能手环的血压监测功能已经通过了国家药监局的认证，可以在一定程度上提供参考值，但智能设备所提供的血压数据可能会受到多种因素的影响，如佩戴方式、测量环境、设备校准等。

智能手环可以帮助监测血压变化，提醒用户注意血压水平，如果想选择智能手环来监测血压，建议选择通过医疗认证的设备，并确保设备固件更新至最新版本，同时按照产品说明书正确佩戴和使用设备，可以定期与医疗级血压计进行对比校准。

总之，智能手环可以作为健康监测的辅助工具，但不能完全依赖其数据来诊断或治疗高血压。

28. 吃快餐会导致高血压吗？

问题描述：我家附近新开了一家快餐店，我和孩子都很喜欢去吃，但我想知道快餐会不会增加患高血压的风险？

快餐由于其高盐、高脂肪和高热量的特性，长期吃确实可能增加患高血压的风险。

为了减少这种风险，你可以尝试选择快餐店中更健康的食物选项，如烤鸡肉和瘦肉汉堡，同时控制食物的分量，避免选择大分量的食物，由此减少高盐食物如薯条和咸味零食的摄入。

在餐后可以吃一些蔬菜和水果，多喝水，并定期监测血压。尽管快餐提供了方便，但为了健康，最好还是尽量自己烹饪食物，以便更好地控制营养摄入。

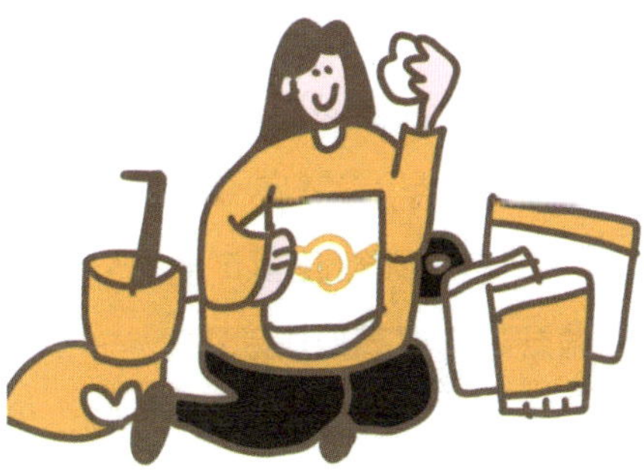

暴饮暴食

29. 不规律吃饭会导致高血压吗?

问题描述：我平时工作比较忙，经常没时间好好吃饭，就随便吃点零食应付，这样会不会对血压不好?

经常以零食代替正餐可能会对血压产生不利影响，零食通常含有较高的盐分、糖分和不健康的脂肪，这些成分都可能增加高血压的风险。

选择零食的时候，尽量优先选择新鲜水果、蔬菜、全谷物小吃、坚果和种子等营养丰富的食物作为零食，同时控制零食分量，减少高盐零食如薯片、咸饼干和腌制食品的摄入，

最重要的还是尽量按时进食，避免长时间空腹后暴饮暴食。如果可能，提前准备健康的便当或食物，以便在工作期间吃，通过改善饮食习惯和选择更健康的食物，你可以更好地控制血压，降低患病风险。

30. 少吃主食可以预防高血压吗?

问题描述：我听说少吃米饭和面条，多吃肉和蔬菜可以帮助控制血压，预防高血压的发生，这是真的吗?

少吃米饭和面条，多吃肉和蔬菜可能有助于控制血压，但并不是说只要这样做就不会得高血压。

米饭和面条等主食含有较多的碳水化合物，摄入过多可能导致体重增加，从而增加高血压的风险。而蔬菜和适量的肉类

可以提供必要的营养素，有助于维持健康的血压水平，这并不意味着应该完全排除主食，因为它们也是身体所需能量的重要来源。

应该确保饮食中包含足够的蔬菜、适量的优质蛋白质和适量的主食，避免过量摄入高热量食物，以维持健康的体重。

31. 有哪些办公室运动可以预防高血压?

问题描述：我平时工作都是坐着，很少有机会运动，我想知道有没有什么简单的办公室运动可以帮助预防高血压?

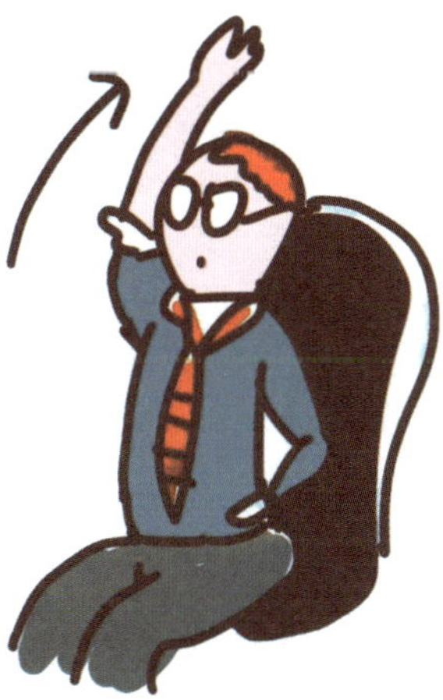

办公室运动

在办公室里，可以通过一些简单的运动来帮助预防高血压。例如，每小时站起来伸展一下四肢，走动走动，或者在上班路上走楼梯而不是电梯；可以在座位上做一些腿部抬高运动，或者做深呼吸练习；每隔一段时间做做眼保健操和颈部、肩部运动来缓解肌肉紧张。

如果可能，可以使用健身球代替办公椅来增强核心肌群；还可以在办公桌上放一对轻型哑铃进行简单的力量训练。

此外，设置定时提醒来提醒自己起身活动，即使是简单的伸展也有益。

32. 照顾孩子经常半夜起床会导致高血压吗？

问题描述：我是一名新晋宝妈，晚上经常要起床照顾宝宝，昼夜颠倒，经常感觉睡不饱，缺乏睡眠会不会对我的血压有影响？我要怎么预防？

缺乏充足的睡眠确实可能对血压产生不利影响，因为睡眠不足或睡眠质量差可能会导致血压升高，增加患高血压的风险。

为了预防高血压，建议每晚保持7～8小时的睡眠，并在白天尽可能保持健康的饮食和适量的体育活动。

同时，保持良好的睡眠习惯，如在固定的时间上床睡觉和起床，创造一个安静、舒适的睡眠环境，如果血压持续偏高，应及时就医，以便获得适当的医疗建议和治疗。

可以在照顾宝宝的时候是否可以寻求家里其他成员的帮助，共同解决问题。

33. 经常吃油炸食品会导致高血压吗？

问题描述：我儿子特别喜欢吃炸鸡和薯条，我担心这种饮食习惯会影响他的血压，这样小孩会容易得高血压吗？要怎么预防？

炸鸡和薯条等油炸食品确实非常诱人，但长期大量食用这类高脂肪、高热量的食物对儿童的健康不利。它们可能会导致肥胖，而肥胖是高血压的一个重要危险因素。

儿童肥胖不仅影响当前的身体健康，还可能增加成年后患高血压等慢性疾病的风险。

建议确保孩子的饮食中包含丰富的蔬菜、水果、全谷物和适量的优质蛋白质，减少高盐、高脂肪和高糖食物的摄入。

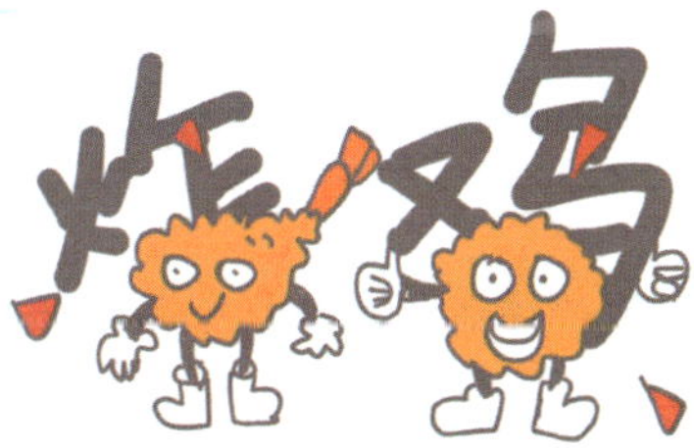

炸鸡

同时，鼓励孩子每天进行至少 60 分钟的中高强度体育活动，如快走、跑步、游泳或骑自行车，从而避免孩子体重过重，保持健康的体重增长。

34. 腹部肥胖会导致高血压吗?

问题描述：我发现最近自己变得很胖，腰围在慢慢增加，听说腹部肥胖和高血压有关，这是真的吗？我应该如何控制体重和预防高血压？

腹部肥胖确实与高血压有关，腹部脂肪的堆积可能导致胰岛素抵抗、慢性炎症以及身体代谢的变化，这些都是高血压的危险因素。

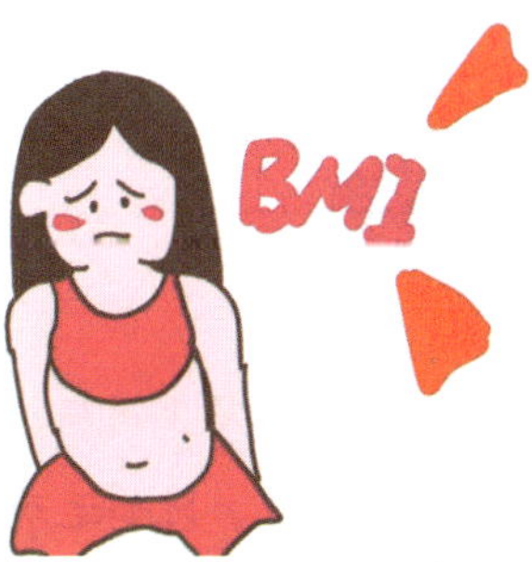

腹部肥胖

要控制体重和预防高血压，需要减少高盐、高脂肪和高糖食物的摄入，多吃蔬菜、水果和全谷物。

同时定期进行体育活动，减少烹饪和加工食品中的盐分摄入。即使采取健康的生活方式，也应定期监测血压，以便及时发现异常。

35. 体检有哪些项目可以预测高血压风险?

问题描述：我计划今年开始定期体检，特别关注血压监测，对于早期发现和预防高血压，除了血压测量，还有哪些检查我应该考虑加入体检项目中?

定期体检对于早期发现和预防高血压非常重要，除了血压测量，还可以进行血常规、血脂、血糖、肾功能（肌酐、尿素氮）、电解质（尤其是血钾）的检查。

除此之外，还可以完善心电图检查心脏的电生理活动，可以识别左心室肥厚、心肌缺血等异常；可以完善眼底检查，检查眼底视网膜血管的变化。

必要时还可以完善高血压五项包括皮质醇、促肾上腺皮质激素、肾素、血管紧张素 II、醛固酮，有助于诊断和排除继发性高血压。

对于高危人群，可以评估颈动脉粥样硬化和狭窄情况、检查肾脏结构和大小，以及肾动脉狭窄，这些检查可以帮助评估高血压患者的整体健康状况，以及高血压对器官的潜在损害。

36. 血压有点高不吃药如何改善?

问题描述：我发现自己的血压有点高，但不想马上用药，我听说改变生活方式很重要，能不能给些具体的建议，比如运动和饮食上的?

如果您的血压偏高，不想立即采用药物治疗，可以通过改变生活方式来管理血压。

首先，每周进行至少150分钟的中等强度有氧运动，如快走、游泳或骑自行车，并结合力量训练和柔韧性训练。

其次，在饮食上，减少盐分摄入，多吃富含钾的食物，如新鲜蔬菜和水果，选择全谷物，减少饱和脂肪和胆固醇的摄入，并限制酒精过量摄入。

同时，保持健康的体重，戒烟。如果生活方式的改变不能有效控制血压，或者血压持续升高，应及时就医，并可能需要药物治疗。

37. 如何把握喝酒的量预防高血压？

问题描述：我平时喜欢喝两三杯酒放松，但我担心这会影响我的血压，特别是喝完第二天早上起来头特别疼，饮酒会导致高血压吗？我应该如何把握这个度预防高血压？

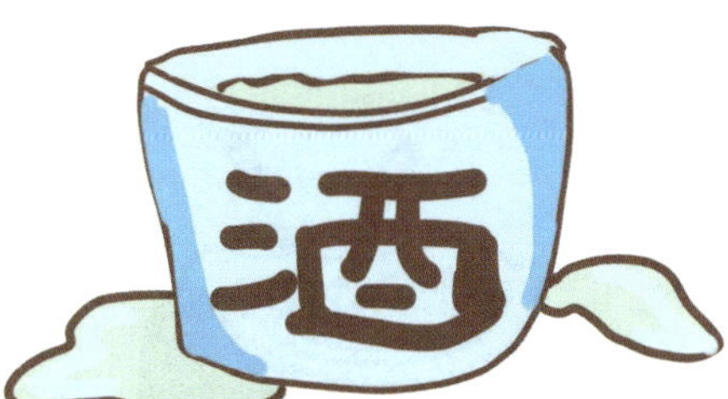

酒

饮酒与血压的关系比较复杂，适量饮酒可能对心血管健康有益，但长期过量饮酒是高血压的一个重要危险因素。

酒精摄入量与血压水平有密切关系，尤其是每天持续饮酒超过 30 克，会显著增加高血压的风险，并且这种风险随着饮酒量的增加而增加。

一些指南建议，如果饮酒，男性每天的酒精摄入量应限制在不超过 25 克，女性不超过 15 克。然而，也有研究指出最安全的饮酒量为零，不饮酒才是最健康的做法。

如果你经常感到头痛，这可能是高血压的症状之一，建议定期监测血压，同时戒酒，并咨询医生以获得适当的医疗建议和治疗。

38. 有没有健康饮料可以预防高血压?

问题描述：我平时喜欢喝碳酸饮料，但听说这可能对血压不好，但我没有任何感觉，这是真的吗？有没有更健康的饮料推荐，可以帮我预防高血压？

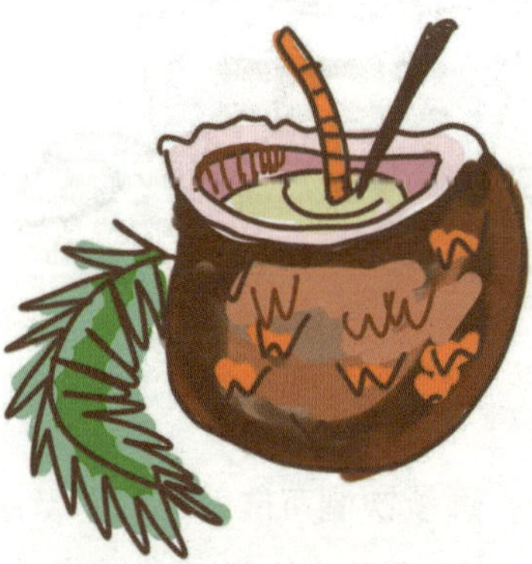

椰子水

碳酸饮料通常含有较高的糖分和钠，长期大量饮用可能会增加高血压的风险，为了预防高血压，建议选择更健康的饮料：

（1）水：是最简单、最健康的饮料选择，建议每天保证足够的水分摄入。

（2）茶类饮料：如绿茶，含有丰富的抗氧化剂，有助于保持血管的弹性。

（3）豆浆： 富含蛋白质和微量营养素，是一种健康的饮料选择 。

（4）椰子水： 天然、不含添加剂，含有丰富的矿物质和维生素。

（5）柠檬水： 富含维生素C，有助于提高免疫力。

（6）蜂蜜水： 含有多种维生素、矿物质和抗氧化剂，有助于改善肠道健康。

同时，保持均衡的饮食和适量的运动，有助于预防高血压。

39. 除了测血压还能如何预防高血压？

问题描述：我最近开始关注自己的血压，想知道除了定期测量血压外，日常生活中还有哪些简单易行的预防措施？

预防高血压需要从日常生活的各个方面入手，包括采取健康的饮食习惯，减少盐分和高脂肪食物的摄入，多吃蔬菜、水果和全谷物；保持适量的体育活动；维持健康的体重，避免超重和肥胖；戒烟和限制饮酒；通过深呼吸、瑜伽或冥想等方法来管理压力；确保每晚有足够的高质量睡眠。

此外，避免长时间久坐，每隔一段时间起身活动，促进血液循环。

如果你已经被诊断为高血压，除了上述生活方式的改变外，还应遵循医生的建议，服用降压药物。

第四章 高血压中医相关问题

（一）常见问题

1. 高血压患者能通过中医拔罐来调理吗？

拔罐是中医外治法的一种，可以通过在特定穴位上产生负压，促进血液循环，从而达到通经活络、行气活血的效果，对于高血压患者有一定的辅助治疗作用。

不过，拔罐治疗高血压需要根据患者的具体证型来选择穴位，如阴虚阳亢型、痰湿壅盛型和气虚血瘀型高血压患者，其拔罐的穴位和治疗方法会有所不同。拔罐治疗时，通常会在拔罐前先按揉相关穴位，然后选择合适的火罐，留罐时间一般为 5 ~ 10 分钟。

拔罐治疗高血压虽然有一定的效果，但通常需要配合其他治疗方法，如药物治疗、饮食调整和适当的运动等。

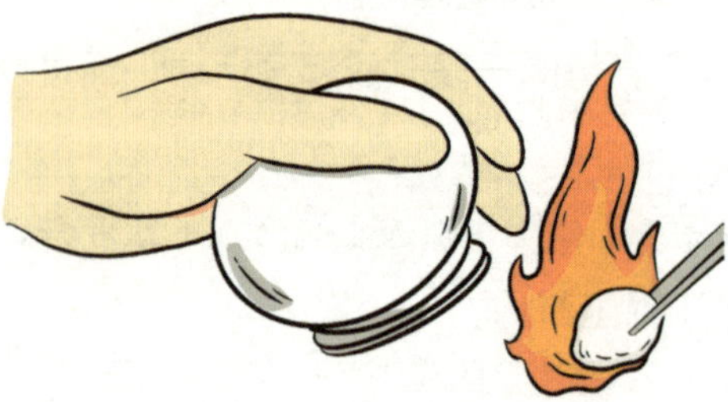

此外，拔罐治疗应由经验丰富的中医师进行，以确保安全和效果。

2. 中医有哪些方法可以帮助高血压患者缓解头痛？

中医治疗高血压的方法多样，可以帮助缓解头痛症状。

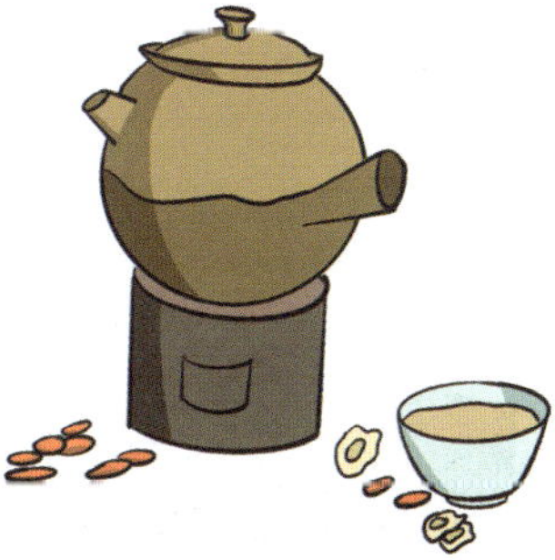

（1）中药治疗： 中医会根据患者的具体证型来选用适合的中药方剂，肝阳上亢型高血压可能使用天麻钩藤饮，而肾阴亏虚型可能会使用六味地黄丸等。

（2）穴位按摩： 通过按摩特定的穴位，如百会穴、风池穴、曲池穴等，可以帮助缓解高血压引起的头痛。

（3）针灸治疗： 针灸是中医治疗高血压的另一种方法，通过刺激身体特定穴位来调整身体的气血和内分泌平衡，达到降低血压的目的。

（4）拔罐治疗： 拔罐可以通过在皮肤上形成负压，促进血液循环，对于高血压患者也有一定的缓解作用。

这些方法通常作为辅助手段，与现代医学的药物治疗相结合，以达到最佳治疗效果。

3. 高血压患者可以服用中药来代替西药吗？

高血压患者是否可以完全用中药代替西药，这是一个需要谨慎考虑的问题。

中医治疗高血压的方法包括针灸、拔罐、食疗等，这些方法在调理身体和改善症状方面有一定的优势，但治疗高血压的种类相对较少，西药在降压效果上通常更为明确和显著，有助于患者整体血压的控制。

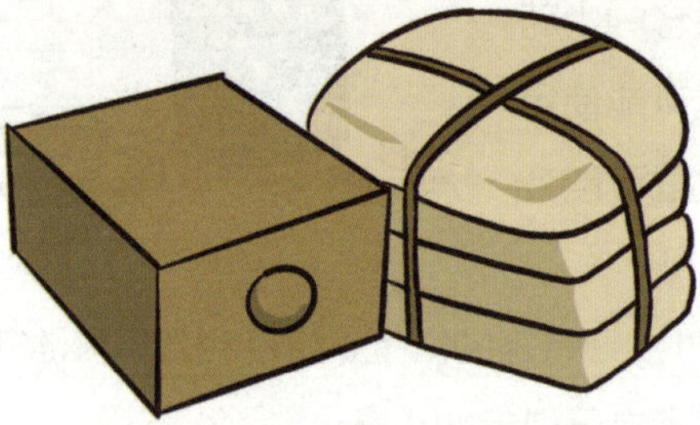

对于高血压患者来说，需要根据患者的具体情况和医生的建议来决定，无论是中药还是西药，能够控制血压在正常范围内，减少并发症风险，才是治疗的最终目标。

4. 中药治疗高血压的具体药材和配方有哪些？

中医治疗高血压的方法丰富多样，通常会根据患者的体质和症状来选择适合的药材和配方。

常用的中药材包括夏枯草、决明子、钩藤、生槐花、青木香、杜仲和黄芪等，这些药材具有清肝火、降压、改善脑血流等功效。

此外，中医方剂如黄连解毒汤、泻心汤、温胆汤、大柴胡汤和柴胡加龙骨牡蛎汤等，也常用于治疗不同类型的高血压。

在使用中药进行高血压治疗时，应在中医师的指导下进行，以确保治疗的安全性和有效性。

5. 我高血压，但很喜欢吃中药炖汤，有影响吗？

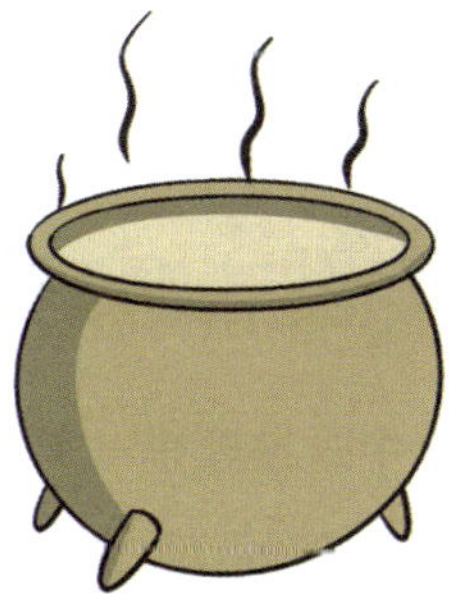

高血压患者确实可以通过中药炖汤来辅助调理身体，但需要注意药材的选择和炖汤的方法。

在中医理论中，高血压与肝阳上亢、肝肾阴虚等因素有关，因此，使用具有平肝潜阳、滋补肝肾作用的中药材可能对高血压患者有益。

夏枯草具有清肝火、散结消肿的作用，适用于肝阳上亢型高血压；决明子具有清肝明目、润肠通便的功效，适合高血压伴有便秘的患者；杜仲能够补肝肾、强筋骨，适合高血压伴有腰膝酸软的患者；天麻适用于高血压引起的头痛、头晕等症状；桑叶具有清热润肺、平肝明目的功效，可以用于高血压患者。

在炖汤时，应避免使用高盐、高脂肪的食材，尽量选择清淡的烹饪方式，中药炖汤不能替代正规的药物治疗。

6. 熬煮中药的时候哪些药材会升高血压？

在熬煮中药时，高血压患者需要特别留意，因为某些药材可能会引起血压升高。

这些药材包括黄芪、人参、党参、当归、麻黄、细辛、甘草、淫羊藿、川乌、草乌和附子等，它们通常具有补气、壮阳或辛温解表的功效。

高血压患者在使用这些药材前应咨询医生，确保安全，即使是中药保健品，也可能含有这些成分，因此在服用前也应仔细检查成分并咨询专业意见。

7. 中医按摩哪些穴位可以帮助降低血压?

中医按摩是一种传统的治疗方法，可以通过刺激特定的穴位来帮助降低血压。以下是一些常用的穴位：

（1）百会穴： 位于头顶正中线与两耳尖连线的交叉处，有助于调节头部的血液循环，降低血压。

（2）攒竹穴： 位于眉毛内侧边缘凹陷处，眉头陷中，眶上切迹处，有助于缓解头痛和高血压。

（3）风池穴： 位于颈后胸锁乳突肌上端与斜方肌上端之间的凹陷中，对头痛、眩晕有一定的缓解作用。

（4）曲池穴： 位于屈肘呈直角时，肘横纹尽头处，有助于调节血压。

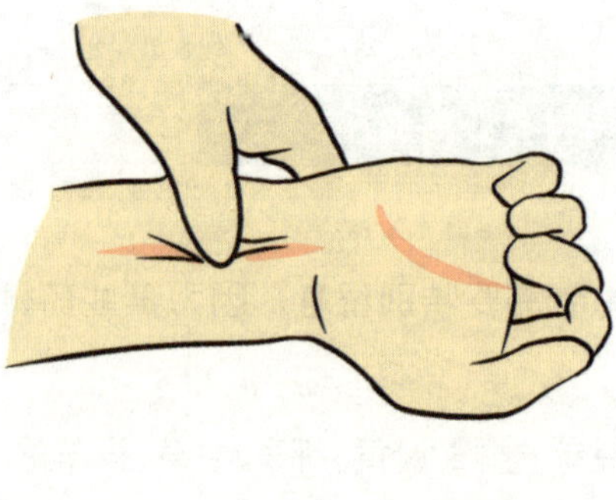

（5）足三里： 位于外膝眼下3寸，距胫骨前嵴一横指处，是常用的保健穴位，对降低血压有帮助。

（6）涌泉穴： 位于足底，蜷足时足前部凹陷处，有助于调节身体的气血，降低血压。

● 8. 高血压患者可以进行中医艾灸治疗吗？

高血压患者在血压控制稳定的情况下，可以进行中医艾灸治疗。

艾灸通过温和热力及药物作用和经络传导，有助于温通经脉、调和气血，以达到治疗高血压的目的。

艾灸时每个穴位 10 ~ 15 分钟，每 2 天 1 次，10 天为一个疗程，艾灸时间不宜过长，以免造成低温烫伤，且不是所有人均适合艾灸。

此外，高血压患者在进行艾灸时应确保血压已经得到适当控制，避免在血压过高时进行艾灸，因为艾灸可能加重病情或导致血压波动。

艾灸治疗应作为高血压综合治疗的一部分，配合生活方式的调整和必要时的药物治疗。

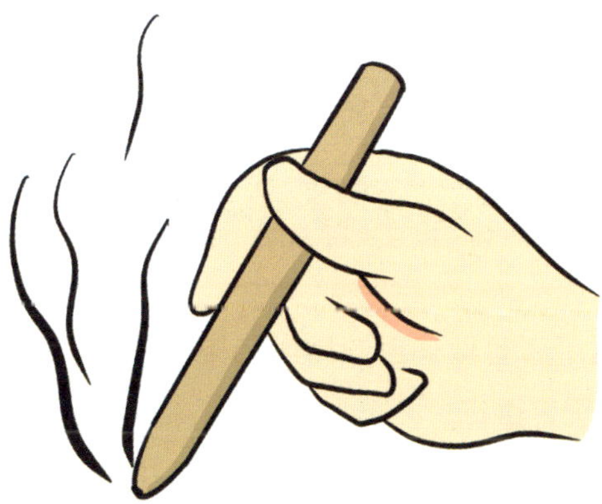

9. 艾灸治疗高血压的机制是什么？

艾灸治疗高血压的机制是多方面的，它通过温和的热力和药物作用刺激特定穴位，调节神经系统来降低交感神经的兴奋性，抑制肾素－血管紧张素－醛固酮系统（RAAS）的活性，改善血管内皮功能，增强血管舒张因子如一氧化氮（NO）的产生，减少氧化应激和炎症反应，从而达到降血压的目的。

此外，艾灸还能调节血压的昼夜节律，降低夜间血压，减少血压波动，从而保护心脑血管等靶器官。

常用的穴位包括足三里、涌泉、百会和关元等，这些穴位的艾灸有助于气血调和和经络疏通，对降低血压有辅助作用。

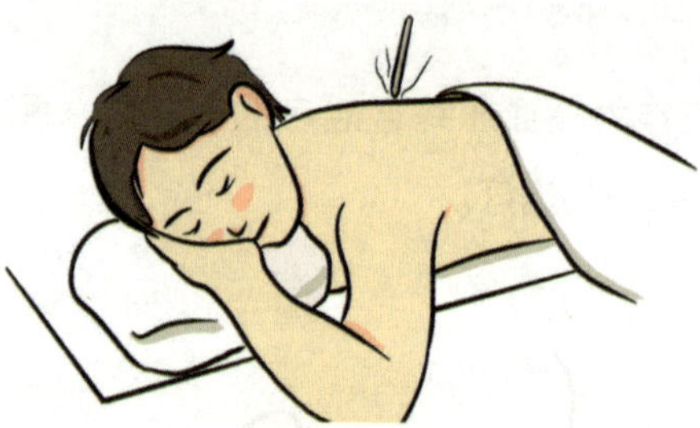

10. 高血压患者可以喝中药茶饮吗？

高血压患者可以通过饮用中药茶饮来辅助治疗高血压，但应在医生指导下进行。

（1）菊花茶：适合高血压和动脉硬化患者，可以与金银花、甘草同煎饮用。

（2）山楂茶： 有助于消化、扩张血管、降低血糖和血压。

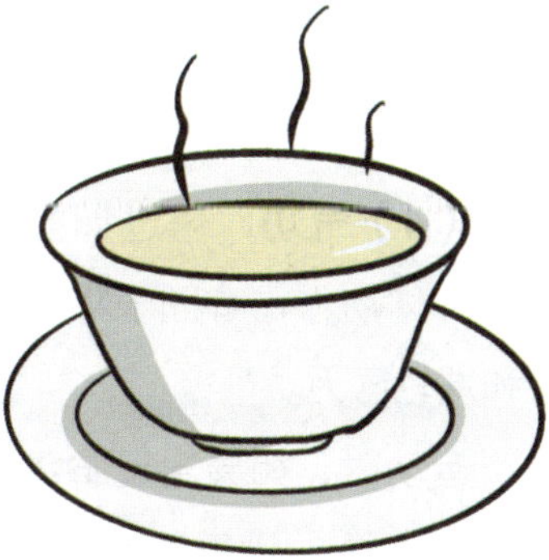

（3）槐花茶： 对高血压有治疗效果，还有收缩血管、止血的功效。

（4）荷叶茶： 具有扩张血管、清热解暑和降血压的效果。

（5）制首乌茶： 有助于降血脂和减少血栓形成。

（6）决明子茶： 具有降压、降脂、清肝明目等功效。

（7）玉米须茶： 有降血压之功效，还具有止泻、止血、利尿和养胃之疗效。

中药代茶饮不能替代药物治疗，且应在中医师的指导下根据个人体质和病情进行辨证选用。

11. 中医有没有适合高血压患者的运动建议？

高血压患者在中医指导下可以进行适当的运动，中医推荐的运动包括：

（1）太极拳： 太极拳是一种缓慢、温和的运动，有助于降低血压，同时还能提高身体的平衡性和灵活性。

（2）八段锦： 八段锦是一种传统的中国健身方法，通过一系列动作来锻炼身体，有助于调节血压和改善身体状况。

（3）五禽戏： 模仿虎、鹿、熊、猿、鸟五种动物的动作，有助于疏通经络、调和气血。

（4）气功： 通过调整呼吸和身体动作，有助于降低血压和减轻压力。

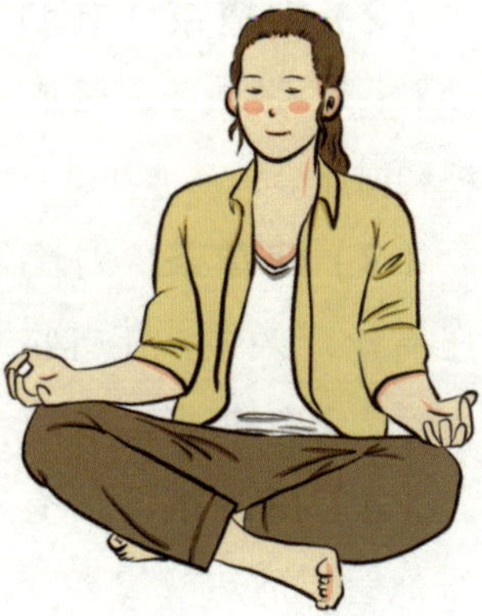

运动时，如果出现胸痛、胸闷、头痛、出虚汗等症状，应立即停止运动并及时就医。

12. 高血压患者可以在家自行进行哪些中医保健方法？

高血压患者可以通过一些中医保健方法在家自行进行辅助治疗，这些方法包括：

（1）中药泡脚： 使用中药泡脚可以改善局部血液循环，有助于降低血压。

（2）穴位按摩： 按摩如百会、风池、曲池、足三里等穴位，有助于调节血压。

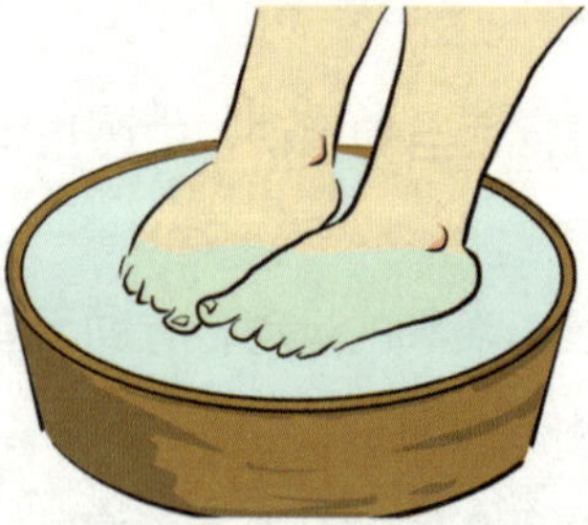

（3）草药茶饮： 可以饮用一些具有降压作用的中药茶饮，如菊花茶、山楂茶、荷叶茶等。

（4）保健枕： 使用如绿豆壳、野菊花、通草丝等中药材制作的保健枕。

13. 中医如何看待高血压与情绪之间的关系？

中医认为情绪波动是影响血压的重要因素之一，中医还强调了“双心理论”，即心理和心脏的相互影响，认为高血压伴随焦虑症的共病现象在全球范围内逐渐增加。

长期的焦虑、忧郁、精神紧张等不良情绪，会导致气血运行不畅，影响肝气的疏泄，从而可能导致肝阳上亢或肝火亢盛，表现为头痛、头晕、急躁易怒等症状。

在中医理论中，情绪被认为是一种能量，情绪的失衡可能导致各种身心问题，继而产生疾病。

中医治疗高血压时，除了药物和针灸等方法，也非常重视情绪的调理。建议高血压患者通过适当的方式进行情绪管理，如冥想、听音乐等方式来放松心情，缓解压力。

14. 高血压患者可以通过中医调理改善睡眠质量吗？

高血压患者常常伴有睡眠质量问题，而中医在调理高血压伴随的失眠问题上有着独特的优势。

（1）中药调理： 中医有许多针对睡眠问题的草药方剂，如酸枣仁汤、黄连阿胶汤等。

（2）耳穴压豆： 耳穴压豆作为特色中医疗法，通过对耳部穴位施加压力，可以达到镇静安神、调节气血的效果，有助于改善高血压患者的睡眠质量。

（3）情志护理： 中医强调心理状态对健康的影响，通过语言疏导法或移情易志法对患者进行情志心理干预，鼓励患者家属多陪伴，获得更多的家庭温暖。

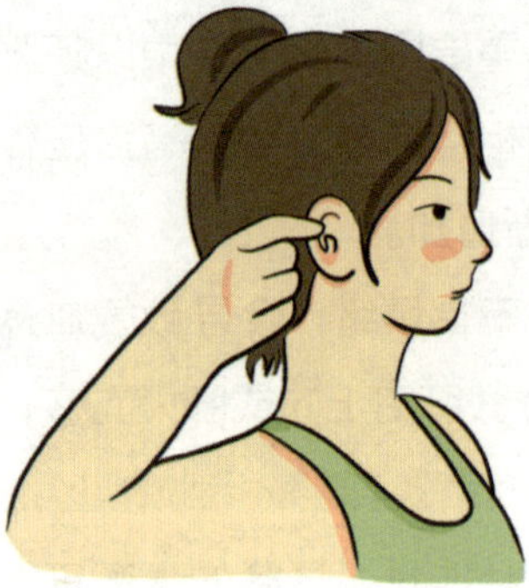

（4）中医循证护理： 对老年原发性高血压伴睡眠障碍患者实施中医循证护理干预能够有效提高患者睡眠质量，并能改善患者的生理功能，同时可减少患者助眠药物的使用，疗效显著。

15. 耳穴压豆具体是如何操作的？

耳穴压豆是通过在耳郭上的特定穴位贴上小豆子来刺激穴位，从而达到治疗疾病的目的。

对于高血压患者来说，耳穴压豆可以帮助改善睡眠质量，因为它能够疏通经络、调和气血、调节脏腑功能，进而促进身体的阴阳平衡。

具体需要先选择1～2组耳穴，进行耳穴探查，找出阳性反应点，并结合病情，确定主辅穴位，然后用镊子夹取割好的方块胶布，中心粘上准备好的药豆，对准穴位紧贴压上去，并轻轻揉按1～2分钟，每次贴压5～7穴为宜，每日按压3～5次，隔1～3天换1次，两组穴位交替贴压。

请在专业中医师的指导下进行耳穴压豆治疗，以确保安全有效。

16. 耳穴压豆对高血压的疗效需要多长时间才能显现？

耳穴压豆是一种简单、方便的中医疗法，通过在耳郭上的特定穴位贴上小豆子，给予适度的揉、按、捏、压，刺激穴位以达到治疗目的。

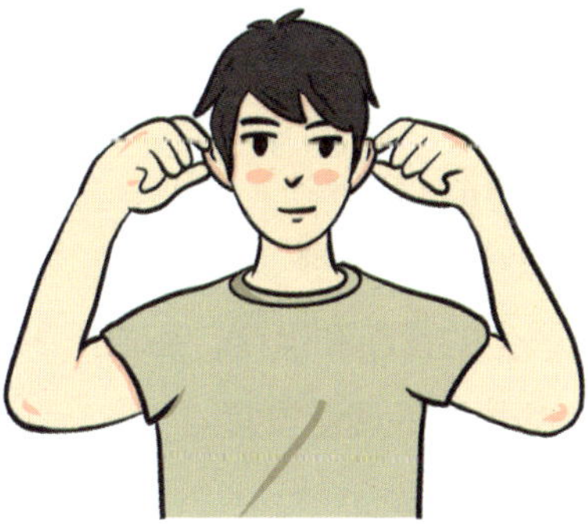

疗效的显现时间因人而异，也取决于个体对治疗的反应。一些患者可能在短时间内就能感受到效果，比如几小时或几天内，而另一些患者可能需要几周的持续治疗才能观察到明显的改善。

耳穴压豆疗法需要根据个人体质和病情进行，由专业中医师指导选择合适的穴位。在进行耳穴压豆治疗时，患者应注意防水，避免过度出汗导致胶布脱落或感染。

17. 中医有没有推荐的高血压患者饮食方案？

中医为高血压患者提供的饮食建议主要强调平衡和调养，根据高血压的不同中医证型，可以选择不同的食疗方案。

（1）肝阳上亢型：可以食用芹菜、山楂、绿豆等，这些食物有助于平肝潜阳、清热泻火。

（2）阴虚阳亢型： 适宜食用滋阴潜阳的食物，如百合、银耳、鸭肉等。

（3）阴阳两虚型： 可以食用温补类食物，如枸杞、黑芝麻、山药等，以补肾助阳。

（4）气虚血瘀型： 适宜食用活血化瘀的食物，如黑木耳、大蒜、生姜等，同时注意补充益气的食物。

（5）芹菜粳米瘦肉粥： 芹菜、粳米、枸杞子、猪瘦肉末煮成粥。

（6）橘皮饭： 橘皮与粳米煮饭。

（7）百合银耳雪梨羹： 百合、银耳、雪梨、枸杞子煮成羹。

任何食疗方案都不能替代医生的诊断和治疗，高血压患者应根据自己的具体情况，在医生的指导下调整饮食。

18. 高血压患者可以进行中医的刮痧疗法吗？

刮痧可以通过刺激特定穴位来帮助降低血压，适用于轻度和中度的高血压患者进行日常保健。刮痧疗法能够扩张毛细血

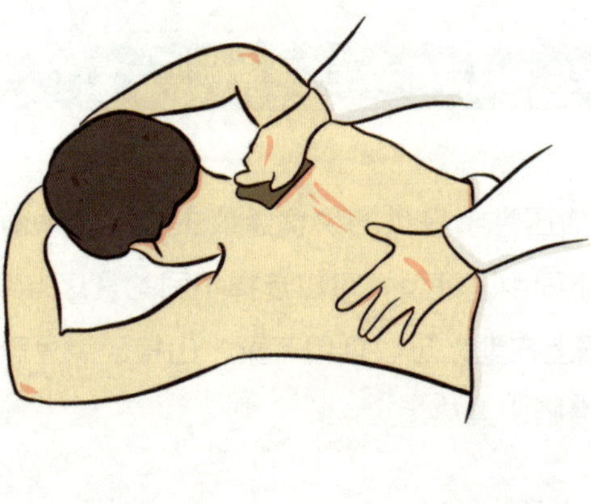

管，促进血液循环，对于高血压、中暑、肌肉酸疼等病症都有较好的疗效。

刮痧治疗高血压时，可以选择风池穴到肩井穴之间的区域和曲池穴、足三里穴等。

刮痧治疗应在中医专业人士的指导下进行，避免过度刺激导致不适。刮痧治疗后应避免立即洗冷水澡，建议饮用一杯温开水，以补充消耗的体液。刮痧后建议间隔 3 ~ 7 天再进行下一次治疗，以待皮肤恢复。

19. 中医如何解释高血压的成因？

中医认为高血压的成因与人体内阴阳平衡失调、气血运行不畅有关。根据中医理论，高血压的发生与肝、肾的功能失调有关，且往往涉及痰、瘀等病理因素。以下是中医对高血压成因的几种常见解释：

（1）肝阳上亢： 肝阳上亢是指肝气郁结时，容易产生肝火，进而导致肝阳上亢，表现为眩晕、头痛、面红目赤等症状。

（2）肝肾阴虚： 肝肾阴虚也是高血压的一种常见证型。肝肾两脏阴液亏虚时，不能制约阳气，导致阳气偏亢，引发高血压，表现为眩晕、耳鸣、腰膝酸软等症状。

（3）痰浊内阻： 脾胃虚弱时，水谷运化失职，容易产生痰湿。痰湿内阻会影响气血运行，使血压升高，表现为眩晕、头重如蒙、胸闷等症状。

（4）瘀血内阻： 气滞血瘀会导致脉络不通，引发高血压，表现为眩晕、头痛、健忘等症状。

（5）气血亏虚： 气血不足也可能导致高血压，特别是老年人，由于气血生化功能减弱，导致气虚血少，无法滋养全身，从而引起高血压。

（6）阴阳失衡： 阴阳失衡是中医理论中高血压的根本原因，可能涉及多种因素，如生活习惯、情绪波动、年龄增长等。

中医治疗高血压时，会根据患者的具体证型进行辨证施治，以达到降低血压的目的。

20. 高血压患者可以服用哪些中药来辅助降压？

中医治疗高血压常用的中药包括以下几种：

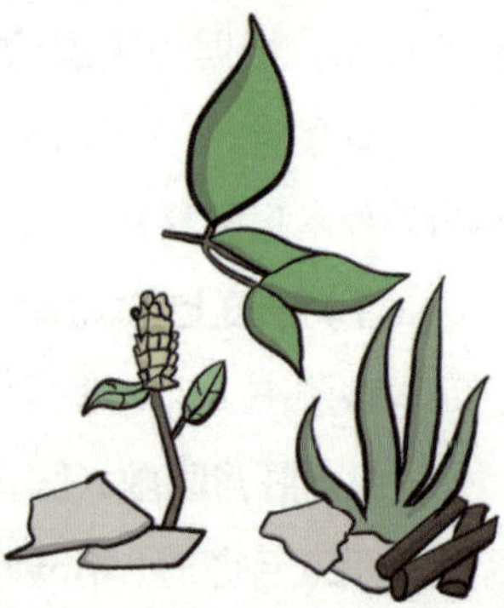

（1）钩藤： 具有明显降血压的作用，适用于肝阳上亢、肝火上炎型的高血压患者。

（2）杜仲： 能显著降低血压，适用于肝肾不足的高血压患者，同时具有安胎作用。

（3）桑寄生： 具有强心利尿作用，能改善微循环，降低血压。

（4）莱菔子： 含有的芥子碱有明显降血压作用，适用于痰浊壅盛的高血压患者。

（5）夏枯草： 能降低血压，尤其对舒张压高的患者有效。

（6）海藻： 含有褐藻酸，具有降血压作用，并能降血脂，减轻动脉硬化。

（7）珍珠母： 既平肝潜阳，又清肝明目，适用于肝阳上亢的高血压患者。

中医治疗高血压时还会选择方剂如天麻钩藤饮、龙胆泻肝汤、半夏白术天麻汤等个体化治疗。

21. 中医有没有适合高血压患者的日常养生建议？

（1）合理调整饮食，限制盐分摄入： 增加蔬菜水果，减少油腻和高脂肪食物。

（2）保持适量运动： 如散步、太极拳，避免剧烈运动；保持良好的情绪，通过冥想、瑜伽等方式缓解压力。

（3）确保充足睡眠，避免熬夜： 控制体重，避免肥胖，定期监测血压，按医嘱服用降压药。

（4）尝试中医保健方法： 如针灸、艾灸，但需在专业人士指导下进行。具体的养生方案应根据个人健康状况和医生建议定制。

22. 高血压患者可以接受中医的足浴疗法吗？

高血压患者是可以通过中医的足浴疗法来辅助降低血压的。足浴疗法通过使用不同的中药煎汁浸泡双脚，以促进血液循环，

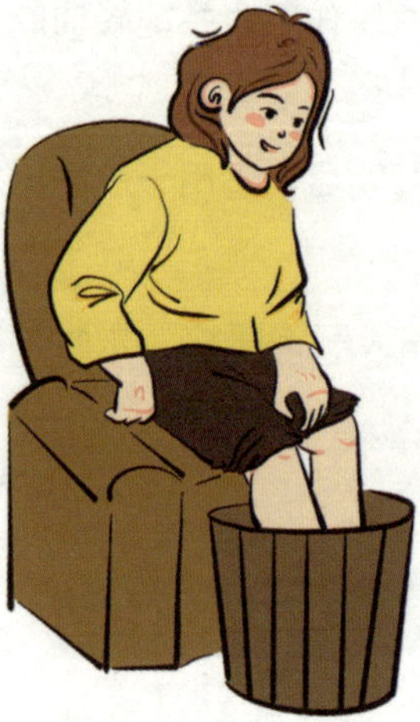

还能调节脏腑器官的功能，改善由高血压引起的一些症状如头痛、头晕、心烦失眠等。

足浴时，患者可选用吴茱萸、牡蛎、夏枯草、桑叶等煎煮，待温度适宜时浸泡双足，并可适当按摩足底穴位。

每次足浴20～30分钟，每日1～2次，最好在晚间睡前进行。

如果足浴后出现不适，如心慌胸闷或血压不降反升，应立即停止并咨询医生。

23. 高血压患者可以通过中医调理改善记忆力吗？

中医理论认为，记忆力与脑有关，适当调理可以改善记忆力。对于高血压患者，中医提供了多种方法来调理身体，从而可能对记忆力有所帮助。

（1）饮食调理：中医强调饮食的重要性，建议高血压患者采用低盐、低脂、高纤维的饮食方式，多摄入具有补脑作用的食物，如核桃、大豆、黑芝麻、黑豆等。

（2）中药治疗：中医治疗高血压会使用一些具有改善脑部血液循环、补充脑部营养的中药，如天麻、钩藤、菊花、杜仲、川芎、丹参等，这些药物可能对改善记忆力有一定的帮助。

（3）穴位按摩： 中医认为通过刺激头部穴位，可以改善脑部的血液循环，提高记忆力和专注力。

（4）中成药： 一些中成药如天王补心丸、补脑丸等，含有人参、黄连等成分，可能有助于改善记忆力。

24. 高血压患者可以拔罐吗？

需要根据患者的具体情况来决定是否能拔罐治疗。

拔罐疗法是通过在身体特定穴位上产生负压，造成局部瘀血，以达到通经活络、行气活血等功效，对于血压控制稳定的高血压患者，拔罐可以作为一种辅助疗法，有助于改善高血压引起的一些症状如头痛、头晕等。

然而对于血压较高或控制不稳定的高血压患者，拔罐可能存在一定风险。

拔罐时可能导致心率加快，影响血压，因此这类患者不建议拔罐。此外，皮肤有破溃、患皮肤病、体质过于虚弱的患者，也不宜进行拔罐。

建议高血压患者在拔罐前咨询专业医生，并在医生的指导下进行。

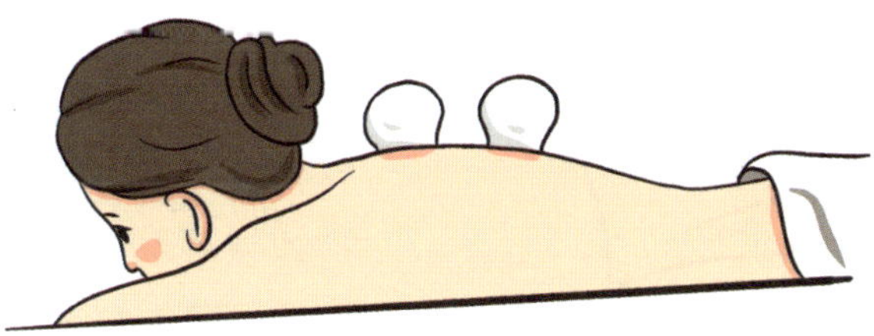

25. 中医如何通过调理五脏来预防高血压？

中医注重五脏的平衡和谐，通过调和阴阳、气血，疏通经络来达到预防高血压的目的。

（1）心脏调理： 中医认为心主血脉，与血液循环密切相关。建议保持心态平和，避免过度的情绪波动，以免影响心气。

（2）肝脏调理： 肝主疏泄，肝气郁结可导致血压升高，建议适量运动，保持良好的情绪，避免怒气伤肝。

（3）脾脏调理： 脾主运化，负责水谷精微的转化，建议饮食有节，避免过食生冷、油腻食物，以免损伤脾胃。

（4）肺脏调理： 肺主气，司呼吸。建议多做深呼吸练习，以增强肺功能，帮助气血流通。

（5）肾脏调理： 肾藏精，主生长、发育和生殖，与血压调节有关。

26. 高血压患者可以进行中医的哪些外治法？

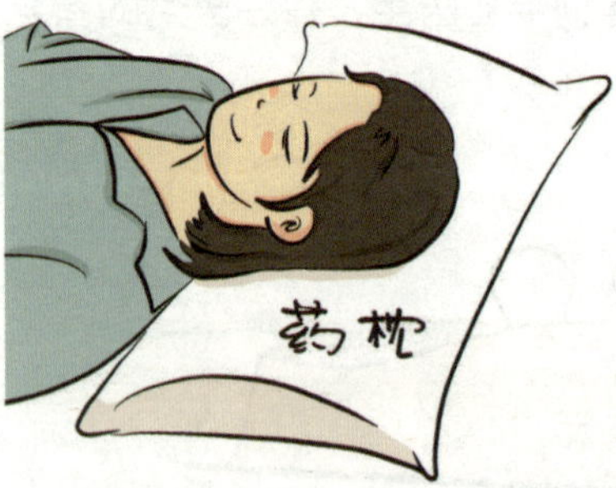

中医为高血压患者提供了多种外治方法，可以在一定程度上辅助降低血压，改善症状。

（1）敷贴疗法： 将药物如吴茱萸、川芎等研成细末，用白醋或蜂蜜调成糊状，敷于涌泉穴或其他特定穴位，通过皮肤吸收发挥作用。

（2）药枕疗法：使用草决明、白菊花、灯芯草等药物制成的药枕，通过药物的香气和颈部摩擦作用于头部，疏通气血，有助于调节血压。

（3）中药外敷：将中药如吴茱萸、磁石等研成细末，用蜂蜜或白酒调成糊状，外敷于肚脐或涌泉穴等部位。

高血压患者在使用任何中医外治法时，应与医生的治疗方案相结合，并定期监测血压。

27. 高血压患者需要多久做一次针灸治疗?

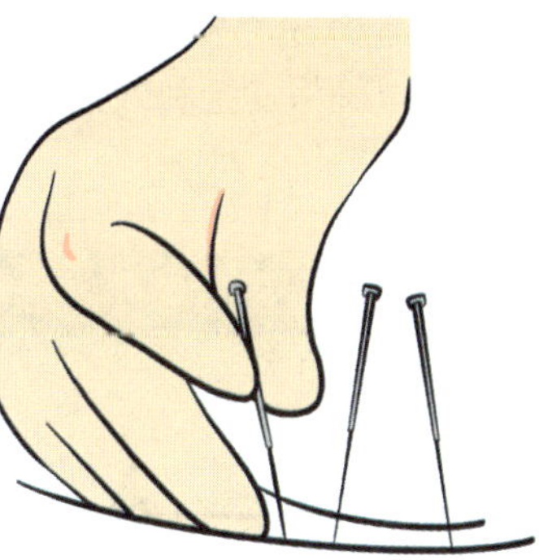

针灸治疗的频率和次数会根据患者的具体情况和中医师的诊断而有所不同。

一般来说，针灸治疗高血压可以每日或隔日进行一次，6 次为一个疗程，疗程间隔 3 日。

有些研究显示，每周五次，每疗程共计 30 次，连续治疗 1 ~ 2 个疗程，可以取得显著效果。

针灸治疗高血压通常集中在血压波动期和 1 期高血压，对于长期服药的高血压病患者，建议在专科心内科医生指导下进行针灸治疗，并根据个人情况制定针灸治疗方案。同时，患者还应注意生活方式的调整，以协助控制血压。

28. 高血压患者可以通过中医调理改善便秘问题吗?

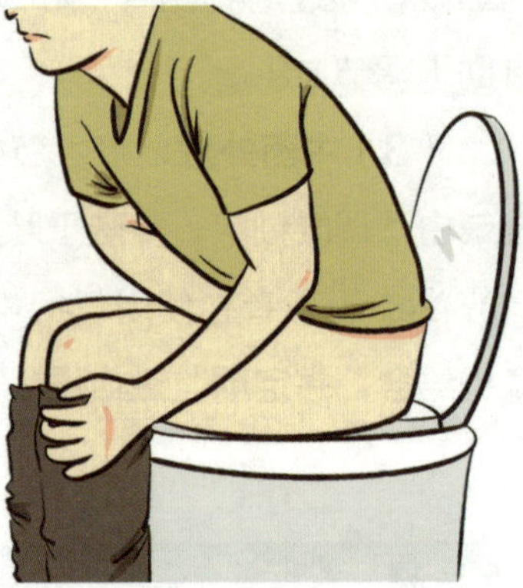

中医治疗高血压时重视患者整体的调理，包括便秘等伴随症状的改善。

中医强调增加膳食纤维的摄入、保持充足的水分摄入、定时排便等，在具体药物使用上，中医推荐使用具有润肠通便效果的中药，如芦荟胶囊、乳果糖口服溶液等，以帮助缓解便秘症状。

但需要注意的是，所有药物的使用都应在中医师的指导下进行，以确保安全和效果。

29. 高血压患者可以用中医的药枕改善血压吗?

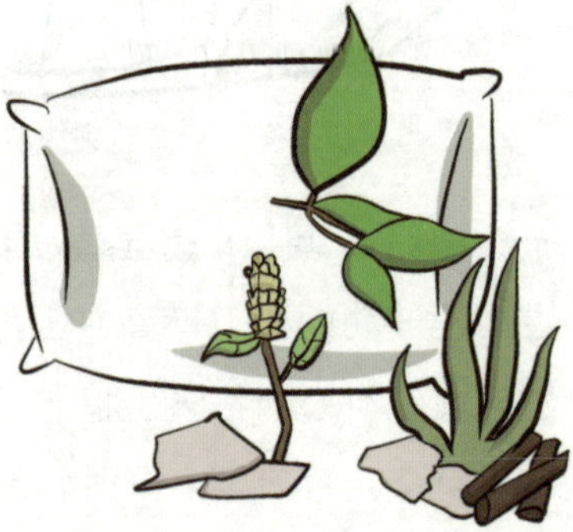

药枕中的药物可以通过皮肤接触和感受刺激来达到“入药”的目的，直接作用于神经、肌肉、关节，并通过嗅、味等感官系统让病人接受“药气”，对人体有调和气血、祛病延寿的功效。

药枕的种类很多，不同种类的药枕有不同的治疗效果。一般每天至少要枕用6小时以上，使用药枕后若出现头晕头痛、恶心呕吐、荨麻疹、皮肤潮红发痒等症状，应停止使用。

注意保持药枕干燥、清洁，一般药枕使用2～3周后，应置于阳光下晾晒1次，以保持枕形及药物的干燥度。

药枕虽好，但其作用有限，只能作为一种辅助调养手段，具体还需要结合医生的正规治疗。

30. 高血压患者该怎么选择不同的药枕?

对于高血压患者，以下是一些常用的药枕成分及其功效：

（1）决明子枕：决明子具有清肝明目、润肠通便的功效，适用于高血压患者，有助于降低血压。

（2）菊花枕：菊花枕具有清热解毒、平肝明目的作用，有助于改善头痛、眩晕等症状。

（3）绿豆枕：绿豆性寒，具有清热解毒的功效，适合高血压患者夏季使用。

（4）桑叶菊花枕：桑叶和菊花混合的药枕，具有清热、降压、明目的功效。

（5）茶叶枕：使用茶叶作为填充物的枕头，具有提神醒脑、降火的功效。

（6）磁石枕：磁石具有镇静安神的作用，有助于改善睡眠质量。

（7）荷叶、桑叶、竹叶、柳叶、柿叶枕：这五种叶子混合的药枕，具有清热、降火、镇静的功效。

（8）橘子皮、梨皮、苹果皮、柿子皮、西瓜皮枕： 这五种水果皮混合的药枕，具有清热、解暑、镇静的功效。

使用药枕时，应根据个人体质和病情选择合适的药枕，并在中医师的指导下使用。药枕应定期更换枕芯，以保持药效。

31. 中医如何通过调理气血来预防高血压?

长期情志失调、饮食不节、体虚劳累等因素均可导致脏腑功能受损，气血阴阳失衡，进而引发高血压。

在中医理论中，气血是维持人体生命活动的基本物质，气血不足或气血不畅都可能导致各种疾病，以下是一些常用的中药方剂和药材：

（1）八珍汤： 由人参、白术、茯苓、甘草、当归、白芍、川芎、熟地黄组成，用于气血两虚的情况。

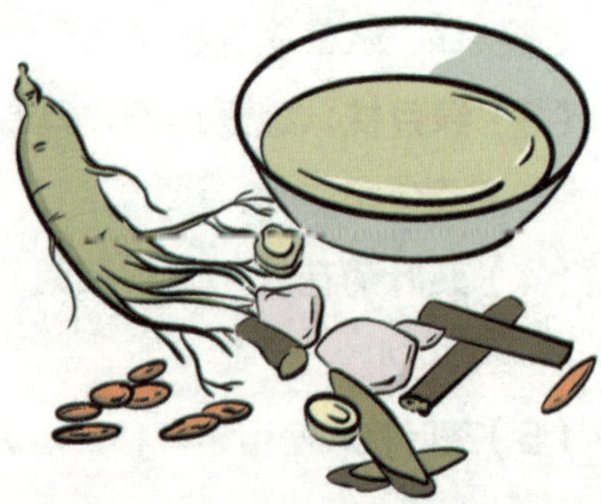

（2）四君子汤： 由人参、白术、茯苓、甘草组成，主要用于脾胃气虚。

（3）十全大补汤： 在八珍汤的基础上加入黄芪和肉桂，用于气血两虚较为严重的情况。

(4)当归补血汤：主要成分为当归和黄芪，黄芪补气，当归养血，用于气血两虚引起的身体虚弱。

(5)人参养荣汤：由人参、土白术、茯苓、炙甘草、当归、熟地黄、白芍、炙黄芪、陈皮、制远志、肉桂、五味子组成，用于心脾不足，气血两亏。

(6)四物汤：由当归、川芎、白芍、熟地黄组成，是补血的经典方剂。

在使用中药进行调理时，应在中医师的指导下进行，每个人的体质和病情不同，适合的中药和方剂也会有所不同。

32. 高血压患者如何选择适合自己的调理气血的中药？

中医会根据患者的具体体质和症状，采用不同的草药和治疗方法来调整人体的气血阴阳平衡。

(1)黄芪：具有补气固表、托毒生肌、利水消肿的作用。适用于气虚型高血压患者。

(2)当归：补血调经，活血止痛，润肠通便。适用于血虚型高血压患者。

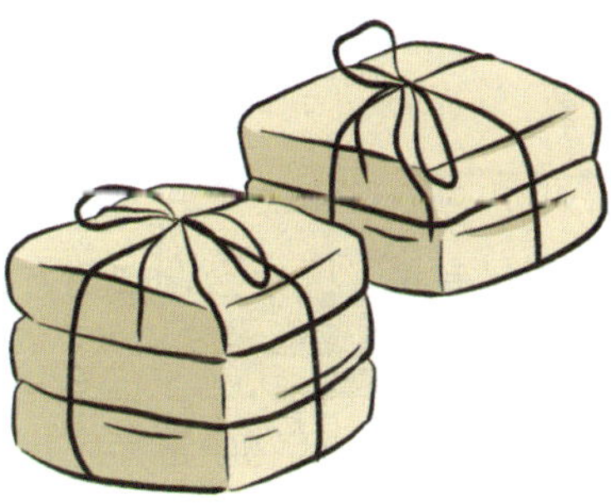

(3)白芍：养血柔肝，缓急止痛。适用于肝阳上亢型高血压患者。

(4)熟地黄：滋阴补血。适用于阴虚型高血压患者。

（5）丹参： 活血化瘀，清心除烦。适用于血瘀型高血压患者。

（6）天麻： 平肝息风止痉。适用于肝阳上亢型高血压患者。

（7）茯苓： 利水渗湿，健脾安神。适用于脾虚湿阻型高血压患者。

中药的配伍和用量都需要根据具体情况调整，建议就诊医院听从医生的建议。

33. 高血压患者吃中药之后感觉不适怎么办？

在使用中药进行调理后，如果不适感明显，首先应停止使用中药，以防止症状加重。

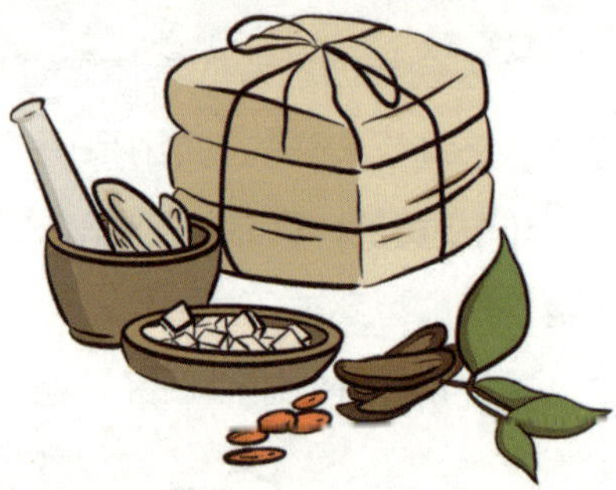

及时与开处方的医生联系，注意不适症状的性质和严重程度，比如是否出现皮疹、恶心、呕吐、腹泻、腹痛等，如果中药对胃有刺激，可以尝试在饭后服用，以减少对胃黏膜的刺激。

如果是因为药量过大导致不适，可以在医生指导下适当减少药量；如果不适感可能与特定药材有关，医生会调整药方，更换或减少可能引起不适的成分。

但出现严重的不良反应，如过敏性休克、药物中毒等症状，应立即就医进行抢救治疗。

34. 高血压患者可以服用哪些中药来改善头晕症状?

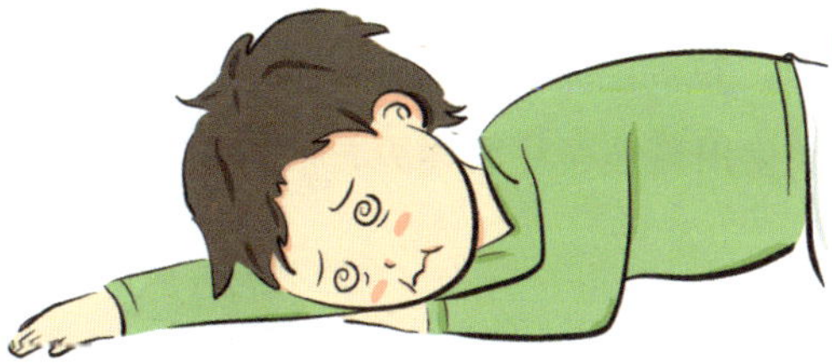

高血压患者出现头晕症状时，可以选择合适的中药进行调理。

（1）天麻：具有平肝息风、止痉的功效，适用于肝阳上亢引起的高血压头晕。

（2）钩藤：清肝热、平肝息风，适用于高血压头晕。

（3）石决明：具有清热平肝、滋阴潜阳的作用，适用于肝阳上亢型高血压。

（4）牛膝：引血下行，适用于肝阳上亢型高血压头晕。

（5）龙胆草：清热燥湿，泻肝胆火，适用于肝火过旺引起的高血压头晕。

（6）杞菊地黄丸：适用于肝肾阴虚型高血压，有助于改善头晕目眩、耳鸣等症状。

（7）松龄血脉康胶囊：适用于肝阳上亢型高血压，有助于降低血压和改善头晕。

（8）清脑降压胶囊：适用于肝阳上亢型高血压，可缓解头晕、头痛等症状。

在使用中药或中成药时，应在中医师的指导下进行，同时注意生活方式的调整，更好地管理高血压并发症。

35. 高血压患者可以进行药浴疗法吗?

高血压患者在考虑进行药浴疗法时需要格外小心。

药浴疗法是通过使用含有中药成分的水进行全身或局部浸浴，在药浴液中，可能会使用桑叶、桑枝、钩藤等药材，有助于清肝降压、平肝潜阳，清热安神。

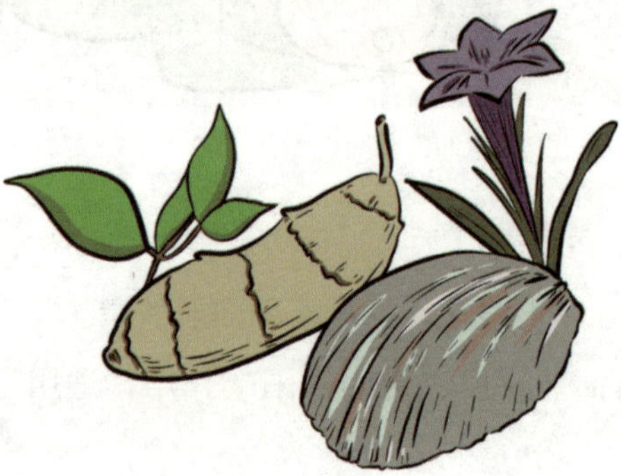

虽然药浴可以对多种病症有疗效，但对高血压患者来说，由于血压的波动特性，需要谨慎对待。

然而，药浴并非适合所有高血压患者，特别是严重心肺功能不全或低下者、心肌梗死、皮肤有伤口等患者应禁用药浴。

药浴的水温不宜过高，时间不宜过长，过程中如感到不适如头晕、心悸等，应立即停止。

36. 中医养生功十二法有哪些适合高血压患者?

中医提供了多种适合高血压患者的运动养生功法，导引养生功十二法是一种结合呼吸调节与形体动作的锻炼方式，有助于降低血压和改善高血压患者的生理指标。

中医养生功十二法是一系列传统的中国健身方法，它们结合了身体运动、呼吸调节和心理调节，旨在促进身心健康和预防疾病。以下是一些具体的养生功法及其特点：

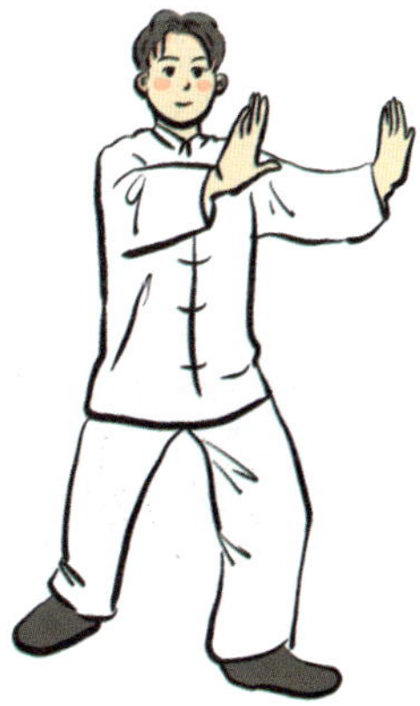

（1）六字诀： 六字诀是一种通过发声来调节呼吸和内脏功能的功法，每个字对应不同的呼吸方式和身体部位。

（2）铁掌生阳温肾俞： 通过按摩腰部肾俞穴附近，达到温补肾阳的效果。

（3）撮提谷道调二便： 通过收缩臀部肌肉上提肛门，有助于调节二便。

（4）击探天鼓聪听户： 通过叩击后枕部穴位，有助于提高听力和清醒头脑。

（5）长叩天钟实牙关： 通过上下牙齿互相叩击，有助于强化牙齿和颚关节。

这些养生功法各有特点，但共同目标是通过调节身体和精神来达到健康和长寿。

37. 高血压患者可以推拿治疗吗？

高血压患者是可以接受推拿治疗的，但需要根据患者的具体情况和阶段来决定。

推拿治疗通常适用于缓进型高血压和第Ⅰ、Ⅱ期的高血压患者，而急进型和第Ⅲ期高血压患者，尤其是高血压危象者，则不列为推拿治疗的适应证。

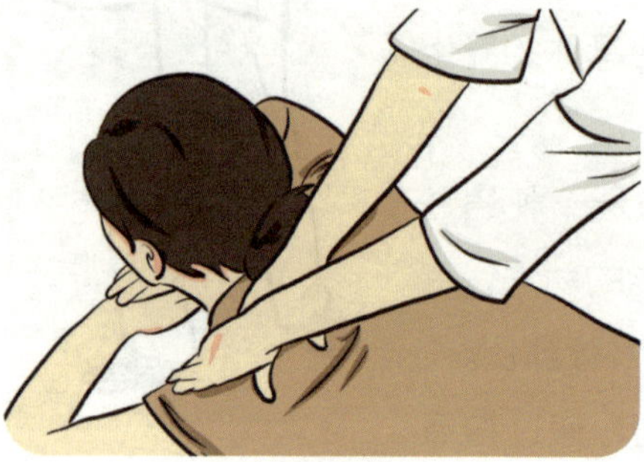

推拿治疗应在专业医疗机构和有资质的医生指导下进行，以确保安全和效果。

高血压患者在考虑推拿治疗时，应咨询医生，评估自己的健康状况和治疗适应证。

38. 高血压患者可以服用哪些中药来改善睡眠质量?

高血压患者可以通过服用一些具有安神助眠功效的中成药来改善睡眠质量。

（1）百乐眠：主要成分包括百合、刺五加、首乌藤、合欢花等，具有滋阴清热、养心安神的作用，适用于治疗肝郁阴虚型失眠症。

（2）乌灵胶囊：主要成分为乌灵菌粉，具有补肾健脑、养心安神之功效，适用于心肾不交所致的失眠、健忘、心烦心悸等症状。

（3）养血清脑颗粒：主要成分包括当归、川芎、白芍等，具有养血平肝、活血通络的作用，用于治疗血虚肝亢所致的头痛、眩晕眼花、心烦易怒、失眠多梦。

（4）舒肝解郁胶囊： 主要成分为贯叶金丝桃、刺五加，具有疏肝解郁、健脾安神的作用，适用于治疗轻、中度单相抑郁症属肝郁脾虚证者。

在使用这些中成药时，应在中医师的指导下进行，以确保安全和疗效。

39. 高血压患者可以贴中药膏吗？

中药膏剂可以通过贴敷的方式给药，有时用于高血压辅助治疗，以帮助缓解症状如头痛、眩晕等。

但中药膏治疗高血压并非适合所有患者，使用前应由专业中医师进行辨证施治，避免不适当的自我治疗。此外，中药膏治疗通常作为辅助手段，患者应继续遵循医嘱进行规范的高血压治疗。

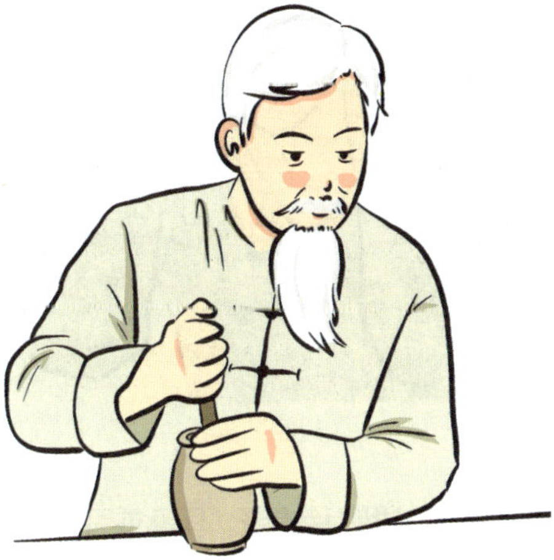

在使用中药膏的过程中，如果出现不适症状，如皮肤过敏、瘙痒、红肿等，应立即停止使用，并咨询医生。

同时，中药膏的使用应遵循医嘱，定期监测血压变化，确保治疗方案的安全性和有效性。

40. 高血压患者可以通过中医调理改善耳鸣症状吗？

中医治疗耳鸣主要通过辨证施治，根据不同的病因选择相应的治疗方法。

（1）肾阳不足，湿困中焦，虚实夹杂证： 耳鸣如蝉，时轻时重，夜晚略轻，头晕，身重，神疲，乏力，且睡眠差，口淡无味，夜尿频数，治法可选二至丸加味。

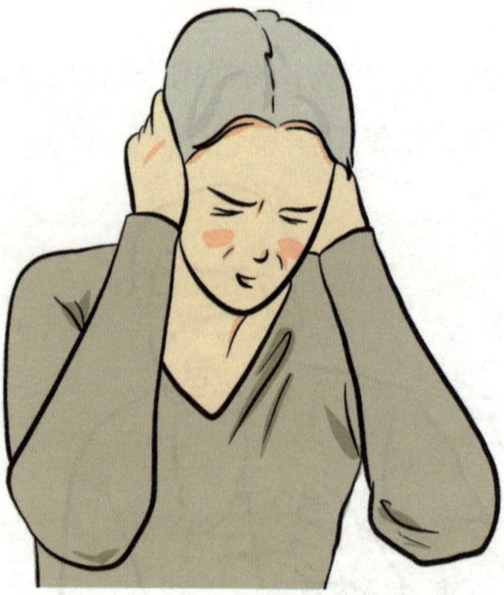

（2）热邪客于少阳胆经证： 治法宜和解少阳，佐以祛热平肝火，方药可选小柴胡汤加减。

（3）肝胆火盛证： 突发耳鸣、耳聋，头痛面赤，心烦易怒，大便秘结。治法宜清肝泄热，方药可选龙胆泻肝汤加减。

（4）肾精亏虚证： 耳鸣或耳聋，多兼头晕、目眩，腰酸腿软。治法宜补肾益精，方药可选杞菊地黄丸加味。

（5）心阳不振，津气两虚证： 时觉头晕耳鸣，心慌心悸，治法方药可选生脉散合黄芪桂枝五物汤加减。

除此之外，还应该按时作息，保证充分睡眠；规律、科学地进行运动；避免过度劳累。

41. 高血压患者可以服用哪些中药来改善眼花症状?

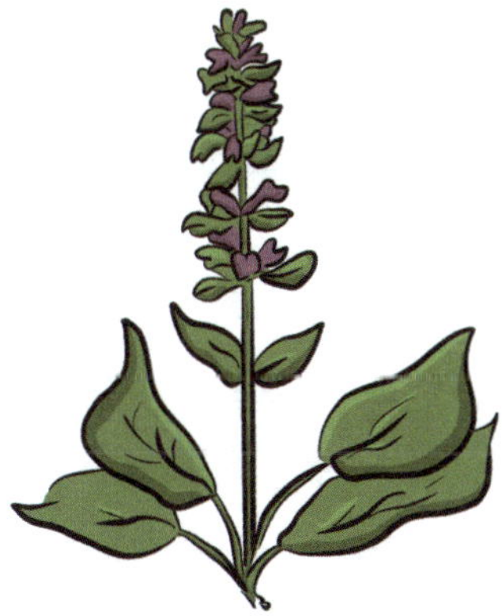

高血压患者可以通过中医辨证施治来改善眼花症状，常用的中药包括：夏枯草，其具有清热、降压、利水的功效，适用于因肝火旺盛导致的高血压患者；决明子具有清肝明目、润肠通便的功效，对于高血压伴有便秘的患者尤为适宜。

在使用中药治疗时，应注意生活方式的调整，如保持规律作息、适当运动、保持良好的心态等，以辅助改善眼花症状。

42. 中医有没有适合高血压患者的夏季养生建议?

夏季是高血压患者需要注意的季节，夏季应晚睡早起，适当午休，避免在高温下暴晒，同时注意室内外温差不宜过大，空调温度建议设定在26℃以上。

饮食上建议清淡饮食，减少高脂肪、高糖、高胆固醇食物的摄入。多食用蔬菜、水果和低脂肪的肉类如鸡肉、鱼肉等。

运动强度不宜过大，选择如太极拳、散步、慢跑等适度运动，最好在早晨或傍晚较凉爽时进行，避免剧烈运动导致血压波动。

同时保持心情舒畅，避免情绪波动，可以通过冥想、听轻音乐、练书法等方式来缓解夏季的烦躁情绪。也可以考虑使用中药进行药浴，但应注意水温不宜过高，且药浴时间不宜过长。

43. 高血压患者可以通过中医调理改善手脚麻木症状吗？

中医通常认为手脚麻木与气血不足、经络不通有关，治疗时会从改善气血、疏通经络入手。

（1）针灸和按摩： 针灸和按摩可以促进局部血液循环，改善麻木症状，并可增强身体免疫力。

（2）药浴： 药浴可以通过药液浸泡来促进血液循环，缓解麻木症状。

在使用中药进行调理时，也应注意生活方式的调整，加以辅助改善手脚麻木症状。

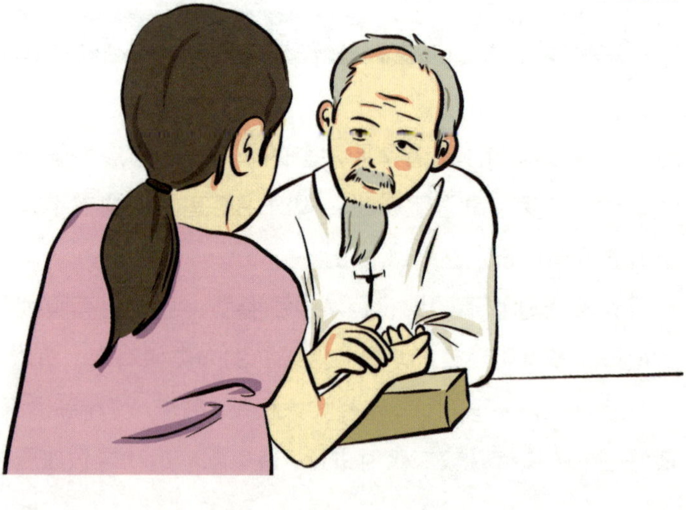

（二）患者问题

1. 泡脚时候喝中药对疗效有影响吗？

问题描述：张大妈58岁，是一个退休工人，她喜欢晚上用药浴泡脚，但担心这样会不会导致口服中药治疗效果？

泡脚时喝中药对疗效的影响目前没有明确的研究证据。

一般来说，泡脚主要是通过皮肤吸收药物成分，而喝中药则是通过消化系统吸收，两者同时进行，可能可以增强放松效果，但并没有直接的相互作用来增加疗效。

不过，泡脚可以促进身体的血液循环，理论上可能有助于身体放松，进而可能改善睡眠，而良好的睡眠对血压控制是有益的。同时，一些用于泡脚的中药如桑寄生、怀牛膝、草决明等，传统上被认为有降压作用。

此外，如果患者正在服用降压药物，泡脚可能需要在医生指导下进行，以防止药物相互作用或血压降得过低。

2. 倒立打太极拳可以降压吗？

问题描述：小王是办公室职员，是高血压患者，他好奇尤其是在服用中药期间，倒立做太极拳会不会对高血压有奇效？

喝中药的同时倒立打太极拳并不常见，而且这样的组合可

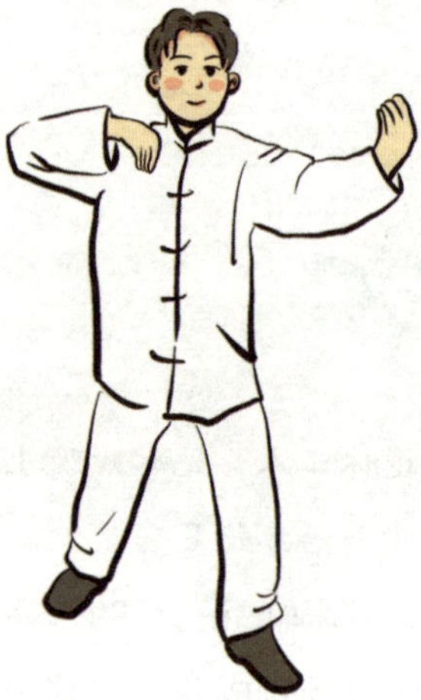

能存在安全风险。

倒立时头部血压会增加，这可能会对高血压患者不利，而且倒立需要一定的身体条件和技巧，没有专业人士指导不要轻易尝试。但太极拳是一种温和的运动，已被多项研究证实对高血压患者有益，有助于降低血压。太极拳可以作为其中的一种选择，但应以常规姿势进行，而不是倒立进行。

3. 中药加糖会影响疗效吗?

问题描述：周奶奶70岁，是一个退休护士，不喜欢中药的苦味，经常在药汤里加糖，这样会不会影响药效，或者有没有其他方法可以掩盖苦味?

在喝中药的时候加糖，可能会影响药效。

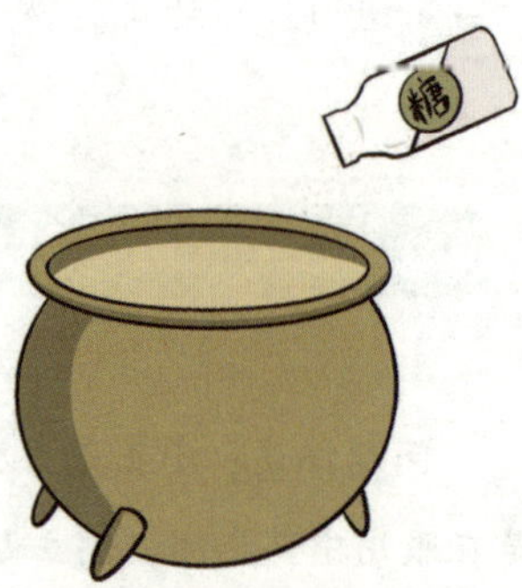

这是因为中药的苦味成分往往具有清热解毒、燥湿化痰等作用，而糖本身也具有药性，比如红糖性温，白糖性凉，随意添加可能会与药物原有的性质相冲突，从而减弱治疗效果。

此外，糖中的铁、钙等成分可能与中药中的蛋白质、鞣质等发生化学反应，影响药效。

如果想要减轻中药的苦味，可以尝试控制药液温度，冷却至30~40℃时可以相对减弱苦味感知；迅速服下药液能缩短药液在口腔中的停留时间，减少苦味感知，同时避免接触舌尖，因为舌尖对苦味最为敏感。服药时可尽量将药液送至舌根部位，在服药后用温水漱口，有助于清除苦味。

如果中药确实难以入口，可以在医师指导下适当调整药方，或者寻求其他减轻苦味的方法。

4. 冰镇中药会影响疗效吗？

问题描述：陈先生夏天喜欢喝冰镇饮料，冰镇中药后会不会对治疗高血压疗效有影响，或者有没有其他清凉的中药推荐？

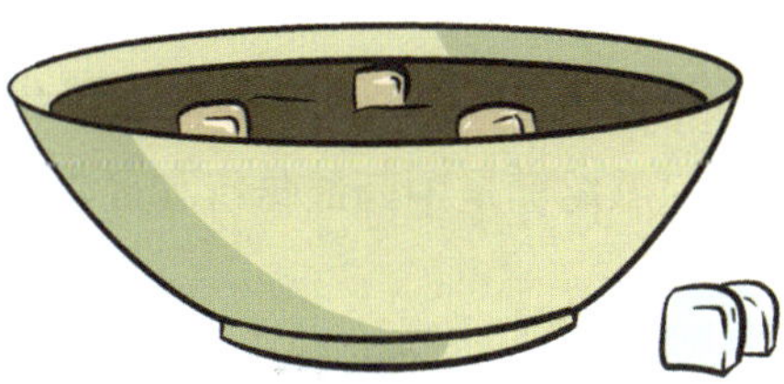

冰镇中药可能会影响其疗效。

中药的疗效与其成分、煎煮过程、个人体质以及服用方式等因素有关。中药液在高温煎煮过程中，很多有效成分会溶解到水中，服用后对人体产生治疗作用，如果冰镇后服用，可能会降低药物的溶解度，导致沉淀物增多，影响有效成分发挥作用。

中药的服用温度也有一定的讲究，中药汤剂在煎煮完成后，趁热服用可以迅速发挥药效，尤其是对于治疗寒证的药物。

而对于一些具有清热泻火、滋阴降火功效的中药，凉服或温服可能更为适宜。但是冰镇后的中药由于温度过低，可能会刺激胃肠道，引起不适，对于消化系统、心血管系统疾病患者更加不宜受冷饮刺激，以免加重病情。

建议中药在室温下放置至温和状态服用，避免过热或过冷。如果中药冻成了冰块，最好不要服用，因为解冻后的药效可能会受到影响，毒副作用可能会增加。

5. 高血压患者单纯闻中药的味道可以达到治疗效果吗?

问题描述：赵小姐不喜欢喝中药，接受不了苦味，她觉得闻了中药的味道之后人会舒服很多，这是一种嗅觉疗法吗?

单纯通过闻中药的味道来达到治疗效果通常效果有限。

口服给药是中药最传统和最常见的给药方式，通过口服药物，药物成分经消化道吸收进入血液，发挥治疗效果；某些中药可以通过皮肤吸收，如外敷药膏、药浴等，药物成分通过皮肤直接进入体内；而某些挥发性中药成

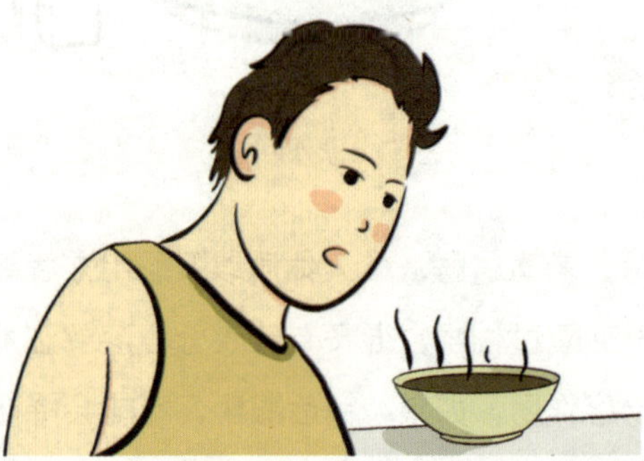

分可以通过呼吸道吸收，如熏香、吸入剂等，但这种方式相对较弱，通常作为辅助疗法。

只是闻中药的味道，虽然某些挥发性成分可能通过呼吸道进入人体，但这种吸收方式的效率相对较低，且通常不足以达到治疗效果。中药的治疗效果还与药物的配伍、剂量、治疗持续时间等因素有关。

6. 高血压患者在中药里加柠檬会有额外降压效果吗？

问题描述：吴奶奶，72岁，喜欢喝柠檬水，她想知道在中药里加柠檬会不会有额外的降压效果，或者有没有其他水果可以添加？

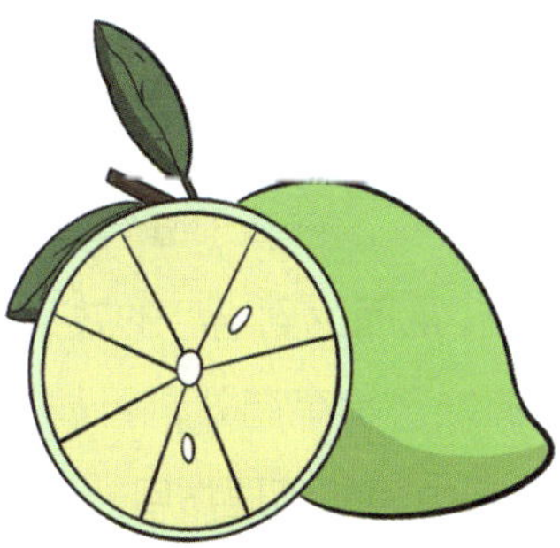

在中药中加入柠檬不能额外降压。

柠檬本身在中医中被认为有生津止渴的功效，并且可用于治疗胃热伤津、食欲不振等症状。

柠檬中含有丰富的维生素，能增强血管弹性和韧性，仅仅通在中药中加入柠檬，可能不会达到完整的治疗效果。

柠檬具有酸性，可能会影响某些中药的药效，尤其是对于那些需要在碱性环境中发挥效果的药物，因此最好不要自行在中药中加入柠檬。

7. 高血压患者一边听音乐一边喝中药能提高药效吗？

问题描述：高爷爷喜欢听音乐，听了之后觉得血压都降低了，他觉得如果在听音乐的时候同时喝中药，会不会提高药效，或者有没有其他音乐疗法推荐？

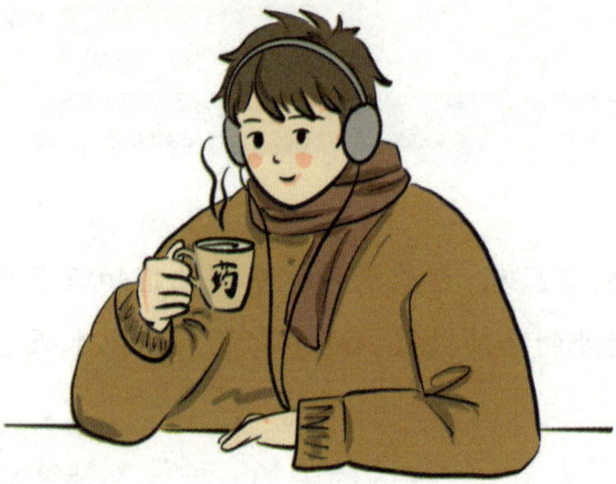

听音乐本身可以对人的情绪和心理状态产生积极影响，有助于放松和减压。

在中医理论中，音乐疗法与中药疗法相结合，可以通过调和情志、调整人体气血平衡来辅助改善健康状况，包括高血压等疾病。

音乐疗法在中医中被称为“五音疗疾”，它基于五行与五音相对应的理论，通过音乐调和人的五脏，从而达到治疗的效果。

然而，关于一边听音乐一边喝中药能否提高药效，目前并没有明确的研究证据表明音乐会直接影响中药的药理作用。

但如果音乐能够帮助患者放松，减少焦虑和压力，从而有助于改善患者的整体状态，间接上可能对治疗高血压有积极的影响。

在服用中药时，如果听音乐能够让你感到更加舒适和放松，那么这是可行的做法。

8. 高血压患者喝中药的时候吃巧克力会有影响吗？

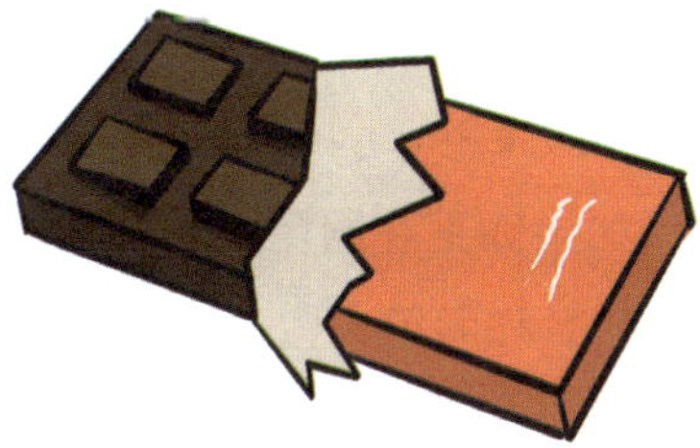

问题描述：曹阿姨，55岁，家庭主妇，喜欢黑巧克力，觉得喝中药难以下咽，但同时吃巧克力就可以接受，同时吃巧克力会不会有冲突？

喝中药的时候吃巧克力可能会影响药效，因为巧克力中含有的可可脂、可可碱、咖啡因等成分可能会影响中药的药效，还可能会刺激胃肠道产生不良反应。

巧克力属于高糖、高油、高热量食物，可能会增加消化负担，影响中药的吸收和效果，尤其在服用清热、安神类中药时，食用巧克力可能会降低药效或加重病情。因此，如果需要在服用中药期间食用巧克力，建议与喝中药的时间间隔至少一个小时。

在喝中药期间，为了确保药效，最好避免与巧克力等可能影响药效的食物同服。

9. 高血压患者深呼吸会增加中药的吸收吗？

问题描述：我喜欢做深呼吸练习，这会不会帮助中药吸收，或者有没有其他呼吸练习推荐？

深呼吸本身是一种放松技巧，有助于减轻压力和焦虑，改善心肺功能，然而它并不直接影响中药的吸收。

中药的吸收主要取决于药物的化学成分、剂型、给药途径以及人体的生理状态等因素。

如果没有正确煎煮和服用中药，单纯依靠深呼吸是无法达到治疗效果的，因此不会直接增加中药的吸收。

如果你正在服用中药，建议按照医嘱进行，确保药物能够正确煎煮和服用，以便发挥最佳疗效。

10. 高血压患者在中药里加苹果醋会增加疗效吗？

问题描述：胡奶奶喜欢在中药里加苹果醋，觉得这样好入口，这样会不会改善药效？

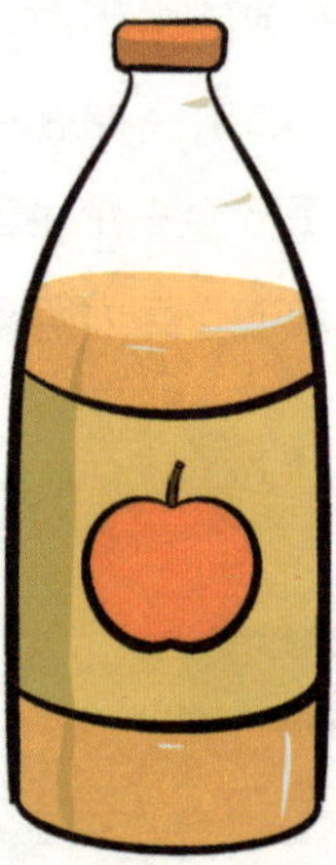

虽然苹果醋本身具有一些健康益处，如促进消化、美容养颜、帮助减肥、调节血压、软化血管和保护肝脏等，但中药的药效取决于其复杂的成分和配伍，苹果醋的酸性可能会与某些中药成分发生反应，影响药效或产生不适。

苹果醋可能会刺激胃黏膜，特别是对于胃酸过多或胃溃疡的患者，可能会加重症状。

如果你正在服用中药，建议咨询医生或中医师，如果需要改善中药的口感，可以考虑其他方法，但最好在专业人士的建议下进行。

11. 高血压患者在中药里加肉桂有影响吗？

问题描述：我喜欢在中药里加肉桂，想知道这样会不会增加风味，或者有没有其他香料推荐？

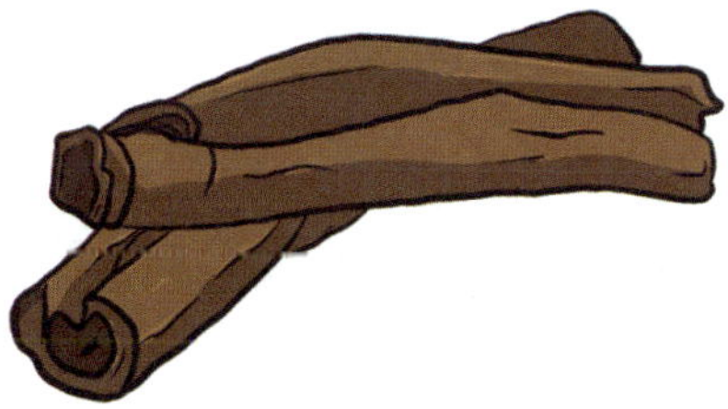

在中药中加入肉桂可能会影响药效，肉桂有温中散寒、补火助阳、活血通经等功效，然而，中药的药效取决于其复杂的成分和配伍，肉桂的加入可能会改变原有药物的性质和作用。

肉桂性温，能够温经散寒、温补脾胃，对于寒性体质或因寒邪引起的症状有一定的改善作用。但是，如果中药方本身是用于清热、滋阴或凉血等目的，加入肉桂可能会与方中其他药物产生冲突，影响药效，甚至加重病情。

肉桂含有挥发油，具有一定刺激性，对于胃热或胃黏膜损伤的患者，大量使用可能会加重症状。

12. 高血压患者要长期喝中药降压吗？

问题描述：高血压患者需不需要长期喝中药，血压控制好了还需要喝中药吗？

中药治疗高血压通常需要一段时间的调理，以达到调整体内气血平衡和改善症状的目的，有些患者可能需要长期服用中药来维持血压稳定，而有些患者可能在血压控制良好后，在医生指导下逐渐减少药物用量。

对于轻度高血压患者，中药可能有助于控制血压并改善相关症状，中重度高血压患者，中药通常作为辅助手段，与西药降压药联合使用，以增强治疗效果和减少副作用。

13. 高血压患者在中药里加姜会有风险吗？

问题描述：罗阿姨，56岁，家庭主妇，喜欢在中药里加姜，这样可以达到驱寒的效果吗？或者有没有其他姜疗法推荐？

在中药中加入生姜是一种常见的做法，因为生姜本身具有发汗解表、温中止呕、温肺止咳的功效，它可以用来调节药味和解毒，特别是在使用一些药味浓烈或有毒性的药物时，加入生姜可以缓解其毒烈之性。

生姜性辛温，对于平时易兴奋、脸色红或高血压的患者，以及患有痔疮、胃十二指肠溃疡及失眠者应慎用。生姜还有可能会与某些药物产生不良反应或影响药效，特别是对于高血压患者，需要在中医师的指导下使用。

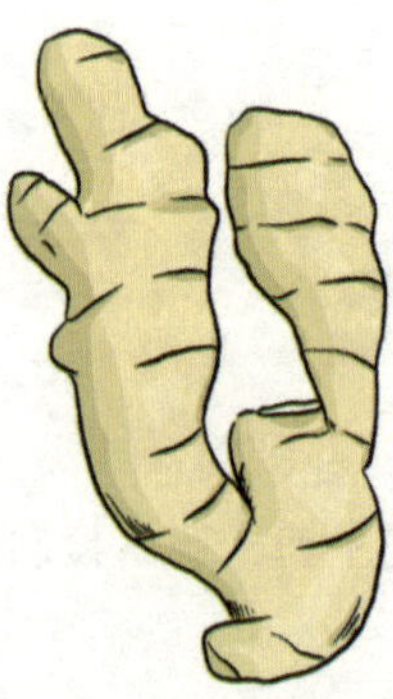

如果您的中药方剂中没有特别指出需要加生姜，或者您有高血压的病史，建议不要自行添加生姜。

14. 高血压患者做按摩会影响中药疗效吗?

问题描述：叶爷爷平常很喜欢做肩部按摩，这会不会影响喝中药的效果?

做按摩通常不会影响中药的疗效，反而在某些情况下，按摩可以与中药治疗相结合，以达到更好的治疗效果。

按摩也称为推拿，是中医治疗的一种方法，可以疏通经络、调和气血、提高免疫力。

对于高血压患者来说，按摩可以帮助放松肌肉、减轻压力和紧张，从而有助于降低血压。重要的是要认识到按摩和中药治疗并不是相互排斥的，而是可以相辅相成。

在接受按摩治疗的同时服用中药，可以在不同层面上对身体进行调理，应确保按摩师了解您的整体健康状况和正在服用的药物，以避免任何潜在的不良反应或相互作用。

15. 高血压患者吃中药的时候可以加薄荷吗?

问题描述：宋奶奶也是一名高血压患者，经常喜欢在中药里加薄荷，她想知道这样会不会清凉解暑，会影响中药的疗效吗?

高血压患者在喝中药的时候，一般不建议随意添加其他成分，包括薄荷。

虽然薄荷在中医中有疏散风热、清利头目、疏肝行气的功效，对于肝火肝阳偏亢型的高血压患者可能有益，但薄荷性凉，长期或不当使用可能会损伤脾胃阳气，导致胃肠道不适，如胃痛、恶心、腹泻等。

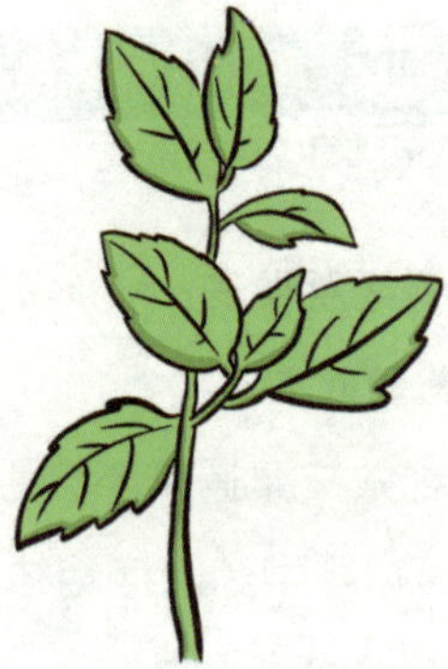

此外，中药的煎煮和服用讲究君臣佐使的配伍原则，患者应严格按照医师的处方和指导进行。如果需要调整中药的口感或加入其他成分，应在医师的建议下进行。

16. 高血压患者吃中药的时候可以加甘草吗？

问题描述：我不喜欢中药的苦味，但医生建议我可以吃中药降血压，在中药里加甘草会不会缓解苦味？

高血压患者在使用中药时加入甘草需要特别小心，甘草中含有的甘草酸在体内可以水解为甘草次酸，这种成分有类肾上腺皮质激素的作用，可能导致体内水钠潴留，从而引起血压升高。

有报道显示，长期或大量服用甘草或甘草制剂可能导致血压明显升高，尤其是老年人、女性、心血管疾病患者或肾脏疾病患者更易受到影响。

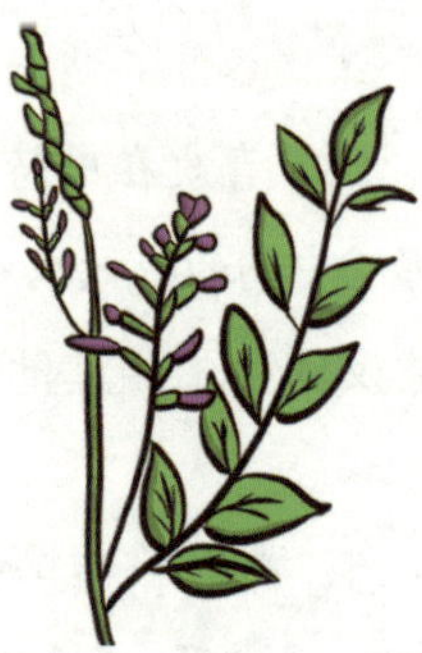

如果方剂中包含甘草，应该在医生的指导下进行，并注意观察身体反应。如果中药里必须有甘草，一般建议用量每副10～15克，但最好根据具体情况由医生来决定。

17. 做梦喝中药是不是一种心理疗法?

问题描述：我每天晚上做梦都会梦到自己在喝中药，这会进一步降压吗，算不算是心理疗法的一部分?

做梦梦到喝中药并不会直接对您的血压产生影响，因为梦境是大脑在睡眠中的一种活动，它不会直接改变您的生理状态。

如果您经常梦到喝中药，这可能表明您对治疗高血压的中药有一定的心理依赖或期待，这在一定程度上可能反映了您对血压控制的重视和关注。

从心理学的角度来看，积极的心态和对治疗的信心确实可以对身体健康产生积极的影响。

梦境中的体验不能等同于实际的药物治疗，对于高血压患者来说，遵循医生的建议，坚持规律的药物治疗、健康的生活方式和定期的血压监测是控制血压的关键。

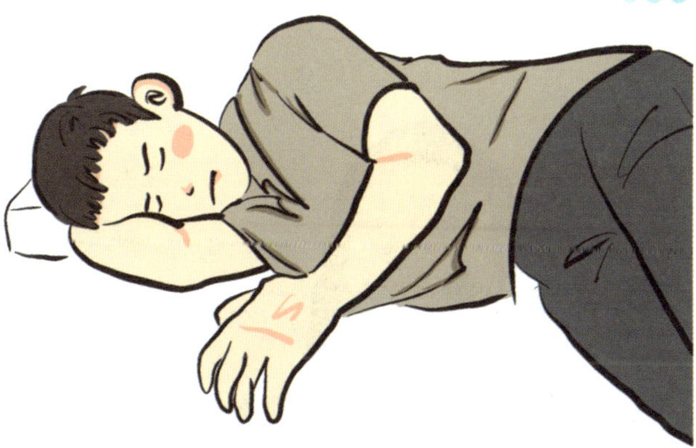

18. 中药泡澡可以治疗高血压吗?

问题描述：我听说有人用中药泡脚可以降血压，如果我用中药泡澡，能同时治疗高血压吗?

通过使用具有特定药效的中药进行泡澡，可以帮助放松肌肉、促进血液循环、缓解压力和焦虑，间接有助于血压的控制。

例如使用菊花、桑叶等具有清热解毒、平肝明目作用的药材，可能有助于降低由肝阳上亢引起的高血压。

19. 喝中药同时可以禁食降压吗?

问题描述：我在服用中药治疗高血压期间，是否可以同时进行禁食疗法?

降压药通常建议在早晨空腹时服用，而中药最好在餐后一小时到两小时服用，两者最好隔开一个小时以上服用，以避免可能的相互作用 。

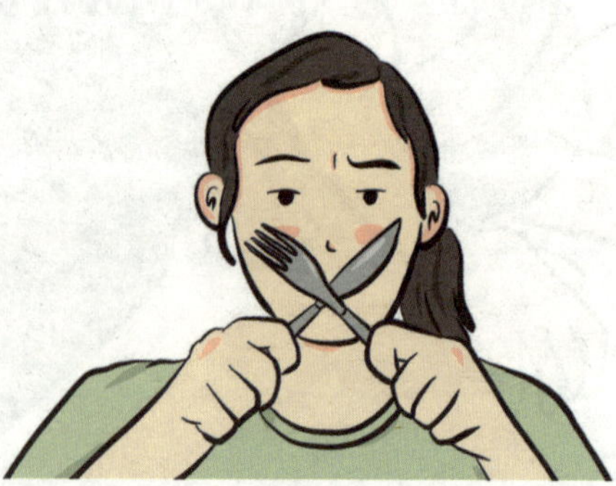

虽然目前没有明确的证据显示中药和西药不能一起服用，但因为中药成分复杂，最好在医师指导下使用，以防止潜在的相互作用。中药在降血压方面通常作

用较为温和，需要一段时间的服用才能看到效果。它更多的是作为生活方式调整的辅助手段。

并且禁食不能降压，反而会增加风险，进一步损害身体，建议正常饮食，根据血压波动情况调整用药方案。

20. 练太极会让血压升高吗?

问题描述：我最近在尝试用中医方法练习太极，但有时候会感觉头晕，这是不是太极拳加重了我的高血压症状?

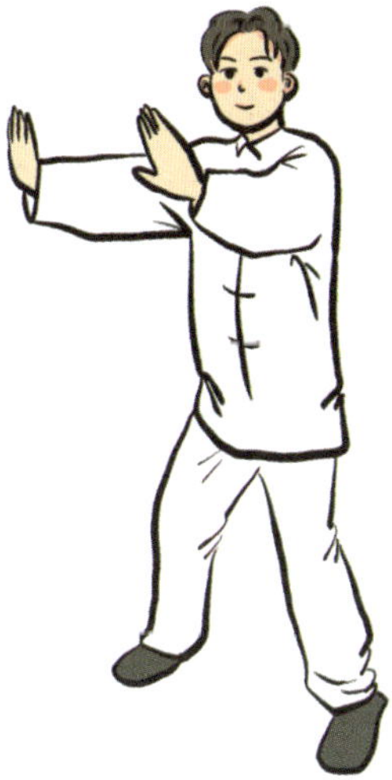

练习太极拳通常被认为是一种温和的运动方式，适合各个年龄段的人群，包括高血压患者。

它通过缓慢、有节奏的动作和深呼吸，有助于放松身心，降低压力和焦虑，从而有助于降低血压。如果在练习太极拳后出现头晕，可能有以下几种原因：

（1）动作过猛或运动量过大： 初学者可能会出现这种情况，尤其是如果动作幅度过大或运动时间过长，可能会导致出汗过多，引起头晕。

（2）呼吸不协调： 太极拳强调呼吸与动作的协调，如果呼吸不均或屏气，可能会导致大脑暂时性缺氧，引起头晕。

（3）身体姿势不正确： 如果站桩或动作时身体姿势不正确，可能会导致血液循环不畅，引起头晕。

（4）血压变化： 虽然太极拳有助于降低血压，但在个别情况下，如果血压下降过快，也可能会引起头晕。

21. 经常加班影响中药疗效吗？

问题描述：我因为高血压在服用中药，但最近工作压力大，经常加班，这会影响药效吗？

经常加班可能会影响中药的疗效。加班通常意味着较大的工作压力和不规律的生活习惯，这些都可能导致身体机能的紊乱，影响中药在体内的吸收和代谢。

加班导致的过度疲劳可能会影响中药的吸收和代谢，降低药效，影响正常的饮食规律。而某些中药需要在特定的时间服用才能发挥最佳效果，中药的服用时间对于药效有重要影响，而加班可能导致错过最佳服用时间。

尽量避免长时间的加班，保持饮食规律，在医生指导下，根据药物特性和个人体质调整中药的服用时间。

22. 浓茶会影响中药吸收吗？

问题描述：我喜欢喝浓茶，但听说茶叶中含有咖啡因，这会不会影响我的高血压治疗？

茶叶中含有的鞣酸、茶多酚和咖啡因等成分，可能会与中药中的某些成分发生化学反应，影响药效。

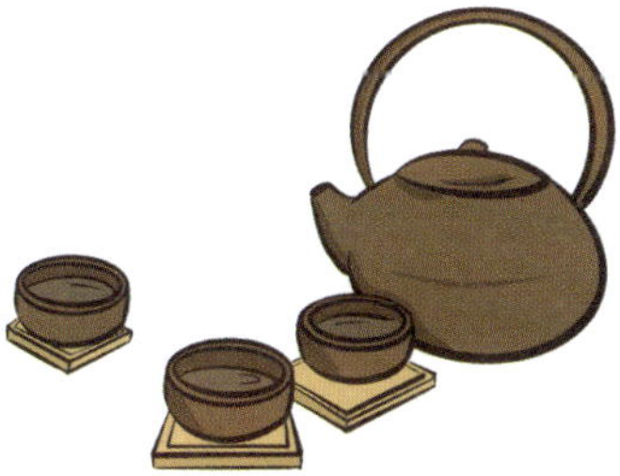

例如，茶叶中的鞣酸容易与生物碱发生不溶性沉淀，而很多中药的有效成分都是生物碱，茶叶中的鞣酸还具有收敛作用，可能会阻止人体对蛋白等营养物质的吸收，尤其是在服用补益药时，饮用浓茶可能会降低药效。

因此，建议在服用中药期间避免喝浓茶，如果实在想喝茶，应在服用中药后 1 ～ 2 小时再饮用，并且避免饮用过量。

同时，服用中药时最好不要用茶水送服，以免影响药效。

23. 喝了中药睡眠不好怎么办?

问题描述：我在服用中药降压，但最近睡眠质量很差，有没有中医的助眠方法推荐?

您可以尝试使用中药材如酸枣仁和合欢皮来养心安神，或者通过中药膳食，如淮山莲子元肉煲龙骨，来健脾养心。

睡前用艾叶等中草药泡脚，可以促进血液循环，包括一些针灸和拔罐也是调和气血的有效手段。保持规律的作息，避免晚上摄入刺激性饮料，并在睡前进行适当的放松活动。

建议在医生指导下使用中成药，如乌灵胶囊或安神温胆丸。这些方法可以综合使用，以帮助改善睡眠。

24. 喝中药期间会损害肝脏吗?

问题描述：我听说有些中药有保肝作用，我因为高血压长期服药，需要同时服用保肝中药吗?

长期服用降压药物，一些高血压患者可能会担心对肝脏造成损害。实际上，大多数降压药对肝脏的损害风险相对较低，而且高血压本身如果控制不良，可能对肝脏造成更大的损害。对于需要长期服用降压药的患者，建议定期监测肝功能。

如果确实担心药物对肝脏的影响，可以考虑在中医师的指导下，适当使用一些具有保肝作用的中药进行辅助治疗。

例如，柴胡、枸杞子、茵陈等中药材，以及中成药如柴胡舒肝丸、龙胆泻肝丸、护肝片等，都具有一定的护肝、保肝作用，这些中药可以帮助改善肝脏功能、增强肝脏解毒功能。

如果在服药期间出现肝功能异常，应及时就医，查找原因并进行相应治疗。

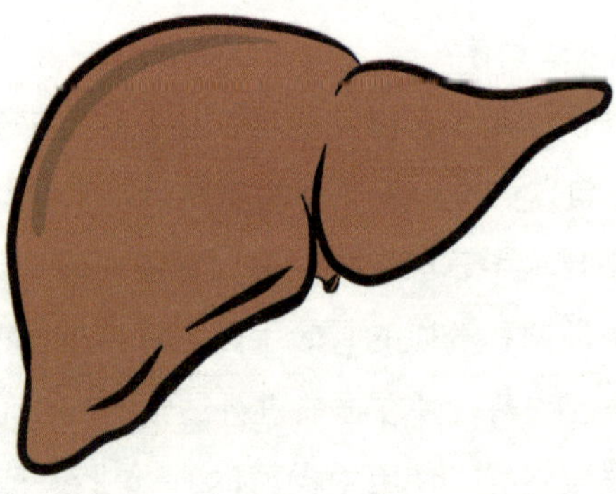

25. 喝中药期间喝鱼油有影响吗？

问题描述：我因为高血压在服用中药，但最近在喝一些保健品，比如鱼油，这会有冲突吗？

在服用中药降压的同时，补充鱼油是可以的，但鱼油含有Omega-3脂肪酸，这些成分对心血管有保护作用，有助于降低血脂和减少心血管疾病的风险。

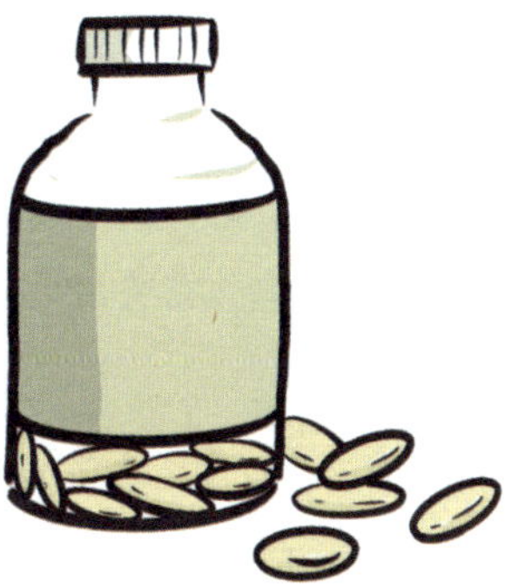

对于高血压患者来说，服用鱼油需要谨慎，因为鱼油可能会影响血压的稳定性，甚至可能增加出血的风险。

如果您正在服用降压药物，同时服用鱼油可能会加强降压效果，导致血压过低，建议的摄入量可能在每天2～3克。

此外，应选择高质量的鱼油产品，避免劣质鱼油可能带来的风险，如果出现不适，应立即停止服用并咨询医生。

26. 喝中药期间出现心悸是怎么回事？

问题描述：我在服用中药治疗高血压，但最近经常感到心悸，这是怎么回事？

心悸是一种感觉到心脏跳动的不舒服症状，可能感觉心跳快、心跳慢或心脏搏动有力，也可能感觉心脏“踏空感”，这可能由多种原因引起，包括生理性因素如剧烈运动、吸烟饮酒、摄入浓茶或咖啡以及精神过度紧张；病理性因素如心律失常、心脏搏动增强、心脏神经症等。

如果您在服用中药治疗高血压的同时出现心悸，可能由药物副作用引起。如果心悸症状持续或加重，建议及时就医，停止服用药物，遵循医生的建议。

27. 吃中药的时候喝酒会有副作用吗?

问题描述：我有高血压，最近在吃中药，但工作需要经常应酬喝酒，这该怎么办?

在服用中药期间，一般不建议饮酒。

酒精可能会与中药中的某些成分发生化学反应，影响药效，增加不良反应的风险，甚至可能对肝脏等器官造成额外负担。

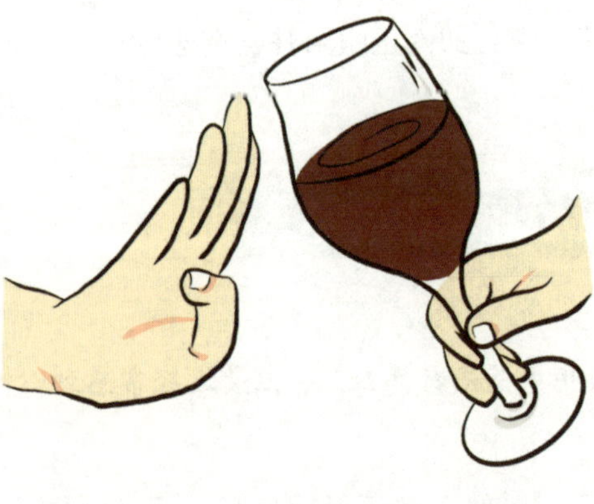

特别是如果中药中含有毒性成分，如附子、乌头等，饮酒可能会加剧这些药物的毒性反应，导致严重的健康问题。

此外，酒精本身具有刺激性，可能会加重胃肠道疾病的症状，影响药物的吸收和治疗效果。如果中药的目的是清热解毒或清利湿热，饮酒则可能与药物的作用相反，加重病情。

如果确实需要在服用中药期间饮酒，建议至少间隔 4 小时以上，并且要控制饮酒量，尽量选择低度酒。

服用中药期间最好避免饮酒。如果有疑问或需要个性化建议，应咨询开方的中医师。

28. 吃中药感觉乏力是副作用吗?

问题描述：我有高血压，最近在吃中药，但经常感到乏力，需不需要调整方案？是中药的副作用吗？

喝中药后感觉疲劳乏力可能有多种原因。

首先，如果药物本身具有行气活血、利水渗湿、发汗解表或滋阴补肾的作用，可能会导致身体出现短暂的疲惫和乏力感，这可能是药物作用于身体的一种表现。

其次，如果药物不对证，例如感冒患者误用清热发汗的药物，可能会导致汗液过多，人体元气随着津液的流失而大量脱出，从而出现疲劳乏力的症状。此时应补充淡盐水并保暖。

此外，如果患者本身存在脾胃虚弱，服用药物后可能会因为脾气被大量消耗而出现疲乏、嗜睡等症状。

如果乏力感持续不缓解，或者伴随其他不适症状，应该及时就医，以排除其他可能的疾病。

29. 中药要加热到最烫喝疗效会更好吗?

问题描述：我在服用中药治疗高血压，一般都是直接从医院拿煎好的中药，由于条件限制很难加热，都只能常温饮用，一定要加热到沸腾饮用才有效吗?

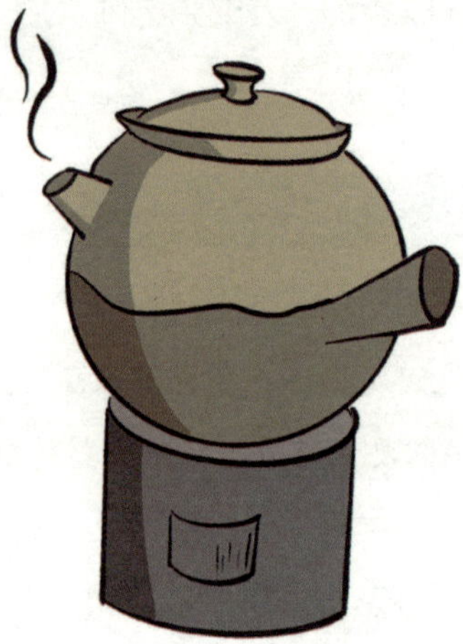

中药的疗效与其服用的温度确实有一定的关系。

一般来说，中药汤剂的服用温度可以分为温服、热服和冷服三种：大多数中药汤剂适合温服，即药液温度在30～37℃，接近人体温度，这样可以减少对胃肠道的刺激，有利于药物吸收；热服适用于治疗寒性疾病的药液，如外感风寒、寒邪犯胃等，热服有助于发挥药物的温中散寒效果；冷服适用于清热、解毒、凉血等药物，冷服可以增强这些药物的疗效。

中药并不是一定要在最烫的时候喝，过热的中药可能会烫伤口腔和食道的黏膜，而且并不是所有中药都适合热服，例如，清热解毒的药物在放凉后服用效果更佳 。

因此，喝中药时最好根据医嘱或者药物的性质来决定服用的温度，不要盲目追求“趁热喝”。

30. 中医如何治疗更年期高血压?

问题描述：我今年 45 岁，女性，最近被诊断为高血压，中医有没有针对更年期女性的特别疗法?

中医治疗更年期高血压主要通过调和人体的阴阳平衡，针对不同体质和症状进行治疗。

（1）中药内服： 中医根据患者的具体症状和体质，如肝肾阴虚、肝阳上亢等，采用不同的药方进行治疗，常用的中药有杞菊地黄丸、左归丸、知柏地黄丸等。

（2）中药泡脚： 使用具有降压效果的中药煎剂泡脚，通过足部的穴位刺激，促进血液循环，帮助降低血压。

（3）循经拍打： 通过拍打身体的经络，如肝经、胆经等，来促进气血流通，有助于血压的控制。

（4）穴位按摩： 按摩特定的穴位，如百会穴、内关穴、合谷穴等，可以帮助调节身体的气血平衡，缓解高血压症状。

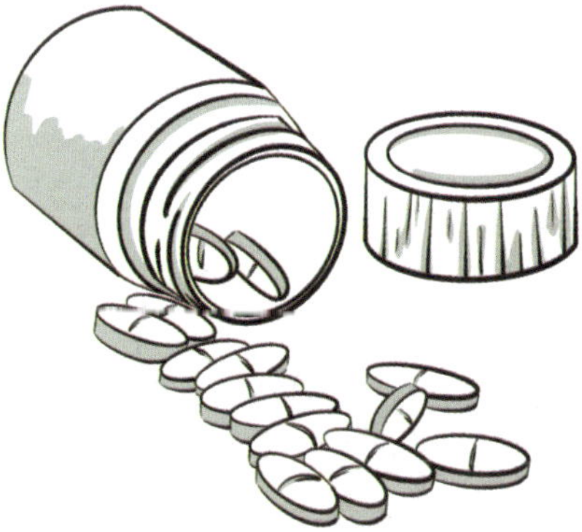

更年期高血压患者在治疗时，除了中医方法外，还应注意生活方式的调整，包括合理饮食、适度运动、保持良好心态，以达到更好的治疗效果。

31. 中医可以预防遗传性高血压的发生吗?

问题描述：我家族有遗传性高血压病史，中医如何帮助我预防或延迟高血压的发病?

针对家族遗传性高血压的预防和延迟发病，中医提供了一套全面的调理方法。

首先，建议调整饮食习惯，减少盐分摄入，多吃蔬菜和水果，以及具有降压作用的食物。

其次，保持良好的情绪状态，通过适当的放松和减压活动来避免长期情志失调，并适量的运动，如太极拳、散步或慢跑，有助于促进气血流通和增强脏腑功能。

此外，保持规律的作息时间，避免过度劳累和熬夜，控制体重，戒烟限酒。定期进行血压检测，以便及时发现血压异常。如果已经出现高血压症状，应及时就医治疗。

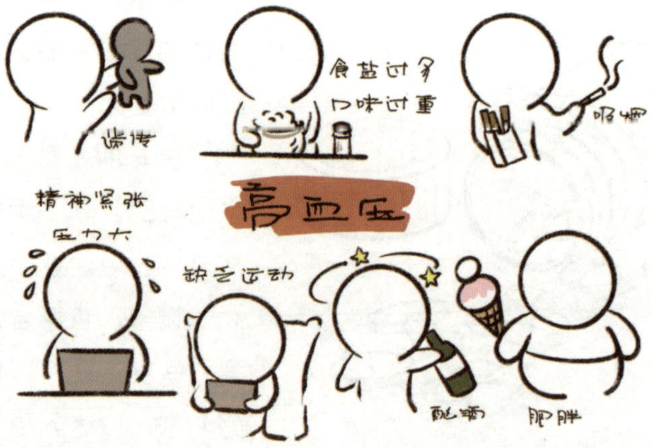

32. 中医可以综合治疗糖尿病和高血压吗?

问题描述：我是一名长期糖尿病患者，现在也开始出现高血压症状，中医如何综合调理?

中医确实可以综合治疗糖尿病和高血压。

在中医理论中，糖尿病属于“消渴”范畴，高血压则归为“眩晕”“头痛”等类别，这两种疾病都与肝、脾、肾功能失调有关，因此治疗时会采用调和阴阳、补益肝肾、滋阴降火等方法。

对于糖尿病和高血压的综合治疗，中医会根据患者的具体体质和病情进行辨证施治。

例如，若患者表现为肝肾阴虚，中医可能会使用杞菊地黄汤加减；如果是阴虚阳亢型，可能会选用天麻钩藤饮加减。此外，还可以使用针灸、拔罐、食疗等方法辅助药物治疗。

一些中成药也被用于治疗糖尿病和高血压，如复方丹参片、罗布麻片等，它们可以辅助改善血糖和血压控制。

33. 中医有没有穴位可以快速降压?

问题描述：我血压波动比较大，平常也在吃降压药和中药调理，中医有没有穴位按摩可以快速降压治疗的?

中医确实有通过穴位按摩来辅助治疗高血压的方法，而且某些穴位的刺激被认为可能帮助快速降压。

（1）百会穴： 位于头顶正中线与两耳尖连线的交叉处，

按摩这个穴位被认为可以宁神清脑。

（2）攒竹穴： 位于眉毛内侧边缘凹陷处，按压这个穴位可以帮助缓解头痛、眩晕等症状。

（3）风池穴： 位于颈后胸锁乳突肌上端与斜方肌上端之间的凹陷中，按摩这个穴位有助于缓解颈部肌肉紧张，从而有助于降压。

（4）曲池穴： 屈肘呈直角时，位于肘横纹尽头处，按摩这个穴位有助于调和气血，疏经通络。

（5）涌泉穴： 位于足底，蜷足时足前部凹陷处，按摩这个穴位有助于促进气血流通，平肝熄风。

（6）太冲穴： 位于脚背，第一和第二脚趾之间的缝隙中，这个穴位对于情绪急躁的患者特别有效。

虽然穴位按摩可能有助于降压，但它不能替代药物治疗，如果血压急剧升高，应立即就医。

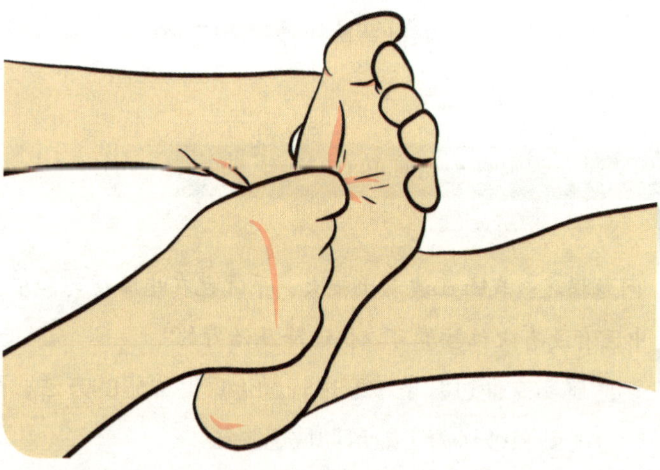

第五章 高血压营养食物相关问题

（一）常见问题

1. 高血压患者能否吃黑巧克力，如果可以，应该选择多少百分比的可可含量？

高血压患者可以适量食用黑巧克力，但应注意选择至少含70%可可的黑巧克力，因为这样的黑巧克力富含对心血管有益的黄烷醇。

研究表明，黑巧克力的摄入与降低高血压、心血管死亡、痴呆死亡风险相关，不过，尽管黑巧克力可能对心血管有益，但高血压患者应适量食用，并注意总体的饮食平衡。

此外，黑巧克力中的黄烷醇可以改善内皮功能，促进血管舒张，并通过增加一氧化氮的释放来防止血小板聚集，具有有效的抗氧化和抗炎活性。

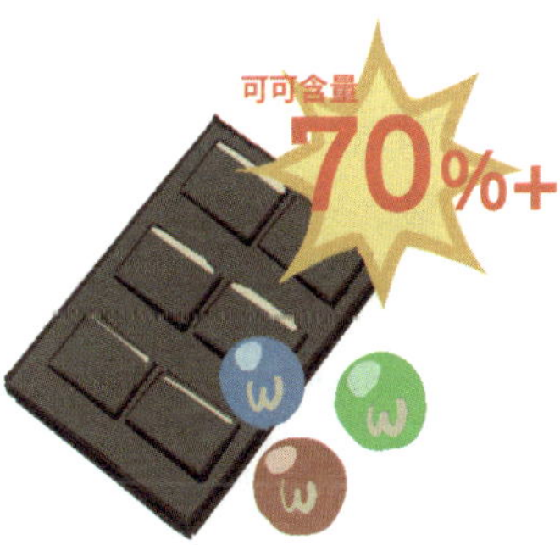

尽管如此，黑巧克力仍然含有一定量的脂肪和糖分，因此建议高血压患者在医生指导下适量食用。

2. 有哪些少见的海产品对控制高血压有益?

对于高血压患者来说，选择适合的海产品食用是有益的。

（1）海藻类： 如海带、紫菜等含有丰富的水溶性膳食纤维、维生素和矿物质，有助于降低血压。

（2）贝类： 如蛤蜊、扇贝、牡蛎等，富含钾、镁和Omega-3脂肪酸等营养素。

（3）深海鱼类： 如三文鱼、鳕鱼富含Omega-3脂肪酸，有助于降低高血压风险。

虽然这些海产品对高血压患者有益，但应适量食用，并注意烹饪方式，避免过多的盐和油。

3. 高血压患者能否食用榴梿，它的热量是否会影响血压?

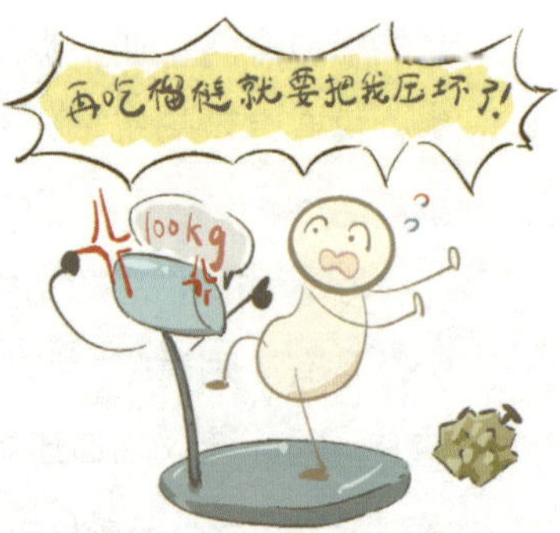

高血压患者可以适量食用榴梿，但需要注意控制摄入量。

榴梿中含有丰富的蛋白质、脂肪、碳水化合物，钾元素有助于降低血压，因为钾可以帮助调节体内钠的水平，从而有助于降低血压。

然而，榴梿的热量和糖分较高，如果摄入过多，可能会导致体重增加，建议每天食用量不超过1/4个榴梿。榴梿应作为均衡饮食的一部分，不应作为唯一或主要的水果来源。

高血压患者在食用榴梿后应密切关注血压变化，如果出现血压波动或其他不适症状，应及时就医并调整饮食方案。

如果高血压患者同时患有糖尿病或高脂血症，则不建议过多食用榴梿，因为榴梿的高糖分可能会引起血糖波动或血脂升高。

4. 有哪些香料或草药可以帮助降低血压？

在日常生活中，高血压患者可以通过添加一些香料或草药来帮助降低血压。

大蒜含有有助于降低血压的活性成分，芹菜籽含有可能有助于放松血管壁并降低血压的化合物，肉桂可以改善血管功能，可能有助于降低血压，杜仲是一种传统中药材，被认为可以帮助降低血压，黄芪具有调节血压的作用，适合气血两虚的高血压患者。

虽然这些香料和草药可能有助于降低血压，但它们不应该是唯一的治疗手段，患者应继续遵循医生的建议，包括药物治疗和生活方式的改变。

5. 高血压患者能吃奶酪吗?

高血压患者可以适量食用奶酪，但应注意选择低脂类型，避免高脂肪和高盐的奶酪。

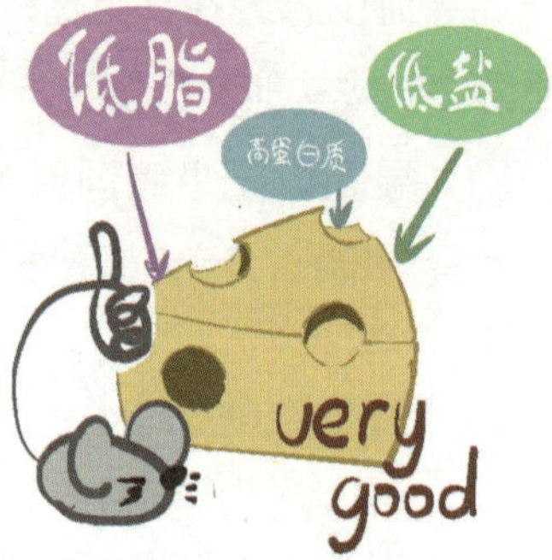

奶酪中含有丰富的蛋白质等营养成分，在高盐饮食中加入乳酪，可以降低超氧化物自由基的水平来保护血管免受高盐饮食的损害。

此外，有研究指出，较高的全脂乳制品摄入量与较低的代谢综合征、高血压和糖尿病的患病率显著相关。

因此，高血压患者在饮食中可以适量包含奶酪，遵循低盐、低脂的饮食原则。

同时，建议高血压患者在日常饮食中增加富含钾的食物摄入，比如新鲜蔬菜和水果，这有助于促进钠的排泄，从而有助于血压控制。

6. 有没有特定的烹饪方法可以最大化食物对高血压的益处?

在烹饪过程中，确实存在一些特定的烹饪方法可以帮助最大化食物对高血压的益处：

（1）减少用盐：尝试使用香料和草药来增加食物的风味，而不是依赖盐，例如，可以使用大蒜、香菜、姜、柠檬草等来提升食物的味道，可以在需要使用酱油的情况下，选择低钠版本，以减少钠的摄入。

（2）多采用蒸煮：蒸煮食物可以减少油脂的使用，有助于控制血压，可以使用蒸的方式来烹饪蔬菜和鱼类。

（3）使用香料：香料如肉桂、姜和辣椒可以帮助降低血压，在烹饪时适量添加这些香料来增加风味。

（4）适量使用橄榄油：橄榄油中的不饱和脂肪酸对心血管健康有益，可以适量使用橄榄油代替其他油脂。

（5）使用天然甜味剂：如果需要甜味，可以使用蜂蜜或枫糖浆等天然甜味剂来代替白糖。

通过上述烹饪技巧，可以在享受美食的同时，帮助控制高血压。

7. 哪些食物可以帮助高血压患者更好地吸收降压药物?

高血压患者在服用降压药物的同时，合理的饮食搭配可以帮助更好地吸收药物，提高药效。

（1）高纤维食物：高纤维食物如全谷物、蔬菜和水果等可以促进胃肠蠕动，有助于提高降压药的生物利用度。

（2）适量蛋白质：适量的蛋白质如奶类、鱼类、大豆及其制品，有助于稳定血压，同时不影响降压药的吸收。

（3）避免西柚汁： 西柚汁可能与某些降压药物发生相互作用，影响药物的代谢，从而影响药效。

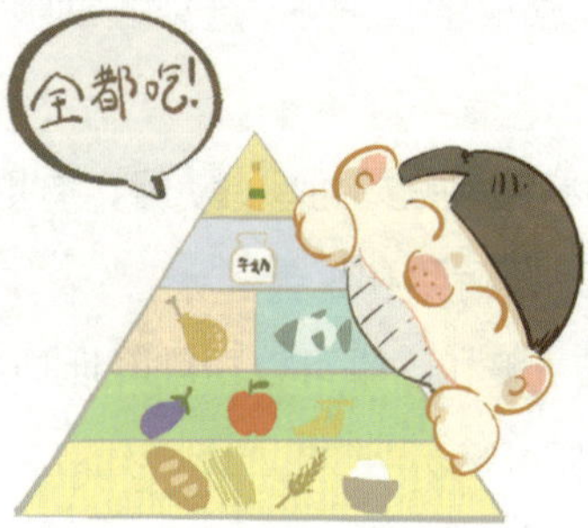

（4）避免浓茶和咖啡： 这些饮料可能会影响药物的吸收和效果。

（5）植物油： 植物油中的不饱和脂肪酸有助于降低血压，并且可能有助于提高某些降压药的效果。

高血压患者在服用药物的同时，饮食应全面、均衡、多样，避免单一食物的过量摄入。同时，应在医师和营养指导人员等专业人员指导下合理膳食，以达到最佳治疗效果。

8. 高血压患者可以吃海盐和岩盐吗？

高血压患者可以适量食用海盐和岩盐。

海盐是一种以海水为原料制成的食盐，海水中的矿物质元素会在制盐过程中与氯化钠一并析出，使得海盐中的矿物质比其他品种食盐更丰富。

低钠岩盐中含有四分之一的氯化钾，适合需要在生活中减少钠离子摄入量、增加钾离子摄入量的特殊人群选择，如高血压患者。

低钠盐是在普通食盐中混入一定比例的氯化钾制成的食盐替代品，既达到减钠不减咸，还实现"双重"降血压目的，对于没有中重度慢性肾病且钠摄入较高的高血压患者，是一个不错的选择。

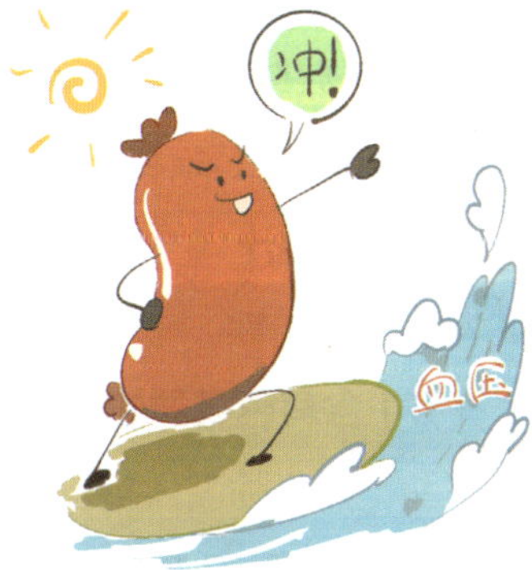

但即使是低钠盐，也需要控制总的摄入量，正常人每天食盐量小于6克，实际一天炒菜用盐量应少于4克。

9. 有哪些食物可以帮助高血压患者改善睡眠质量?

高血压患者可以通过合理的饮食来改善睡眠质量。

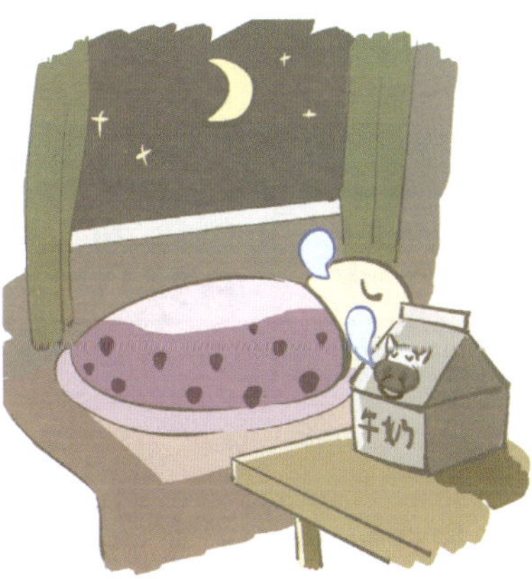

（1）富含镁的食物：如绿叶蔬菜、坚果和种子，镁是一种天然的肌肉放松剂，有助于改善睡眠。

（2）富含钙的食物：如牛奶和奶制品，钙有助于大脑利用色氨酸制造褪黑素。

（3）富含B族维生素的食物：如全谷物、瘦肉和绿叶蔬菜，B 族维生素有助于改善睡眠质量。

（4）色氨酸丰富的食物：如香蕉、牛奶、全麦面包和火鸡肉，色氨酸是褪黑素的前体物质。

（5）樱桃汁：尤其是酸樱桃汁，含有天然的褪黑素，可以帮助调整睡眠周期。

（6）含有色氨酸的坚果和种子：如南瓜子、葵花籽和亚麻籽，有助于提高睡眠质量。

（7）鲑鱼和其他富含 Omega-3 脂肪酸的鱼类：Omega-3 脂肪酸有助于改善睡眠质量。

在睡前，应避免摄入咖啡因和酒精，避免晚餐过量或过晚进餐，保持规律的作息习惯，有助于改善睡眠质量。

10. 有没有适合高血压患者的甜味剂，可以代替糖？

对于高血压患者来说，选择适合的甜味剂代替糖是非常重要的。

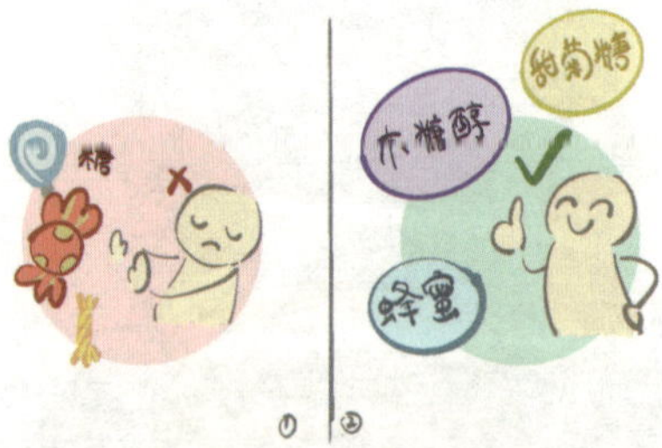

（1）甜菊糖：甜菊糖是从甜叶菊植物中提取的天然甜味剂，它的甜度比糖高很多，但几乎不含卡路里。甜菊糖可能有助于降低高血压患者的血压，并且对糖尿病患者维持健康血糖水平有益。

（2）木糖醇： 木糖醇是一种糖醇类的甜味剂，甜度与糖相似，对牙齿健康有好处，且不会引起血糖升高。

（3）雪莲果糖浆： 雪莲果糖浆是从雪莲果中提取的，含有可溶性纤维，对肠道健康有益，卡路里含量低。

（4）蜂蜜： 蜂蜜含有抗氧化剂，但糖分含量很高，因此应适量使用。

尽管这些甜味剂对高血压患者较适合，但仍然应该适量使用。

11. 哪些食物可以帮助高血压患者减少对盐的渴望？

高血压患者可以通过食用一些有助于减少对盐渴望的食物来控制盐的摄入量：

（1）食用新鲜食材： 少吃榨菜、咸菜和酱制食物，这些食物中含盐量较高；建议每餐搭配新鲜蔬果，因为一般味道浓郁的蔬果都可以用来提味。

（2）选择低钠盐： 可将家里使用的盐换成低钠盐，适当降低食盐中的钠含量。

（3）使用天然香料和草药： 在烹饪时可以使用辣椒、大蒜、醋、胡椒等提味，减少对咸味的关注。

通过增加这些食物的摄入，高血压患者可以更好地控制对盐的渴望，从而有助于降低血压。

同时，保持健康的生活方式和饮食习惯，定期监测血压，也是控制血压的重要组成部分。

12. 地中海饮食对高血压患者有益吗？

地中海饮食强调食用富含钾、镁、钙等矿物质的食物，如新鲜蔬菜、水果、全谷物、豆类和坚果，这些都有助于综合降低血压。

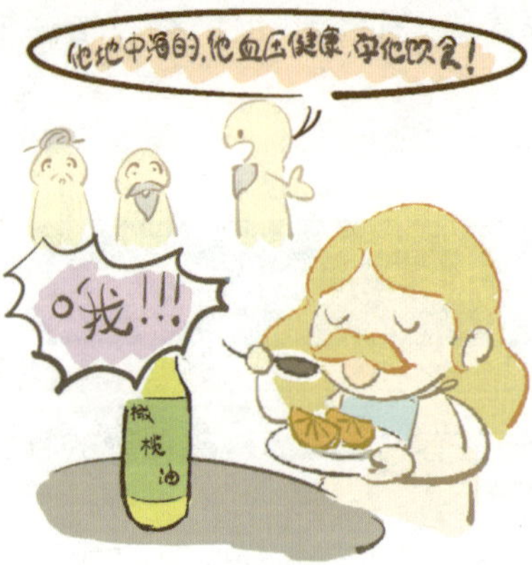

地中海饮食有助于促进胆固醇代谢和减少脂肪吸收，从而有利于降低血压。其中推荐使用橄榄油和其他不饱和脂肪代替了饱和脂肪酸，这有助于改善血脂水平和心血管健康。

地中海饮食提供了一个全面的饮食模式，有助于降低高血压的风险，并且对心血管健康有积极影响。

13. 哪些食物可以帮助高血压患者维持健康的肠道菌群？

高血压患者可以通过摄入一些特定的食物来帮助维持健康的肠道菌群，这些食物可以促进益生菌的生长，从而对血压产生积极的影响：

（1）全谷物：如燕麦、糙米、全麦面包等，富含膳食纤维，有助于肠道益生菌的增长。

（2）豆类：如黑豆、扁豆等，豆类食物中的膳食纤维有助于肠道健康。

（3）坚果和种子：如杏仁、亚麻籽、奇亚籽等，它们含有的膳食纤维和健康脂肪有助于肠道菌群的平衡。

（4）蔬菜和水果：尤其是富含纤维的蔬菜如胡萝卜、苹果、绿叶蔬菜等，有助于肠道益生菌的发酵和生长。

（5）发酵食品：如酸奶、泡菜、酸菜、味噌、纳豆等，含有丰富的益生菌。

高血压患者可以摄入这些食物改善肠道菌群，从而对血压产生积极的影响。

14. 高血压患者是否应该避免所有含氮食品，比如腌制肉类？

高血压患者应该避免食用高钠食品，包括腌制肉类，因为它们在制作过程中通常会添加大量的盐分，这会增加钠的摄入量，从而可能升高血压。建议选择新鲜肉类，避免加工肉类，如培根、香肠、腊肠等。

高血压患者还应该注意减少加工食品和外卖食品的摄入，因为这些食品往往含有较高的钠和不健康的脂肪，选择新鲜食材自己烹饪，使用香料和草药代替盐来调味，有助于减少钠的摄入并增加饮食的多样性。

15. 高血压患者是否应该避免所有油炸食品?

高血压患者应尽量少吃油炸食品，最好不吃。

油炸食品中的大量油脂会使血液中的脂质含量增加，导致血液黏稠度上升，加重心脏的负担，影响血液循环，可能导致血压升高。长期摄入过多的油脂，会干扰血脂的正常代谢，增加高血脂的风险，而高血脂与高血压常常相互影响，进一步加重心血管系统的负担。

即使使用橄榄油进行油炸，也应限制摄入量，虽然橄榄油是较健康的油脂选择，但油炸过程中的高温可能破坏橄榄油中的一些健康成分，并且油炸食品通常含有较高的热量和脂肪，容易导致体重增加和血脂升高，对高血压患者不利。

16. 有食物可以帮助高血压患者提高记忆力和认知功能吗?

高血压患者为了提高记忆力和认知功能，应该在日常饮食中加入一些特定的食物，比如三文鱼和鲱鱼，它们有助于大脑健康；坚果和种子也可以提供健康脂肪和维生素 E，为大脑提供必需营养。

此外，浆果类水果如蓝莓和草莓，含有抗氧化剂，可以保护大脑；绿叶蔬菜如菠菜和甘蓝，提供维生素 K 和叶酸，维持大脑健康；豆类如黑豆和扁豆，提供优质植物蛋白和纤维，改善认知功能；鸡蛋，富含胆碱，对记忆力有积极作用；低脂乳制品如酸奶，提供钙和维生素 B，有益于大脑健康；富含维生素 E 的食物如葵花籽，保护神经细胞；富含铁的食物如瘦肉，增加红细胞的氧气供应，改善认知功能。

同时，患者应减少高盐、高脂、高糖食物的摄入，并保持适量运动和良好的生活习惯，以维持大脑健康。

17. 有没有特定的矿物质或维生素补充剂可以帮助高血压患者？

对于高血压患者来说，补充某些特定的矿物质和维生素可能有助于改善血压控制和整体心血管健康。

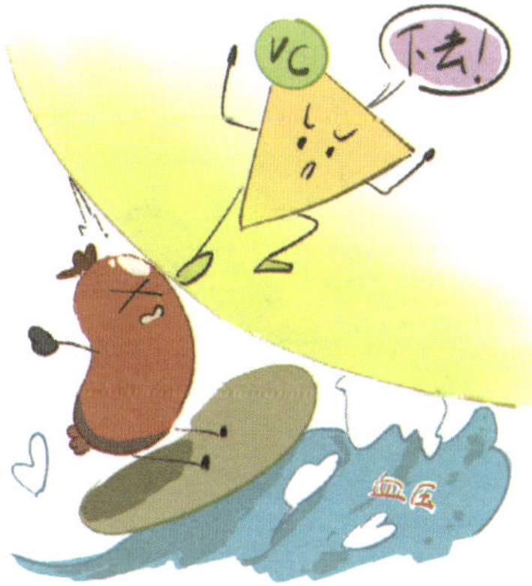

（1）维生素 C： 维生素 C 是一种抗氧化剂，有助于保护血管内皮细胞，可能有助于降低血压。

（2）维生素 B 群： 包括叶酸和维生素 B_2（核黄素），有助于降低血液中的同型半胱氨酸水平，从而可能有助于预防高血压和心血管疾病。

（3）辅酶 Q10： 这种类似维生素的物质可能有助于降低收缩压。

（4）L- 精氨酸：L- 精氨酸是一种氨基酸，补充 L- 精氨酸可能有助于降低血压。

在补充任何维生素或矿物质之前，高血压患者应该咨询医生或营养师，以确保补充剂的安全性和适宜性，并避免与正在使用的药物发生相互作用。

18.. 吃了辅酶 Q10 感觉心跳加快是怎么回事？

辅酶 Q10 在心脏、肝脏、肾脏和胰腺等器官中含量较高，它在细胞能量生产中起重要作用，并具有抗氧化作用。

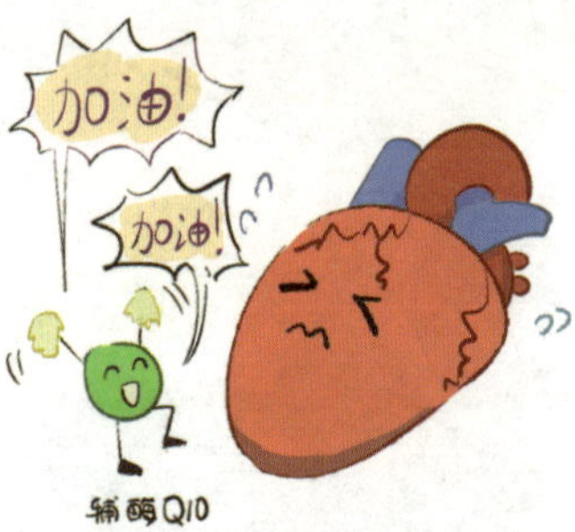

辅酶 Q10 补充剂通常被认为对心脏健康有益，但如果您在服用辅酶 Q10 后感到心跳加快，这可能是产生了不良反应。

辅酶 Q10 的副作用可能包括上腹痛、食欲不振、恶心、腹泻、头痛、皮疹、疲劳、头晕、光敏感及烦躁。在某些情况下，辅酶 Q10 可能会影响心脏的电活动，导致心律失常，这可能是心跳加快的原因之一。

如果正在使用华法林的人如果服用辅酶 Q10，可能会降低华法林的疗效，增加血栓风险。此外，孕妇、哺乳期妇女、儿童以及有肝肾功能问题的人群应避免使用辅酶 Q10，或者在医生指导下谨慎使用。

19. 高血压患者是否应该避免所有含酪胺的食物?

酪胺是一种血管活性胺，正常情况下可以被人体中的单胺氧化酶代谢，但某些药物会抑制 MAO（单胺氧化酶）的活性，导致酪胺不能及时被代谢，从而可能引起血压骤升、心律失常等严重反应。

高血压患者应谨慎食用成熟奶酪，尤其是经过长时间发酵的奶酪，因为它们可能含有较高水平的酪胺。

豆制品如豆浆、豆腐、酱油、味噌等在正常情况下可以食用，但它们也含有酪胺，因此，高血压患者在食用时，也可能影响酪胺代谢的药物，应限制摄入。

高血压患者在饮食上应遵循低盐、低脂、高纤维的原则，并根据自身的健康状况和服药情况调整食物选择。

20. 什么是 DASH 饮食? 对高血压患者有帮助吗?

DASH 饮食是一种专为预防和治疗高血压而设计的饮食方式，其核心原则是减少钠的摄入，并增加有助于降低血压的营养素，如钾、钙和镁。

DASH 饮食推荐的食材有：全谷物、蔬菜、水果、低脂或脱脂乳制品、瘦肉、坚果、健康脂肪、低钠食品。

具体食谱推荐如下：

（1）早餐： 无盐燕麦片，加入葡萄干和香蕉或者全麦面包搭配低脂奶酪和新鲜水果。

（2）午餐： 菠菜沙拉，搭配梨片、坚果和低脂奶酪，或是全麦面包或糙米搭配烤鸡胸肉和大量蔬菜。

（3）晚餐： 烤三文鱼搭配蒸蔬菜或是全谷物和豆类沙拉。

（4）零食： 可以选择低脂酸奶、新鲜水果、一小把坚果。

DASH 饮食不仅有助于控制血压，还可以改善整体心血管健康。

21. 高血压患者是否应该避免所有含乳糖的食品？

高血压患者不一定要完全避免所有含乳糖的食品，但需要注意量的控制和产品的选择。

牛奶含有丰富的钙质和维生素 D，对高血压患者有益，建议选择低脂或脱脂牛奶，以减少饱和脂肪的摄入。

冰淇淋应限制摄入，冰淇淋通常含糖量和脂肪含量较高，可能不利于血压控制。如果食用，应选择小分量，并注意整体的日常饮食平衡。

如果患者有乳糖不耐受，可以选择低乳糖或无乳糖的乳制品，如酸奶和奶酪，或者使用乳糖酶制剂帮助消化。

22. 高血压患者吃什么可以降低心脏病风险？

高血压患者可以通过调整饮食来降低心脏病风险。

首先，可以增加蔬菜和水果的摄入，尽量选择糙米、全麦面包，因其富含纤维，有助于降低心脏病风险。

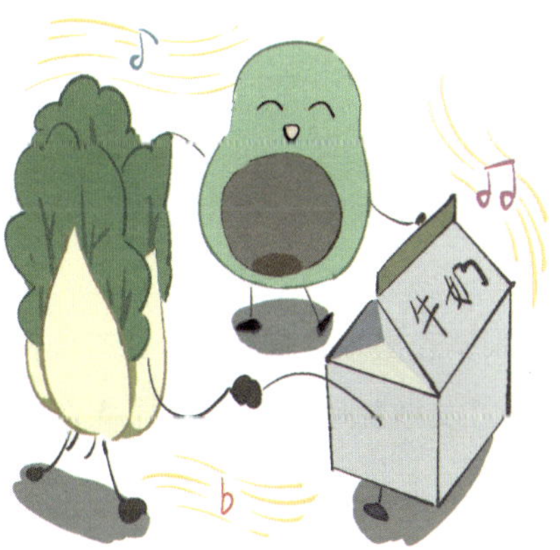

其次，豆类及豆制品是优质植物蛋白，可以作为优选。同时增加鱼类及海产品摄入量，减少红肉摄入，用不饱和脂肪代替饱和脂肪和反式脂肪。

通过饮食调整，高血压患者可以降低心脏病风险，改善整体心血管健康。同时，定期监测血压和与医生沟通也是管理高血压的重要组成部分。

23. 高血压患者能吃牛油果吗？

高血压患者可以适量食用牛油果。

牛油果富含不饱和脂肪酸，特别是单不饱和脂肪酸油酸，对心血管健康有益。此外，牛油果中含有丰富的钾，有助于血压控制。

不过，由于牛油果热量较高，建议高血压患者适量食用，避免过量摄入导致体重增加，反而不利于血压控制。

在饮食上除了牛油果，还应多吃新鲜蔬菜、水果、全谷物、低脂肪乳制等食物，减少高钠、高脂肪和高糖食品的摄入，定期监测血压，与医生沟通，根据个人健康状况调整饮食计划。

24. 有没有特定的食谱可以帮助高血压患者减少水肿?

对于高血压患者来说，控制钠盐摄入、增加富含钾的食物、选择低脂肪和高蛋白的食物，以及增加膳食纤维的摄入，都有助于控制血压和减少水肿。

（1）早餐： 燕麦粥、土豆饼、低脂牛奶。

（2）午餐： 清蒸鱼可以提供优质蛋白，同时避免过多的脂肪摄入；炒小白菜含有丰富的钾和维生素；荞麦面富含膳食纤维，有助于血压控制。

（3）晚餐： 炖肉片扁豆、西红柿生吃、玉米面窝头。

加餐：酸奶可以提供钙和益生菌，有助于肠道健康；水果如苹果、梨，含有丰富的纤维和钾。

以上食谱和建议可以帮助高血压患者控制血压和减少水肿，同时保持营养均衡。

25. 高血压患者可以吃酱油和鱼露吗？

高血压患者在饮食方面需要特别注意，尤其是酱油和鱼露，都含有较高的钠，高血压患者应限制摄入。

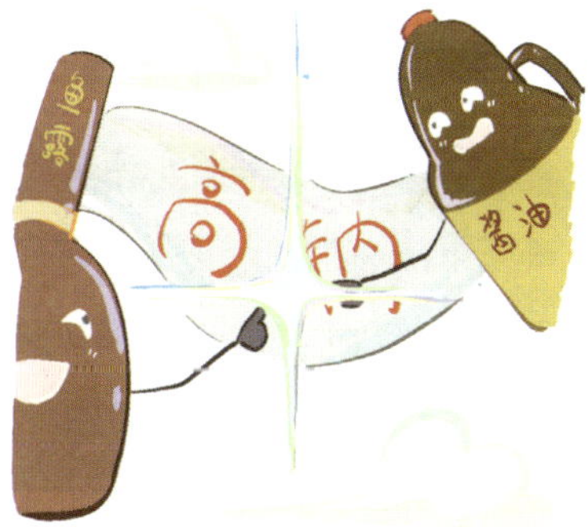

虽然酱油可以增加食物的风味，但因为它含有较多的钠，过量摄入可能会导致血压升高。可以选择低钠酱油，并在使用时注意控制量。

鱼露同样含有较高的钠，高血压患者应谨慎食用，如果食用，应注意量的控制，避免因高钠摄入而影响血压。

可以在选择购买酱油和鱼露之前阅读食品标签，了解产品中的钠含量。

26. 高血压患者可以在早餐吃油条吗？

油条是一种油炸食品，虽然美味，但通常含有较高的脂肪和钠，对高血压患者来说应该尽量少吃。

如果实在想吃油条，建议选择在家庭自制，这样可以控制油和盐的使用量。

同时，高血压患者在早餐选择上应优先考虑低盐、低脂、高纤维的食物，如燕麦片、全麦面包、鸡蛋、低脂牛奶和新鲜水果等。

通过合理调整饮食习惯，高血压患者可以更好地控制血压，减少心脏病等并发症的风险。

27. 吃泡面会影响高血压波动吗?

高血压患者可以吃泡面，但不建议多吃。

泡面通常含有较高的钠，而高血压患者需要限制钠的摄入。如果偶尔食用，建议不要加入所有的调料包，以减少钠的摄入量，并且最好搭配一些蔬菜来平衡营养。

此外，泡面的营养成分相对单一，长期大量食用可能导致营养不均衡。

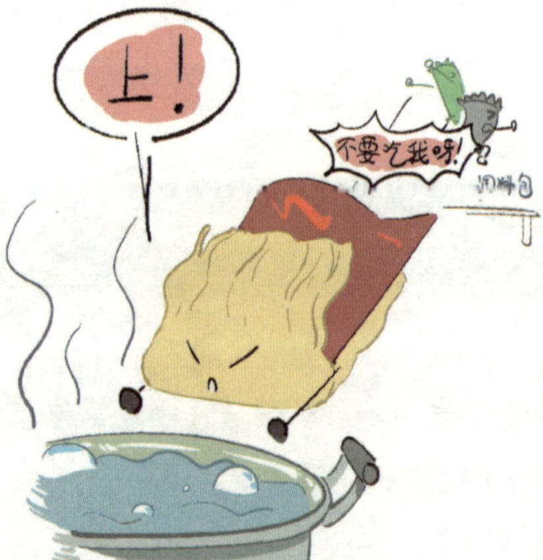

28. 高血压患者可以喝煲汤吗?

高血压患者可以适量喝汤，但需要注意汤的种类和烹饪方式，应选择低钠的汤品，避免高盐分的汤，如番茄鸡蛋汤、紫菜蛋花汤等。同时避免喝含有过多油脂的汤，如猪骨汤、浓鸡汤等，因为高脂肪可能会影响血压控制。

还可以适量喝一些蔬菜汤，如冬瓜汤、白菜汤等，蔬菜汤通常脂肪含量低，有助于控制血压。

但即使是低钠汤，也应注意不要过量，因为过多的水分可能会增加心脏负担。在煲汤时应减少使用高钠的调味品，如味精、鸡精、酱油等。

在尝试新的汤品后，注意监测血压变化，以确保饮食对血压控制没有不良影响。

29. 高血压患者可以吃飞机餐吗?

高血压患者在长途飞行中确实可以食用飞机餐，但需要注意选择符合健康需求的餐食。

通常飞机餐会考虑到不同乘客的饮食限制和健康需求，尽量选择低钠或无盐的飞机餐，其中最好包含新鲜蔬菜的餐食，尽量避免高脂肪和油炸食品。另外，在飞行期间容易脱水，适量饮水有助于血压控制，如果可以，提前向航空公司预订适合高血压患者的健康餐。

总之，高血压患者在飞行期间应注意饮食选择，确保营养均衡，同时注意血压监测和身体舒适度。

30. 高血压患者可以经常加餐吃稀饭吗?

稀饭通常由大米或小米熬制而成，高血压患者应选择未加糖和盐的稀饭，避免食用过于油腻或咸的稀饭。

同时应避免一次性吃太多稀饭，以免引起血糖波动或消化不良。如果高血压患者同时患有糖尿病或血糖控制不佳，应减少稀饭的摄入量，因为稀饭的升糖指数相对较高。即使吃稀饭，也应注意整体饮食的平衡，搭配蔬菜和适量的蛋白质食物，保持营养均衡。

31. 生的蔬菜和熟的蔬菜对降压效果有区别吗?

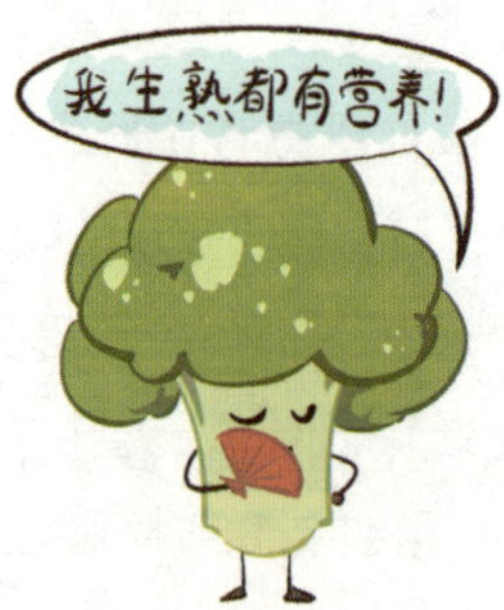

生的蔬菜和熟的蔬菜对降压效果确实存在一些区别。

一些蔬菜在生吃时能够更好地保留其中的营养素，如萝卜硫素等，这些营养素对降压有益。

例如，生蔬菜中的萝卜硫素含量最高，加热会造成损耗，这些蔬菜生吃或者发酵吃时抗氧化效果最好。不过，如果选择烹熟吃，建议温度不要超过 140℃，时间不要超过 3 分钟，以减少营养素的损失。

十字花科蔬菜如西兰花、羽衣甘蓝、花椰菜和卷心菜等，无论是生吃还是煮熟吃，都含有丰富的微量营养素，如萝卜硫素、硝酸盐和维生素 K，这些成分对降低血压有益。

然而，蔬菜中的某些营养素，如维生素 A、维生素 C 等，通过烹饪可以更好地被人体吸收，烹饪过程可以破坏蔬菜细胞壁，使这些营养素更容易被人体利用。

32. 高血压患者可以吃坚果吗?

坚果中含有丰富的不饱和脂肪酸、膳食纤维、维生素和矿物质，这些都对高血压患者有益。

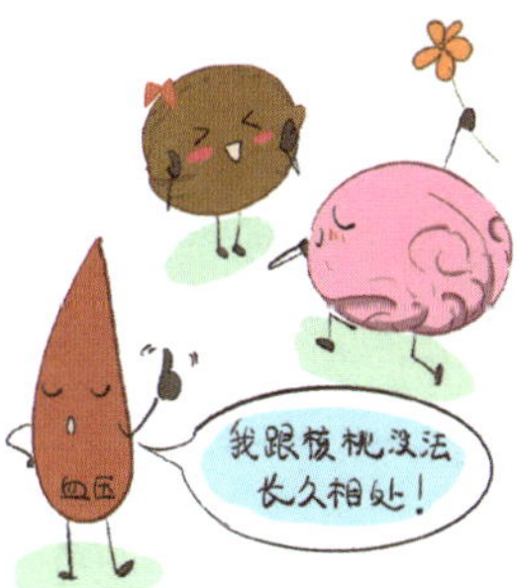

例如，杏仁、核桃、开心果、松子、榛子等都是不错的选择。这些坚果有助于降血脂、降血压，其中维生素 C、钙铁锌等矿物质可以有效分解血脂、避免血小板聚集、软化血管，防止动脉硬化。

但坚果中油脂含量较高，过量食用坚果可能会导致血液中的甘油三酯水平明显升高，对低密度脂蛋白水平也有升高的作用，从而造成血脂水平升高，加重动脉粥样硬化，不利于高血压的长期平稳控制，建议高血压患者每周摄入坚果的量控制在 50 克左右。

33. 高血压患者可以吃沙拉吗?

高血压患者可以适量吃沙拉，沙拉包含丰富的蔬菜，这些蔬菜富含维生素、矿物质和膳食纤维，对控制血压有益。

但许多沙拉酱含有较高的钠和脂肪，因此应选择低钠、低脂肪的沙拉酱，或者使用橄榄油和醋自行调制。

优先选择新鲜、未加工的蔬菜，如菠菜、西红柿、黄瓜等，这些蔬菜含有丰富的钾，有助于降低血压。

即使是健康的沙拉，也应适量食用，避免过量摄入。

34. 高血压患者可以吃蛋糕吗?

高血压患者可以适量吃蛋糕，但应控制蛋糕的摄入量，避免过量食用导致肥胖或血糖异常，从而间接影响血压。

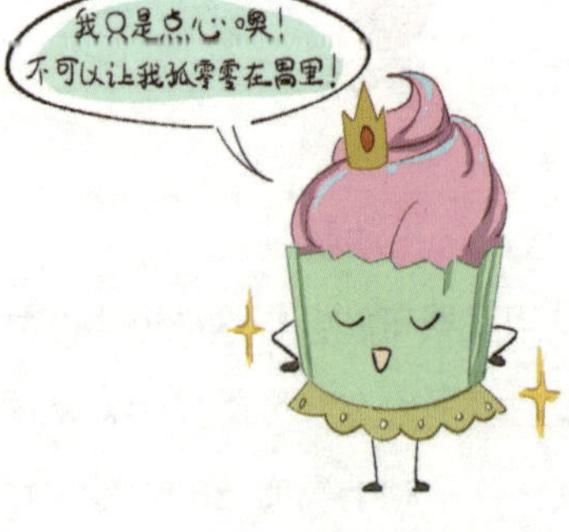

尽量选择低脂、低糖或无糖的，避免含有高脂肪奶油的蛋糕。在食用蛋糕后，应密切监测血压和血糖的变化，以便及时调整饮食和治疗方案。

蛋糕不应替代正餐中的主食或其他食物，应作为偶尔的零食或甜点适量食用，同时避免空腹食用，否则可能会引起血糖水平的快速上升。

在购买蛋糕时，应注意查看食品标签，选择成分简单、添加剂少的产品，注意保持整体饮食的平衡和健康。

35. 寿司里的酱油会影响血压吗?

高血压患者在食用寿司时，确实需要注意酱油的摄入量。

酱油中含有较高的钠，而高血压患者需要控制钠的摄入，以避免血压升高。建议高血压患者在食用寿司时，适量使用酱油，或者选择低钠酱油。

选择健康的寿司配料很重要，确保寿司中的海鲜是新鲜的，以避免食物中毒的风险。一些寿司可能含有高脂肪的肉类或加工肉类，如油炸或烟熏肉类，应适当限制这类寿司的摄入。

36. 比萨里的芝士和香肠会不会对血压不好?

比萨通常含有较高的盐分、脂肪和胆固醇，这些成分对高血压患者不利，特别是比萨中的芝士和香肠，它们含有较高的饱和脂肪和胆固醇，可能会增加心脏疾病的风险。

如果高血压患者想吃比萨，建议选择蔬菜多、芝士和香肠少的比萨，并且要注意分量控制，不要经常吃。

最好是选择全麦面皮、新鲜番茄酱和低脂奶酪的比萨，并且可以搭配一份蔬菜色拉来平衡营养。

此外，高血压患者应考虑增加膳食纤维的摄入，如全谷物、豆类、坚果和各种水果、蔬菜，这有助于通过改善肠道微生物平衡间接控制高血压。

37. 有没有健康的炸鸡做法可以降低血压？

炸鸡由于其高脂肪、高热量和高钠的特性，通常不推荐高血压患者食用，然而如果确实想享受炸鸡的美味，可以尝试一些更健康的做法。

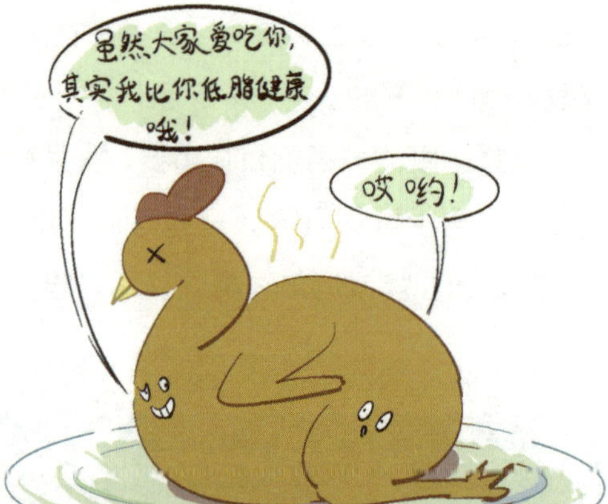

（1）使用空气炸锅： 空气炸锅可以在无需添加额外油脂的情况下，通过高速热风循环技术制作出类似油炸食品的外脆里嫩效果。

（2）无油炸鸡： 可以尝试用烤箱制作无油炸鸡，将鸡肉先裹上蛋液，再裹上面包糠或燕麦片，然后放入烤箱烤制，这样可以减少油脂。

（3）选择低脂鸡肉：选择鸡胸肉而不是鸡腿肉，因为鸡胸肉的脂肪含量更低。

（4）适量食用：即使采用了更健康的做法，也应该适量食用，并注意整体的饮食平衡。

对于高血压患者来说，偶尔享受一下炸鸡可以作为饮食中的一个例外，但不应该成为常态。

38. 红肉对血压有影响吗？

红肉通常指的是牛肉、羊肉和猪肉等哺乳动物的肉。

红肉的摄入与血压控制不佳和高血压的风险较高有关，红肉的摄入可能导致血压升高和低密度脂蛋白胆固醇水平上升，这些都是心血管疾病的危险因素。

此外，红肉中含有丰富的肉碱，经过肠道菌群的代谢后，可能产生三甲胺-N-氧化物，会抑制胆固醇的降解，导致胆固醇在动脉壁沉积，增加动脉硬化风险。

然而，适量食用未加工的红肉不会对血压产生不利影响，红肉可以作为健康饮食的一部分，尤其是未加工的红肉，如牛肉和猪肉，可以为心血管疾病患者提供重要的营养。

适量食用红肉，并结合均衡的饮食和健康的生活方式，可以帮助控制血压并降低心血管疾病的风险。

39. 爆米花里的盐和黄油会对血压产生影响吗?

爆米花本身是一种低脂肪、高纤维的食品，适量食用对健康有益。然而，商业售卖的爆米花在制作过程中可能会加入大量的人造奶油、香精、色素以及盐和糖，这些添加剂使得爆米花的能量和脂肪含量增加，对健康不利。

黄油和盐分的添加会使得爆米花变得更加美味诱人，但同时也会增加其热量和钠含量。高血压患者需要限制钠的摄入，因为高钠饮食会导致血压升高。此外，过量的黄油会增加饱和脂肪和反式脂肪的摄入，这可能对心血管健康产生不利影响。

高血压患者和希望控制血压的人群应该谨慎食用添加了盐和黄油的爆米花。

如果想吃爆米花，可以选择自制无盐或低盐、无油或低脂的爆米花，例如使用空气爆米花机制作，这样既能享受爆米花的美味，又能控制钠和脂肪的摄入量。

40. 高血压患者可以喝可乐吗?

可乐中含有的糖分和钠成分较高，这些成分可能导致血压升高。

此外，可乐含有的咖啡因具有一定的兴奋作用，可能会引起血压短暂升高。

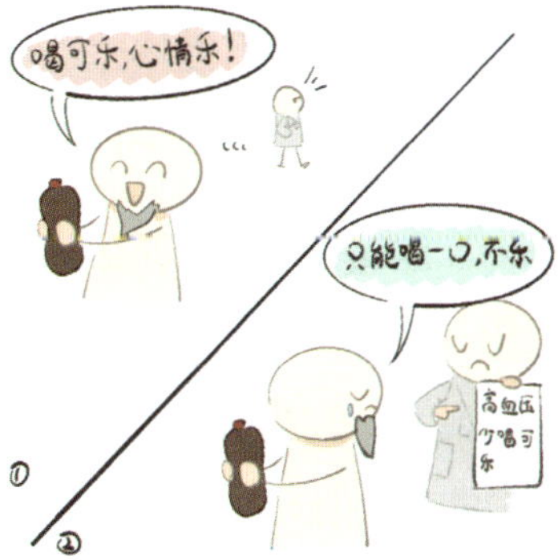

虽然正常饮用可乐时，由于可乐中仅含有微量的咖啡因，对血压影响较小，但高血压患者还是应该限制饮用，特别是避免一次性大量饮用或长期饮用。

● 41. 高血压患者可以吃烧烤吗?

烧烤食品通常含有较高的脂肪和钠，这些对高血压患者都是不利的。

此外，高温烹饪过程中可能产生一些致癌物质，对健康也是有害的。如果确实想食用烧烤，应选择瘦肉，避免使用过多的油脂和调味料，并且要确保肉类完全烤熟。

高血压患者应该多吃蔬菜、水果、全谷物和低脂肪的奶制品，以帮助控制血压。

42. 高血压患者可以吃羊排和羊肉吗？会不会对血压有影响？

高血压患者可以适量吃羊肉，羊肉含有一定的脂肪，但相比猪肉，其脂肪含量较低，并且含有丰富的蛋白质和铁质。

建议使用健康的烹饪方法，如煮、炖或烤，避免使用油炸或过多的调味料，尤其是减少盐的使用量，以降低血压的潜在风险。

但羊肉中的饱和脂肪酸，如果摄入过多，可能会对心血管健康产生不利影响。高血压患者应选择瘦肉部分，并尽量避免食用羊肉的高脂部分。

如果对是否可以食用羊肉有疑问，或者有特定的健康状况，最好咨询医生或营养师，根据个人健康状况获得个性化建议。

43. 墨西哥菜里的辣椒和调料会不会影响血压？

辣椒中的辣椒素可能对血压有一定的降低作用，虽然辣椒可能有助于降低血压，但高血压患者在食用时仍需适量，避免过量食用引起胃部不适或加重肠道负担。

空腹食用辣椒可能会刺激胃黏膜，高血压患者应选择辣度适中的辣椒，避免食用过于辣的辣椒，因为强烈的辣度可能引起血压短暂升高。

在食用辣椒的同时，应注意减少盐的使用，因为辣椒常常与咸的食物搭配，每个人对辣椒的耐受程度不同，高血压患者在食用辣椒时应注意自己的身体反应。

44. 韩式烤肉的调料和烹饪方式会不会影响血压？

韩式烤肉虽然美味，但调料中可能含有较多的盐分，烤肉时使用的肉类，尤其是五花肉等，含有较多的脂肪。烧烤过程中，尤其是高温炭烤，可能产生一些致癌物质和“炭化”物质，这些物质会对心血管健康产生不良影响。且部分调料含有辛辣成分，如辣椒粉等，虽然辛辣食物对血压的影响因人而异，但有些人可能会因食用辛辣食物而导致血压短暂升高。

如果确实想吃韩式烤肉，建议选择瘦肉部分，使用少量的调料，搭配大量蔬菜，注意总体的食用量，避免过量。

（二）患者问题

1. 经常吃软烂食物对血压有影响吗？

问题描述：我年龄大了，吃不了太硬的东西，牙口不好，喜欢吃软烂的食物，这对高血压有影响吗？

高血压患者应该要避免只吃软烂食物而导致的饮食习惯单一化。

适量食用软烂食物可以帮助高血压患者更好地消化和吸收营养，尤其是对于咀嚼或吞咽困难的人群来说，软烂食物可以减少进食过程中的不适。

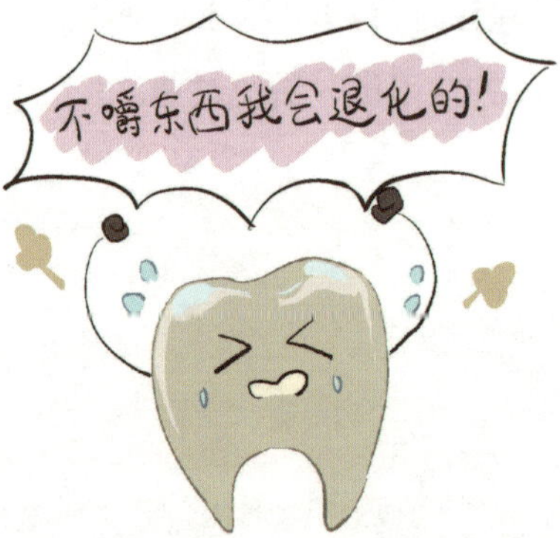

但多咀嚼食物有助于刺激唾液分泌，唾液中的酶可以开启食物的消化过程，同时咀嚼动作还可以帮助增强口腔健康，促进脑部血液循环，从而有助于延缓脑部衰老和预防认知功能减退。

高血压患者应该追求均衡饮食，包括各种质地的食物。这样不仅可以确保身体获得必需的营养，还可以通过不同食物的组合来帮助控制血压。

● 2. 素食者会得高血压吗？该如何调整饮食？

问题描述：我是一位素食者，但最近被诊断出高血压，我的饮食需要做哪些调整？

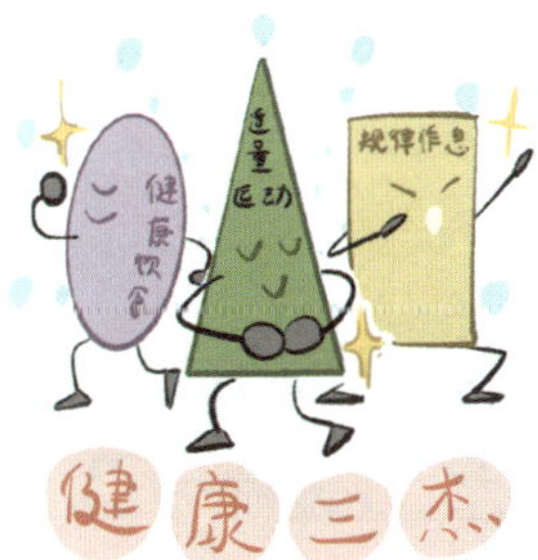

素食者确实也有可能得高血压，虽然素食通常含有较低的饱和脂肪和胆固醇，这有助于降低血压，但高血压的发展是多因素的，不仅仅与饮食有关。

素食者可以增加全谷物食物摄入比例，合理食用大豆类食物，避免加工食品，例如素食快餐、薯片和饼干含有高盐和高脂肪。

除此之外，保持健康的体重、适量运动、避免酒精、定期检查血压也是非常重要的。

● 3. 高血压患者可以喝运动饮料吗？

问题描述：我是一位马拉松长跑者，经常进行长跑训练，但我也有高血压，我运动后可以喝运动饮料吗？

运动饮料通常含有较高的钠和糖，这对高血压患者来说是不利的。

除了钠盐，运动饮料还含有大量的添加糖，过多摄入糖分会增加体重和心血管疾病的风险。如果高血压患者想喝运动饮料，应选择低糖或无糖版本，并注意总体的液体摄入量。

一般运动后可以适量饮用，以补充丢失的水分和电解质，但应注意适量，并在医生指导下进行。

通常情况下，建议选择更健康、更天然的饮品来保持血压稳定。

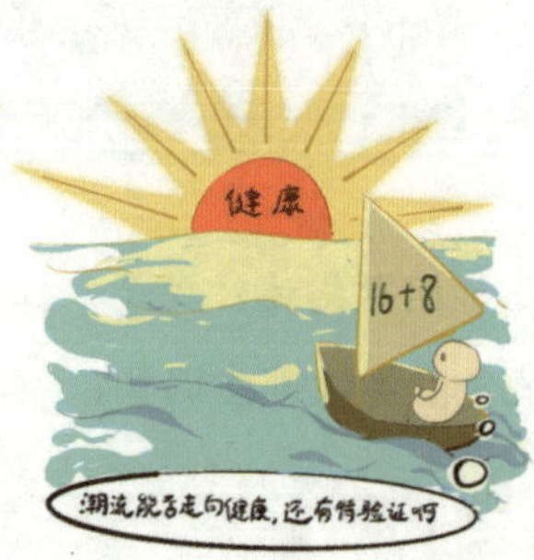

4. 网上很火的 16+8 减肥法，适用于高血压患者吗？

问题描述：我是一名高血压患者，但体重有些超标，想要快速减肥，听说 16+8 减肥法很火，这适用于高血压患者吗？

16+8 饮食法，也就是在一天 24 小时中选择 8 小时作为进食窗口，其余 16 小时禁食，这种饮食方式近年来受到了很多人的关注。

对于高血压患者来说，控制饮食是非常重要的，但是否可以采用 16+8 饮食法，需要考虑以下几点：

（1）饮食质量： 在 8 小时内选择健康的食物是关键。高血压患者应该选择低盐、低脂、高纤维的食物，如新鲜蔬菜、水果、全谷物和瘦肉，避免高盐、高脂肪和高糖的食物。

（2）能量摄入： 尽管 16+8 饮食法可能有助于减少总体能量摄入，但高血压患者应确保在 8 小时进食窗口内摄入足够的营养，同时避免过量进食。

（3）身体反应： 禁食可能会导致一些人出现饥饿感、疲劳或注意力不集中等问题，高血压患者应密切关注身体对这种饮食法的反应，并在必要时咨询医生。

16+8 饮食法可能与心血管疾病死亡风险增加有关，因此对于高血压患者来说，这种饮食法的长期效果和安全性还需要更多研究来证实。

5. 间歇性禁食对控制高血压有帮助吗？

问题描述：我是一名肥胖的高血压患者，选择间歇性禁食减肥可以吗？有没有什么风险？

间歇性禁食是一种流行的饮食模式，这种饮食方式可能有助于减肥、改善代谢健康、预防或延缓与年龄增长相关的疾病，甚至减缓肿瘤的生长。然而，对于高血压患者来说，间歇性禁食对血压的长期影响需要更加谨慎考虑。

一些研究表明，间歇性禁食可以改善心血管健康的多种指标，包括血压，间歇性禁食还可以减少全身炎症和氧化应激的标志物的含量。

对于高血压患者而言，间歇性禁食可能有助于减少与心血管健康相关的某些风险因素，但需要在医生的指导下进行，并结合均衡的饮食和适量运动。

重要的是要注意，间歇性禁食并不适合每个人，应该在开始任何新的饮食计划之前咨询医生。

6. 高血压患者如何控糖同时降压?

问题描述：我是一位高血压患者，同时也在控制血糖，有什么食物是双赢的?

对于高血压和糖尿病患者来说，饮食管理是非常重要的，以下是一些建议，可以帮助您在控制血糖的同时，也控制血压：

（1）选择低糖高纤维食物：蔬菜如菠菜、芹菜、黄瓜等富含纤维，有助于控制血糖水平。

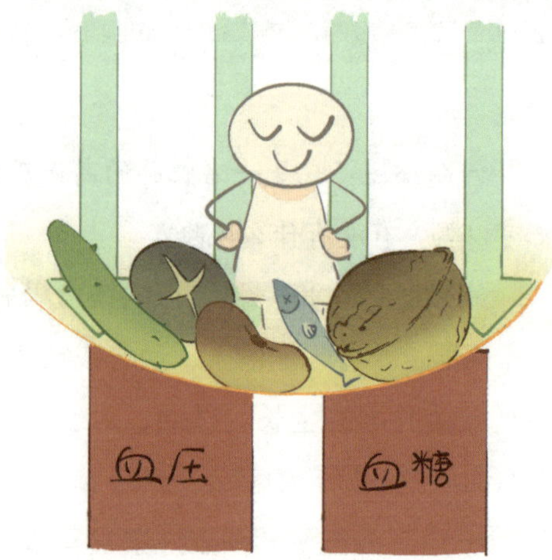

（2）摄入不饱和脂肪酸：深海鱼类和坚果富含不饱和脂肪酸，有助于降低血压和减少心血管疾病风险。

（3）豆类及豆制品：豆类和豆制品如豆腐、豆干富含植物蛋白和纤维，对血糖和血压控制都有益。

（4）菌菇类：香菇、平菇、金针菇等菌菇类食物热量低，富含维生素和矿物质，适合糖尿病高血压患者食用。

（5）适量蛋白质：选择鱼、禽、蛋和瘦肉作为蛋白质来源，平均每天 120 ~ 200 克。

7. 高血压患者适合喝红茶还是绿茶?

问题描述：我是一位高血压患者，但我喜欢喝茶，绿茶和红茶哪个更适合我?

对于高血压患者来说，选择绿茶和红茶都是可以的，但需要考虑茶的类型和饮用方式。

绿茶未经过发酵，保留了较多的天然成分，如茶多酚和儿茶素，这些成分有助于促进血液循环和增加毛细血管弹性，对心血管健康有益；绿茶中的儿茶素和茶氨酸能够扩张血管、降低血液黏稠度，从而辅助降低血压。

红茶是全发酵茶，含有较多的茶黄素和茶红素，这些成分可以帮助保护心脏，每天喝三杯红茶可以辅助降低血压和胆固醇，预防心血管疾病。

然而茶叶中也含有咖啡因，这是一种中枢神经兴奋剂，可能会导致血压短暂升高，高血压患者在饮用时应避免喝太浓的茶。

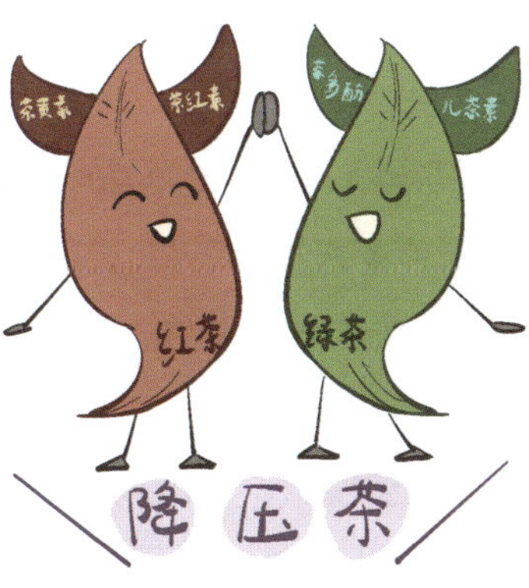

8. 高血压患者吃海鲜有什么禁忌?

问题描述：我有高血压，但喜欢吃海鲜，有没有哪些是我应该避免的?

海鲜中通常含有丰富的蛋白质和微量元素，这对高血压患者是有益的，但某些海鲜可能含有较高的钠和嘌呤，需要谨慎选择。

建议选择富含不饱和脂肪酸的海鱼，如鲑鱼、鳕鱼、金枪鱼等，这些鱼类有助于降低血压。

应避免食用高钠、高脂肪和高胆固醇的海鲜，如咸鱼、虾酱、蟹黄、鱼子等。

烹饪海鲜时应减少盐和油的使用，避免油炸和过多的调味品，可选择蒸、煮或烤的方式，即使是健康的海鲜，也应注意控制摄入量，避免过量。

9. 高血压患者可以吃蜜饯吗?

问题描述：我有高血压，平常很喜欢吃蜜饯，但都说蜜饯吃多了不好，有没有低糖的蜜饯推荐?

对于高血压患者来说，选择蜜饯时应该寻找那些未添加或少添加糖、盐的品种。

虽然蜜饯通常含糖量较高，但市场上也有一些低糖或无糖果脯蜜饯的选择，寻找那些标有“未添加糖”或“低糖”的产品，购买时仔细查看成分表，避免那些含有过多添加剂的产品，颜色过于鲜艳的蜜饯可能添加了过多的色素。

即使是低糖蜜饯，也应适量食用，一些天然晒干或烘干的果干，如杏干、葡萄干等是更健康的选择。

可以尝试自制蜜饯，这样可以控制糖和盐的使用量。

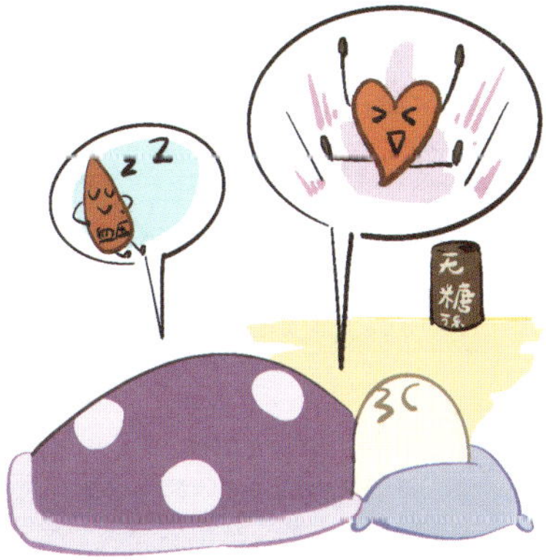

10. 无糖可乐会影响血压吗?

问题描述：我是一位高血压患者，但我很喜欢喝可乐，为了自己的健康，尽量选择一些无糖可乐，但无糖可乐会影响血压吗?

无糖可乐等含有人工甜味剂的饮料常被认为比含糖饮料更健康，但它们对血压和心血管系统的影响仍然存在争议。

虽然无糖可乐不含糖，但其中的人工甜味剂，如阿斯巴甜、甜蜜素、糖精、乙酰磺胺酸钾或三氯蔗糖，可能对健康有影响。

即使是无糖饮料，也可能与 2 型糖尿病和心血管疾病的风险增加有关。无糖可乐中的磷酸和碳酸等酸性成分可能对牙齿造成腐蚀，咖啡因成分可能会影响神经系统，导致不安、失眠、震颤等症状。

对于高血压患者来说，虽然无糖可乐不直接导致血压升高，但其中的咖啡因可能导致心率加快，食品添加剂在体内代谢需要大量水分，可能会导致越喝越渴，影响体内的水分平衡。

建议选择更健康的饮品，如水、茶或咖啡，以减少对血压和心血管系统的潜在影响。如果需要甜味饮料，可以考虑使用天然甜味剂，如蜂蜜或枫糖浆，但要注意适量。

11. 红酒和啤酒哪个对血压影响大？

问题描述：我有高血压，平时喜欢喝啤酒，但偶尔也会喝红酒，我想知道这两种酒哪个对血压影响更大？

适量饮酒可能会在短期内导致血压下降，但这种效果通常是暂时的，并且随后可能会出现血压反弹性升高。

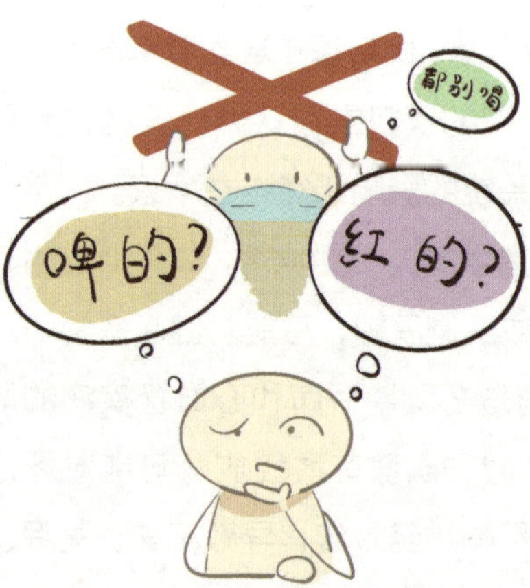

研究表明，与不饮酒者相比，每天饮酒1～2杯、3～4杯、5杯及以上的男性，高血压的风险分别会增加19%、51%和74%。

啤酒和红酒的酒精含量不同，通常啤酒的酒精含量较低，而红酒的酒精含量较高。适量饮用红酒可能对心血管健康有益，但这并不意味着高血压患者应该开始饮酒，对于高血压患者来说，最好的建议仍然是限制饮酒或完全戒酒。

如果选择饮酒，应该严格控制饮酒量。对于男性，每天的酒精摄入量啤酒小于 250 毫升，葡萄酒少于 100 毫升；女性和体重过轻的人啤酒小于 125 毫升，葡萄酒少于 50 毫升。

12. 哪种食用油对高血压影响小？

问题描述：我是一位高血压患者，炒菜时应该选择哪种油对血压影响较小？

建议选择植物油，如橄榄油、菜籽油、茶籽油、玉米油和大豆油等，因为它们富含不饱和脂肪酸，有助于降低血压和胆固醇水平。特别是橄榄油和茶籽油，它们含有单不饱和脂肪酸，有助于预防心血管疾病。

避免使用动物油，如猪油、牛油和黄油，因为它们含有较高的饱和脂肪酸，可能加重高血压病情。同时，减少油炸食品的摄入，因为油炸食品会增加脂肪和热量的摄入，对高血压患者不利。

在烹饪时，还应注意控制油的用量，尽量采用蒸、煮、烤或生食等低脂烹饪方式，以减少油脂的摄入。

总之，高血压患者在选择烹饪油时，应优先选择富含不饱和脂肪酸的植物油，并注意控制油的用量和烹饪方式，以帮助控制血压和促进心血管健康。

13. 鸡精会影响血压波动吗？

问题描述：我喜欢用鸡精调味，但担心它含钠量高影响血压，有没有替代品？

对于高血压患者来说，选择鸡精作为调味品时确实需要谨慎，因为鸡精中通常含有较高的钠，市面上有一些低钠的鸡精产品，可以选择这些产品作为替代，也可以在家自制鸡精，控制钠的含量。

蘑菇精是一种不含钠的替代品，它能够提供丰富的鲜味。选择低钠酱油，但应注意不要过量。豆腥草是一种富含蛋白质的食材，可以提供自然的鲜味。市面上也有一些无盐的调料混合物，可以用来调味。还可以通过使用香料和调料来增味，例如咖喱粉、姜黄、孜然等，它们可以提供丰富的风味而不含钠。

在选择替代品时，应注意食物的总体钠含量，并尝试减少对咸味的依赖。

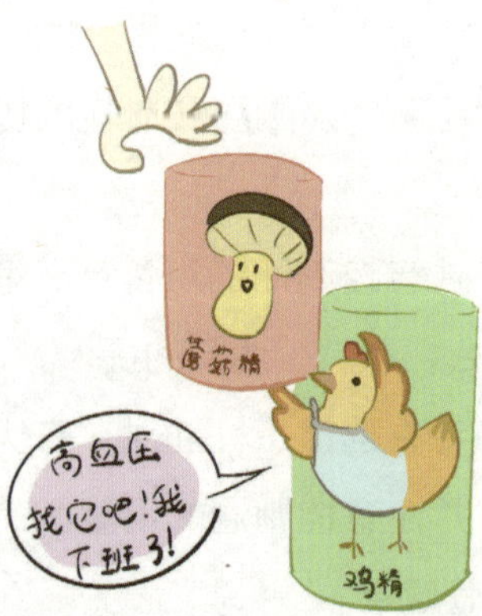

14. 煮饭的米不同，对血压的影响也不同吗？

问题描述：我需要控制血压，煮饭时应该选择哪种米，比如糙米或白米？

选择糙米或白米取决于个人的营养需求和健康状况。糙米比白米含有更多的营养成分，如纤维、维生素、矿物质和抗氧化剂，有助于预防和改善多种健康状况。糙米中的纤维有助于降低心脏病、癌症和呼吸道疾病的风险，木酚素和镁对心脏健康特别有益。

然而，糙米含有的叶酸较少，白米在这一点上更胜一筹。

叶酸对于孕妇尤其重要，因为它可以降低胎儿出生缺陷的风险。糙米因其高纤维和营养成分，通常被认为是更健康的选择。高血压患者可以考虑将糙米添加一些白米进行烹饪，以增加纤维摄入量，帮助控制血压。

15. 每天吃香蕉会影响血压吗？

问题描述：我听说吃香蕉可以降血压，吃太多香蕉会对我的血压有影响吗，我吃那些不成熟的香蕉有影响吗？

香蕉含有丰富的钾元素，可以帮助调节体内的钠含量，从而有助于降低血压。

但是，要通过吃香蕉来达到降血压的效果，需要摄入足够的钾，这可能意味着每天需要吃大量的香蕉，这并不实际，也可能导致其他健康问题。

未成熟的香蕉含有较高水平的鞣酸，这种物质具有收敛作用，可能会使肠道蠕动变慢，反而加重便秘症状，因此建议选择成熟的香蕉来食用。

每天吃香蕉的量也不宜过多，对于高血压患者来说，每天吃 1 ~ 2 根香蕉是比较合适的量，糖尿病患者和肾功能不全的患者应该更加小心，因为香蕉中的钾含量较高，可能会加重他们的病情。

空腹吃香蕉通常没有问题，但有些人可能会对香蕉中的钾或镁敏感，尤其是那些有肾脏问题的人，如果你没有这样的健康问题，空腹吃香蕉是可以的。

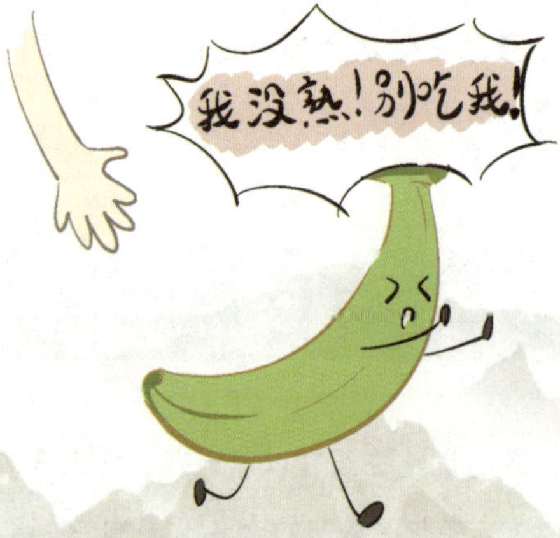

第六章 特殊类型高血压问题

（一）常见问题

1. 妊娠期高血压对孕妇记忆力有影响吗？

怀孕期间的高血压确实可能会对孕妇的记忆力产生长期影响。

根据研究，那些在孕期患有妊娠高血压的人在即时记忆和延时记忆测试中得分较低，尽管这项研究没有证明高血压和记忆力下降之间存在直接的因果关系，但它确实表明了二者之间存在一定的关联。

孕期高血压可能与以后生活中思维问题的风险增加有关，与孕期无高血压的人相比，孕期高血压患者在以后的生活中有更高的认知问题风险。

对于高血压孕妇来说，控制血压至关重要，不仅为了保护自身的健康，也可能有助于减少长期的认知功能下降的风险。

2. 高血压药物会导致胎儿出生缺陷吗？

对于高血压孕妇来说，某些药物可能会对胎儿造成影响。

拉贝洛尔通常被认为是孕期控制高血压的首选药物；硝苯地

平作为二氢吡啶类钙离子通道阻滞剂，也是孕期较为安全的降压药物；尼卡地同样是二氢吡啶类钙离子通道阻滞剂，可以用于治疗妊娠期高血压。

ACEI/ARB 类药物在备孕期、孕期及妊娠期各阶段禁用，因为它们可能导致胎儿心血管畸形、肾功能衰竭等问题；利尿剂也一般不推荐在孕期使用，因为它们可能导致胎儿生长受限和羊水减少。

孕妇在服用任何药物时都应该与医生密切沟通，确保药物的安全性。

3. 妊娠期高血压患者还能继续工作吗？

如果血压得到了良好的控制，并且没有其他并发症，可以在医生的建议下继续从事一些轻度到中度的工作。

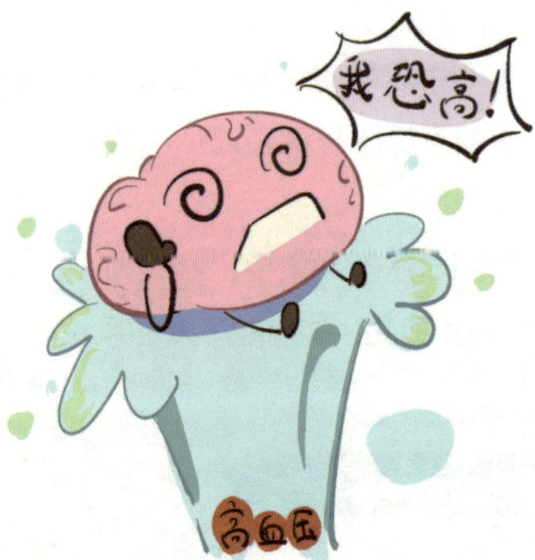

如果工作较为轻松，不需要大量的体力劳动或高度的精神压力，那么继续工作是可行的；反之，如果工作较为紧张或需要较大体力，则需要考虑减少工作量或调整工作岗位。

最重要的是遵循医生的建议，医生会根据孕妇的整体健康状况、血压控制情况以及孕期的进展来提出建议。

4. 怀孕期间高血压会遗传给胎儿吗？

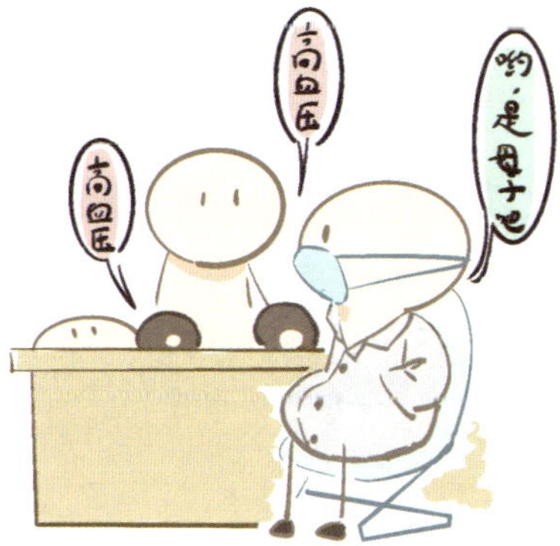

高血压确实具有遗传倾向，有研究表明如果父母双方或一方有高血压病史，孩子将来发展高血压的风险会增加。

目前并没有直接证据表明高血压本身会从母亲遗传给孩子。但孕妇如果患有高血压，可能会有一些并发症，比如子痫前期，这可能会影响胎儿的健康状况，包括其未来的心血管健康风险。

对于有高血压病史的孕妇，重要的是进行严格的孕期监控和适当的治疗，以减少任何潜在风险，同时保持健康的生活方式，如均衡饮食、适量运动和压力管理，不仅有助于控制孕妇的血压，也有助于降低孩子未来患高血压的风险。

5. 怀孕期间可以进行热水浴或桑拿吗？

孕妇在怀孕期间应尽量避免长时间暴露于高温环境中，如热水浴或桑拿，因为高温可能会对胎儿造成不利影响。

特别是在怀孕早期，胎儿的器官发育尚未完成，高温环境可能会增加胎儿畸形的风险。高温还可能导致孕妇血压升高、心率加快，从而对孕妇和胎儿都产生不良影响，增加胎儿心跳加快和心力衰竭的风险，还可能导致胎儿宫内缺氧，桑拿的高温辐射还可能对胎儿的听觉器官造成损伤，尤其是在怀孕的前三个月，这是胎儿听觉器官发育的关键时期。

如果孕妇想要泡澡放松，建议水温控制在 38 ~ 40℃，并且时间不要超过 15 分钟。

6. 怀孕期间血压控制得很好是否有患先兆子痫的风险？

怀孕期间的高血压确实可能会增加患先兆子痫的风险。

先兆子痫是妊娠期高血压的一种严重并发症，它通常发生在怀孕 20 周以后，对于那些有高血压病史的孕妇来说风险更高。

尽管血压控制得当可以降低一些风险，但并不能完全消除患先兆子痫的可能性。孕妇在怀孕期间应该定期监测血压，进行适当的血压管理，确保在整个孕期中获得最佳的护理和监测。

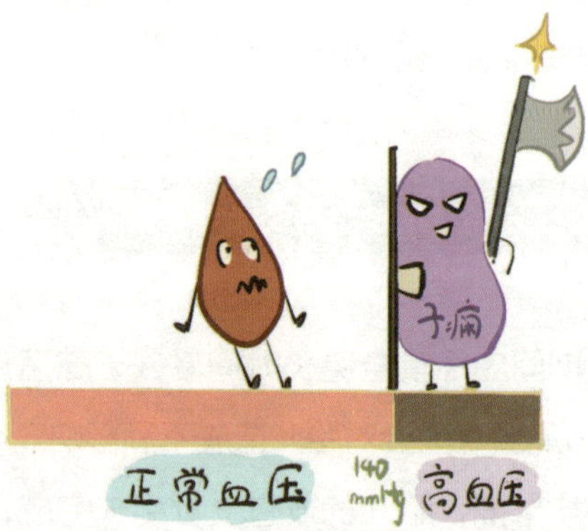

7. 妊娠期高血压是否会影响孕妇未来的心血管健康？

妊娠期高血压确实可能对孕妇未来的心血管健康产生影响。一些研究表明，患有妊娠高血压的女性在未来发生心血管疾病的风险可能会增加。

因此，妊娠期高血压疾病的孕妇产后需规律监测血压，至少监测42天，包括维持健康的生活方式和定期进行血压监测。

8. 妊娠期高血压是否会影响情绪和心理健康？

妊娠期高血压对孕妇的情绪和心理健康产生影响。

由于血压的异常升高，孕妇可能会感到身体上的不适，如头痛、视力模糊、胸闷等症状，这些不适可能会导致焦虑和抑郁情绪的产生。

研究表明，心理护理干预可以显著改善妊娠期高血压患者的焦虑和抑郁情绪，包括提供心理支持、健康教育、放松训练等，有助于缓解孕妇的不良情绪，并可更好地控制血压水平。

在妊娠期高血压患者的护理中，心理护理的应用效果显著，可以改善患者的不良情绪，减少不良妊娠的发生。

9. 怀孕期间高血压是否会影响胎儿的智力发展？

妊娠期高血压与后代神经发育不良后果有关，例如自闭症谱系障碍、注意力缺陷/多动障碍和智力障碍。然而这种影响可能受到家族性混杂因素的影响。

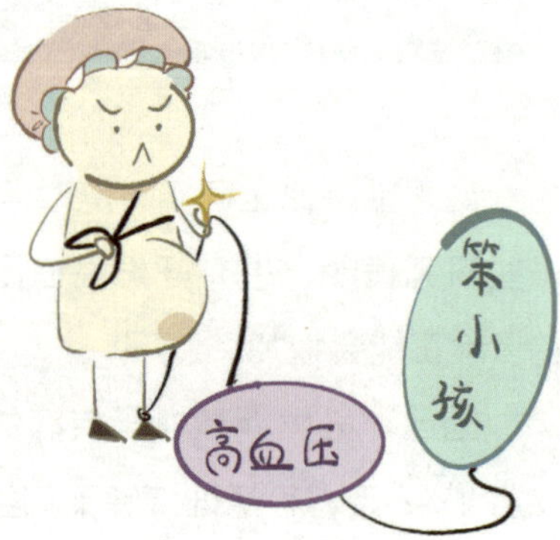

妊娠期高血压可能会增加早产的风险，而早产儿可能会在认知和发育方面面临挑战，但并不是所有妊娠期高血压的孕妇都会生出有智力发展问题的孩子，许多因素都会影响儿童的发展，包括遗传、环境和后天的教育。

对于妊娠期高血压的孕妇，医生会密切监测孕妇和胎儿的状况，并提供适当的治疗和管理措施，以降低风险并保护双方的健康。

10. 怀孕期间血压升高是否需要增加产检的频率？

怀孕期间血压升高 = 需要增加产检的频率。

根据《妊娠期高血压疾病诊治指南（2020）》，孕妇在诊断为子痫前期的情况下，需要进行更频繁的产前检查，可能需要每周 1 ～ 2 次。

这有助于及时监测和评估孕妇的血压变化、尿蛋白情况以及胎儿的健康状况，从而预防和及时治疗可能出现的严重并发症。

对于血压升高的孕妇，医生会建议更密集的产检计划，确保母儿健康。

11. 怀孕期间高血压是否会导致早产？

妊娠期高血压是增加早产风险的一个重要因素。

孕期高血压可能导致胎儿宫内窘迫，使其在子宫内的生存环境恶化，从而增加早产的风险。为了保护母体和胎儿的健康，医生可能会建议早期分娩。

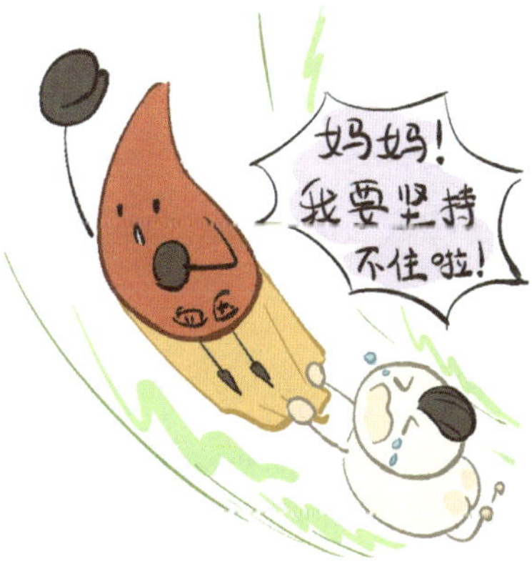

因此，对于妊娠期高血压的孕妇，医生会密切监测孕妇的血压变化、尿蛋白情况以及胎儿的健康状况，以预防早产等并发症的发生。

12. 怀孕期间被诊断出高血压还能进行性生活吗？

一般而言，高血压孕妇在没有其他并发症的情况下，可以维持正常的性生活，但应采取温和的方式，并避免在性生活中过度激动或用力。

然而，如果孕妇有以下情况，可能需要避免性生活：出现蛋白尿、水肿等妊娠高血压综合征的症状；有早产风险或已出现早产迹象；有出血或胎盘问题。

13. 怀孕期间高血压是否会影响胎儿的体重和身高?

妊娠期高血压会对胎儿的发育产生影响，包括影响胎儿的生长，这可能会导致低出生体重或身高不足的情况。

高血压可能导致胎盘血流减少，从而影响胎儿对养分和氧气的供应，此外，妊娠期高血压还能增加早产的风险，而早产儿可能会有体重和身高增长方面的问题。

为了尽可能减少这些风险，孕妇应与医生紧密沟通，进行严格的孕期监控和适当的治疗。

14. 怀孕期间高血压是否会影响分娩方式?

如果孕妇出现严重的高血压，医生可能会建议提前分娩以减少对母体和胎儿的风险。

在某些情况下，可能需要考虑剖宫产来确保母婴安全，具体情况需要医生结合实际情况评估最佳的分娩方式，并在医生的指导下进行定期监测和适时干预。

15. 妊娠期高血压是否会导致产后抑郁?

妊娠期高血压确实可能增加产后抑郁的风险。

研究表明，妊娠期高血压疾病孕产妇产后抑郁发生率较高，与发病孕周、血压控制效果等因素有关。

患有妊娠期高血压的女性在分娩后不仅要面对激素水平的变化，还要承受妊娠期高血压疾病相关症状带来的身心压力，这些都可能导致产后抑郁的发生。

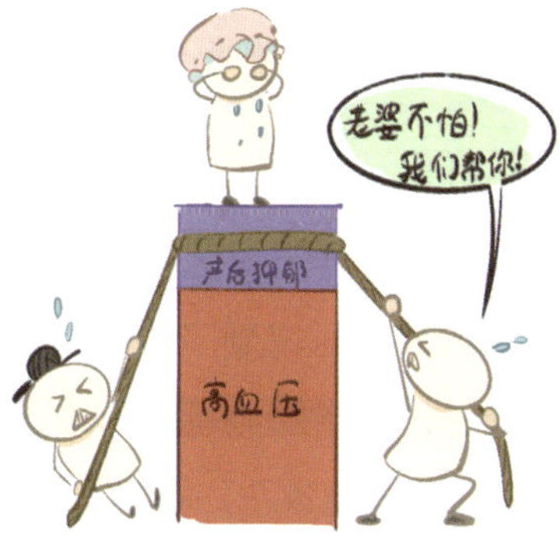

因此，对于妊娠期高血压的孕妇，家人的关心和支持也非常重要，可以帮助孕妇更好地应对压力，减少产后抑郁的风险。

16. 妊娠期高血压是否会影响乳汁分泌?

高血压本身可能不会直接影响乳汁分泌的量，但一些用于治疗高血压的药物可能会通过母乳进入宝宝体内，从而影响宝宝健康。

例如，一些药物可能通过减少血流来降低血压，这可能会影响乳汁的产量。高血压可能会导致身体其他系统的紧张和压力，这也可能间接影响乳汁的分泌。

对于需要在产后继续服用降压药的高血压孕妇，应选择哺乳期较安全的药物，如拉贝洛尔和硝苯地平，这些药物在哺乳期使用相对安全，并且分泌到乳汁中的量很少，不影响哺乳。

对于有高血压的哺乳妈妈来说，可以通过选择适当的药物和剂量，经常排空乳房等措施来确保乳汁分泌。

17. 妊娠期高血压是否能正常旅行？

妊娠期高血压是否可以正常旅行，需要根据孕妇的具体情况和医生的建议来决定。

如果血压得到了良好的控制，并且没有其他并发症，孕妇可以进行正常的旅行，但旅行会给孕妇带来额外的压力和身体负担，因此建议孕妇在旅行前咨询医生，并确保旅行计划安全、舒适，避免过度劳累。

18. 妊娠期高血压是否会影响孩子接种疫苗？

妊娠期高血压本身不会直接影响孩子接种疫苗，但高血压可能会增加早产的风险，早产儿可能需要额外的医疗监护，包括疫苗接种计划。

对于孕妇而言，某些疫苗是建议接种的，如流感疫苗和百日咳疫苗，但是孕妇在接种任何疫苗之前，应该咨询医生，确保疫苗的安全性和必要性。

19. 妊娠期高血压是否会影响孩子上学后的学习能力？

妊娠期高血压可能会影响胎儿的生长和发育。

有研究表明，高血压可能会增加早产的风险，早产儿可能会在体重、身高以及认知和发育方面面临挑战。此外，妊娠期

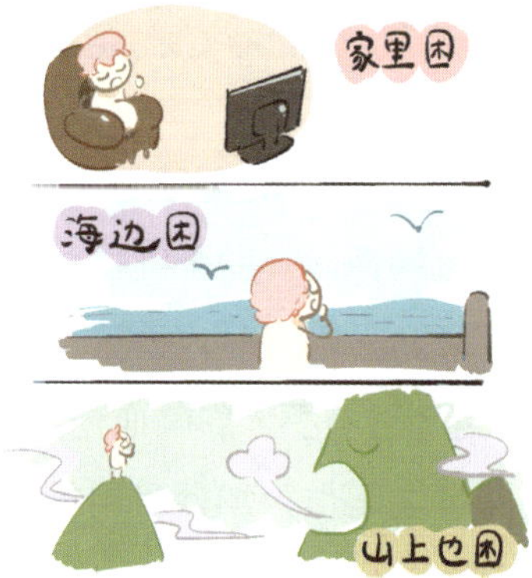

高血压还可能影响胎盘功能，导致胎儿生长受限。

然而，并不是所有妊娠期高血压的孕妇都会生出有这些问题的孩子，许多因素都会影响儿童的发展，包括遗传、环境和后天的教育。

20. 妊娠期高血压可以通过孕前筛查得知吗?

妊娠期高血压本身不能通过孕前筛查来直接预测，但存在一些风险因素可能与妊娠期高血压疾病相关，这些风险因素有时可以在孕前筛查中被识别。

例如，孕妇有高血压家族史、肥胖、糖尿病、肾脏疾病，或之前怀孕时有高血压病史，这些人群被认为有较高的风险发展妊娠期高血压。

孕前的健康评估和咨询是非常重要的，可以帮助识别和管理可能的风险因素。

21. 妊娠期高血压可以吃香蕉吗？

妊娠期高血压的孕妇可以适量吃香蕉。

香蕉中含有丰富的钾，有助于维持体内电解质平衡，对于控制血压有一定的帮助。但同时，香蕉也含有一定的糖分，因此需要适量食用，避免过多摄入影响血糖。

建议孕妇在两餐之间作为加餐食用香蕉，并可搭配其他新鲜营养的蔬果一起食用。

22. 妊娠期高血压是否会导致胎儿宫内窘迫？

妊娠期高血压可能会对胎儿产生一定的影响，包括增加宫内窘迫的风险，这与胎儿的生长发育有关。

宫内窘迫是指胎儿在子宫内出现氧气供应不足的情况，会影响胎儿的健康和发育。高血压可能导致子宫内血流减少，从而使胎儿获得的氧气和营养减少。

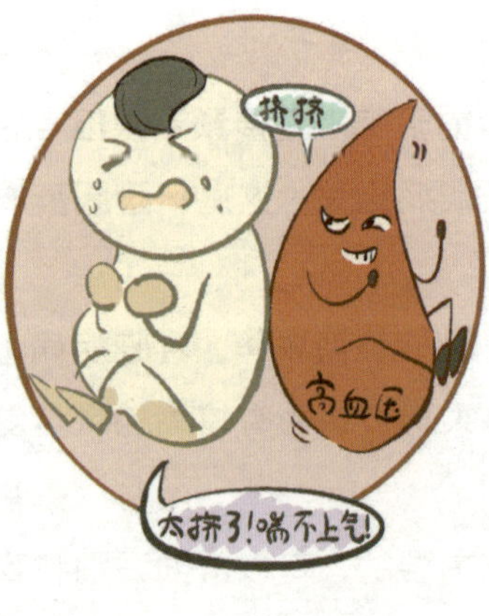

因此，对于妊娠期高血压的孕妇，医生会密切监测孕妇和胎儿的状况，并提供适当的治疗和管理措施，以降低风险并保护双方的健康。

23. 妊娠期高血压是否会导致胎儿畸形?

妊娠期高血压可能会对孕妇和胎儿的健康造成影响。

虽然妊娠期高血压本身并不直接导致胎儿畸形，但它会增加早产的风险，而早产儿会有体重、身高以及认知和发育方面的挑战，包括畸形风险。

为了预防和减少妊娠期高血压对母婴健康的潜在影响，孕妇需要定期的产检、血压监测，并遵循医生的建议，进行相应的药物治疗、饮食调整和生活方式的改变。

24. 妊娠期高血压是否会导致胎儿宫内发育迟缓?

高血压可能导致胎盘血流减少，影响胎儿对养分和氧气的供应，从而导致胎儿生长受限。

妊娠期高血压患者合并发生胎儿生长受限的概率较高，可能与血管内皮生长因子、胎盘生长因子、可溶性血管内皮生长因子受体等多种细胞因子影响。

对于妊娠期高血压的孕妇，医生会密切监测孕妇和胎儿的状况，并提供适当的治疗和管理措施，以降低风险并保护双方的健康。

25. 妊娠期高血压控制得好，以后还会不会有高血压？

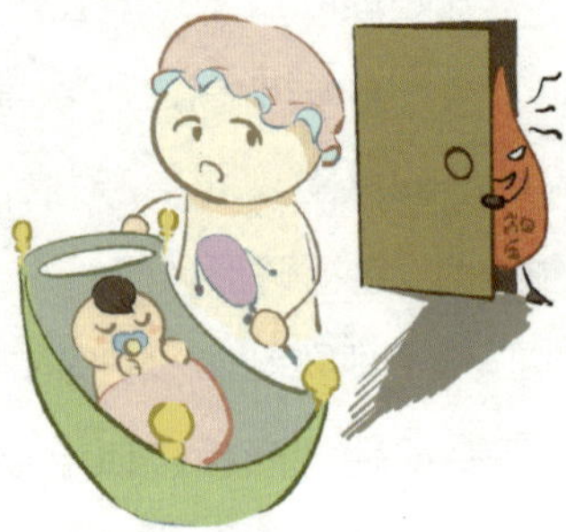

控制良好的妊娠期高血压可以降低母婴围产期并发症的发生率和死亡率，改善围产结局。

然而，妊娠期高血压可能会增加孕妇未来发生高血压的风险，因为妊娠期高血压的妇女在将来的生活中可能会有更高的心血管疾病风险。

因此，即使在妊娠期高血压得到良好控制后，孕妇也应该在产后继续定期监测血压，并采取健康的生活方式，以降低未来高血压的风险。

26. 肾性高血压是由药物引起的，是否应该停止所有药物？

如果药物是导致高血压的原因，医生会建议调整药物，而不是完全停止所有药物。

例如某些非甾体抗炎药、激素药物、某些抗抑郁药等可能会引起血压升高，医生会考虑到患者的肾功能状态、蛋白尿水平、心血管风险等因素，制定个性化的治疗方案。

在某些情况下，可能需要使用降压药物来控制血压，同时密切监测患者的血压变化和肾功能指标。

27. 是否需要定期检查肾功能以监测肾性高血压？

对于肾性高血压患者来说，定期检查肾功能是非常重要的。这可以帮助医生评估肾脏的健康状况，监测高血压对肾脏的影响，以及调整治疗方案。

肾功能检查通常包括血肌酐（Cr）、尿素氮（BUN）、尿酸（UA）、肾小球滤过率（eGFR）等指标，这些指标能够反映肾脏过滤废物和调节电解质的能力。

28. 肾性高血压患者能不能献血？

肾性高血压患者是否可以献血，需要根据患者的具体情况和当地献血机构的规定来决定。

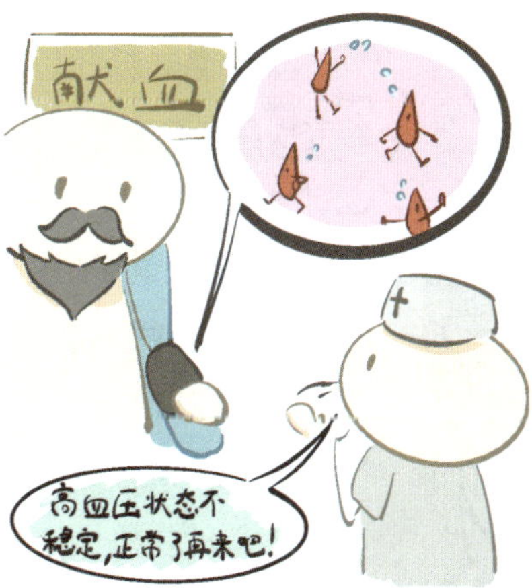

通常高血压患者不适合献血，因为献血可能会导致血压波动，对患者自身健康造成风险。此外，高血压可能与肾脏功能受损有关，这可能会影响患者的恢复和献血后的身体状况。

29. 肾性高血压患者是否需要限制盐分摄入，每天吃多少？

肾性高血压患者需要限制盐分摄入。一般情况下，建议每天的钠盐摄入量控制在 3 ~ 5 克，对于严重的高血压患者或者已经存在肾功能不全的患者，需要更加严格的限制，需要控制在 3 克或更少。

在实际生活中，患者可以减少烹饪时添加的食盐量；避免食用高盐的加工食品；减少使用含钠的调味品；尝试使用香料和草药来增加食物风味，而不是依赖盐。

同时定期监测血压和肾功能指标，以评估饮食调整的效果。

30. 肾性高血压患者可以大量饮水吗？

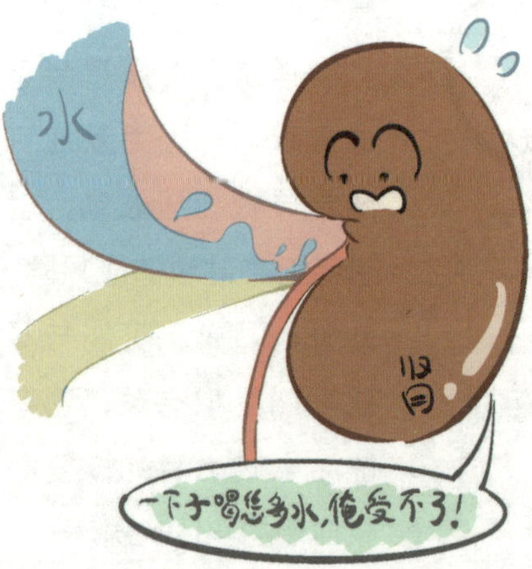

如果患者的肾功能已经受损，或者存在水肿，那么可能需要限制液体的摄入量，以避免加重肾脏的负担和引起心衰等并发症。

在限制饮水的情况下，患者应该遵循医生的建议，合理安排饮水量，通常建议每天的饮水量不超过 2 升。

同时，患者应该避免饮用含钠高的饮料，如盐水、含钠的运动饮料等。

如果患者的肾功能正常，没有水肿或其他限制饮水的医学指征，那么可以正常饮水。但无论如何，患者都应该定期监测血压和肾功能，并根据医生的指导调整饮水量。

31. 如果肾性高血压患者出现水肿，应该采取什么措施？

肾性高血压患者在出现水肿时应该采取以下措施：

（1）限制盐分摄入： 减少饮食中的钠盐，以减少体内水钠潴留，建议每日钠盐摄入量不超过2克。

（2）控制液体摄入： 如果存在水肿，需要限制每日液体摄入量，通常建议不超过2升。

（3）监测体重： 定期监测体重，观察水肿变化。

（4）合理使用利尿剂： 在医生指导下使用利尿剂，帮助排除体内多余水分和钠盐。

32. 难治性高血压会缩短患者的预期寿命吗？

难治性高血压，也称为顽固性高血压，这种状况会增加心血管事件的风险，包括心脏病、中风、肾脏疾病等，因此对患者的预期寿命可能产生不利影响。

难治性高血压患者需要更加个性化和强化的治疗策略，包括生活方式的改变、药物治疗的优化以及在必要时考虑使用新的治疗方法，如经导管肾去神经术等。

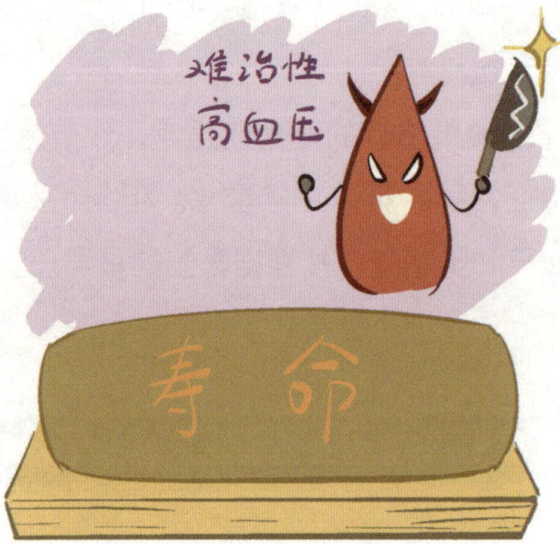

此外，心理行为干预也被证明对于改善患者的心理状态、血压控制和生活质量具有积极作用。

值得注意的是，难治性高血压的患者需要终身治疗，但它可以在一定程度上得到控制，以减少对预期寿命的影响。

33. 已经服用多种降压药但血压仍然控制不住，需要终身服药吗？

对于难治性高血压患者来说，可能需要长期甚至终身服用降压药物。

不过，患者也不必过于担忧，因为随着医学的发展，除了药物治疗外，还有一些新的治疗方法如经导管肾去神经术（RDN）等介入性治疗逐渐被研究和应用，患者可以遵循医生的建议，共同选择适合自己的治疗方案。

34. 难治性高血压是否意味着生活方式改变没有效果?

难治性高血压并不意味着生活方式的改变没有效果。

事实上，即使在难治性高血压患者中，健康的生活方式改变仍然是降低血压和改善心血管健康的重要组成部分。生活方式的改变可以增强药物治疗的效果，甚至可能减少所需的药物种类和剂量。

建议健康饮食、体重管理、规律运动、戒烟、限制酒精，确保按照医生的指示服用药物，不要自行减少剂量或停药。

35. 经导管肾去神经术的具体过程和效果如何?

经导管肾去神经术（RDN）是一种用于治疗难治性高血压的微创手术方法。

这项技术通过穿刺股动脉，将消融导管送入肾动脉，利用射频或超声能量切断交感神经信号传递，从而降低血压。

RDN手术已被多项临床研究证实对降低血压有效，手术后，大多数患者的血压可以得到显著下降，并且这种效果可以维持较长时间。

RDN手术通常安全，并发症风险较低，术后患者需要定期随访，监测血压变化和肾功能，部分患者甚至可能停用降压药物。

RDN技术仍在不断发展中，未来可能还会用于治疗其他由交感神经系统过度激活引起的疾病，如慢性肾脏病、糖尿病和慢性心衰等。

36. 难治性高血压患者可以无限制吃降压药吗?

难治性高血压的治疗需要综合干预，包括生活方式的调整和药物治疗。

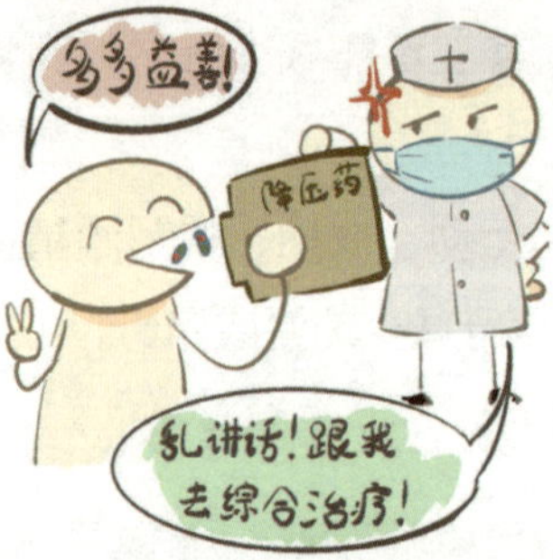

药物治疗应在医生的指导下进行，并不是无限制地增加药物剂量或种类，需评估是否可能存在假性难治性高血压，或是有继发性高血压的情况，如果上述方法都不能有效控制血压，医生可能会考虑新的治疗方法，如经导管肾去神经术，这是一种通过阻断肾脏的交感神经来降低血压的介入手术，适用于特定情况的难治性高血压患者。

总之，难治性高血压的治疗需要个体化，患者应在医生指导下进行治疗，避免自行增加药物剂量或种类。

37. 如何判断自己是否存在假性难治性高血压?

判断自己是否存在假性难治性高血压，需要考虑以下几个方面:

（1）血压测量方法是否正确：错误的血压测量方法可能导致血压读数偏高。

（2）治疗依从性：确认患者是否按照医嘱规律服药，包括药物的种类、剂量和服药时间。

（3）影响血压的药物：检查患者是否正在使用可能影响血压的药物，如甘草、非甾体抗炎药、口服避孕药等。

（4）高血压药物治疗是否充分：考虑药物用量是否足够，是否使用了利尿剂，以及联合用药方案是否正确。

（5）继发性高血压：寻找是否存在继发性高血压的迹象，如睡眠呼吸暂停综合征、原发性醛固酮增多症等。

（6）动态血压监测：进行24小时动态血压监测，以评估全天血压的波动情况和是否存在夜间非偶降现象。

如果上述因素都不存在，且在改善生活方式的基础上，使用足够剂量且合理的三种降压药物治疗超过一个月后，血压仍然未能达到目标水平，那么可能被诊断为真正的难治性高血压。

38. 难治性高血压患者药物联用有什么禁忌？

难治性高血压的药物治疗需要遵循一定的原则，不是无限制地增加药物剂量或种类。

治疗难治性高血压时，通常需要使用三种或更多不同作用机制的降压药物，如果这三种药物仍未能有效控制血压，可能需要添加第四种药物。

药物剂量应逐渐增加至最大可耐受剂量，但某些药物联用可能效果不佳或增加副作用，如血管紧张素转换酶抑制剂和血管紧张素Ⅱ受体阻滞剂的联用可能增加高钾血症的风险。

患者应定期监测血压，在医生的指导下评估治疗效果并及时调整治疗方案。

39. 还有什么新型疗法治疗难治性高血压?

除了药物治疗，难治性高血压的新治疗方法包括：

（1）经导管肾去神经术（RDN）： 适用于那些尽管进行了优化的生活方式干预和足量药物治疗但血压仍然难以控制的患者。RDN 已经展示出良好的有效性和安全性，可以作为难治性高血压患者的一种非药物治疗的选择。

（2）新型药物： Baxdrostat 是一种高选择性醛固酮合成酶抑制剂，通过抑制醛固酮的合成产生降压作用，且不良事件风险较低；Aprocitentan 作为双内皮素受体拮抗剂，通过同时阻断 ETA 和 ETB 受体来治疗难治性高血压，已被美国 FDA 批准；IONIS-AGT-LRx 这是一种反义寡核苷酸，通过降低血浆中的 AGT 水平来降低血压，显示出良好的安全性和耐受性 。

这些新的治疗方法为难治性高血压患者提供了更多的治疗选择，但是否适用于特定的患者则需要医生根据患者的具体情况进行评估。

（二）患者问题

1. 血压略有升高可以诊断为妊娠期高血压吗？

问题描述：我刚刚怀孕，上次体检血压略有升高，我该如何判断这是否是妊娠期高血压？

血压略有升高并不一定意味着可以诊断为妊娠期高血压。

妊娠期高血压的诊断需要考虑多个因素，包括血压的持续升高、尿蛋白的存在，以及其他可能的并发症。

妊娠期高血压疾病是指在妊娠20周后首次出现高血压，即收缩压≥140mmHg和（或）舒张压≥90mmHg，且尿蛋白检测阴性的情况。

如果您在妊娠期间发现血压略有升高，建议及时与医生沟通，并进行持续监测，医生可能会建议定期监测血压、进行尿蛋白检测，以及其他相关的实验室检查，如血常规、肝功能、肾功能等，以帮助评估您的情况，不要自行诊断或调整治疗方案。请遵循医生的建议，并定期进行产前检查，以确保您和胎儿的健康。

2. 怀孕前期血压正常是否不会得高血压？

问题描述：我怀孕12周，血压一直在正常范围，我是否就不用担心妊娠期高血压了？

妊娠期高血压通常在妊娠 20 周之后发生，而您目前怀孕 12周，血压还在正常范围内，通常不会立即诊断为妊娠期高血压。

妊娠期高血压的诊断需要结合血压升高的程度以及是否有蛋白尿等其他症状。如果您有高血压家族史、初产年龄大于35岁、多胎妊娠或自身免疫性疾病等高危因素，您发生妊娠期高血压的风险可能会增加。

为此您需要定期进行产前检查，如果在后续的产前检查中发现血压持续升高或出现其他相关症状，请及时与医生沟通，以便得到适当的评估和治疗。

3. 亲戚有过妊娠期高血压，我也会有吗？

问题描述：我姐姐之前怀孕时有过妊娠高血压，我会不会有更高的风险？我们应该采取什么预防措施？

如果您的姐姐之前怀孕时有妊娠高血压，那么您可能会有更高的风险，因为这属于家族史范畴，建议：

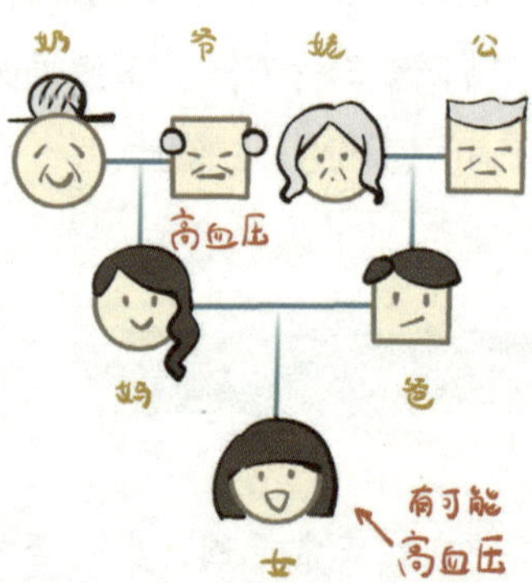

（1）定期产前检查： 定期监测血压、尿蛋白和其他可能的风险因素。

（2）健康饮食： 减少盐分摄入，增加蛋白质和钙的摄入。

（3）体重管理： 保持适当的体重增长。

（4）适当运动： 孕期适当的体育活动可以帮助控制血压。

（5）药物治疗： 如果医生建议，可能需要在妊娠早期开始服用低剂量阿司匹林，以帮助预防子痫前期。

（6）注意早期症状： 如头痛、视力模糊、上腹部疼痛或肿胀，及时向医生报告。

但即使有家族史，也不意味着一定会发展为妊娠高血压，遵循上述预防措施，可以帮助降低风险。

4. 妊娠期高血压没有症状正常吗？

问题描述：我被诊断出妊娠期高血压，但我没有任何症状，这是正常的吗？我是否应该担心？

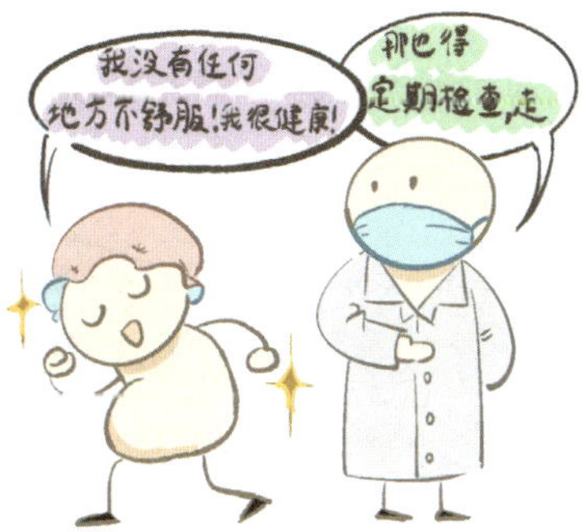

如果您在妊娠期间发现血压略有升高，建议及时与医生沟通，并进行持续监测。

即使您目前没有任何症状，也不意味着可以排除妊娠期高血压的可能性。

妊娠期高血压可能不会引起任何症状，或者症状可能很轻微，这就是为什么定期检查和监测至关重要。

如果您的血压持续升高或出现任何其他相关症状，如头痛、视力问题、上腹部疼痛或肿胀，请立即联系医生以获取进一步的评估和治疗。

5. 妊娠期高血压患者是否需要全职在家休息？

问题描述：我被告知有妊娠期高血压，我是否需要停止工作，全职在家休息？

妊娠期高血压是否需要停止工作，全职在家休息，这取决于您的具体工作性质和病情的严重程度。

如果您的工作较为轻松，不需要大量的体力劳动或长时间站立，且工作压力不大，您可以在医生的指导下继续工作；如果血压只是轻微升高且没有其他并发症，您可能不需要完全停止工作，但需要定期监测血压，并及时向医生报告任何变化。

但若工作使您感到过度疲劳或压力过大，这可能会影响您的血压控制，您应该考虑减少工作量。

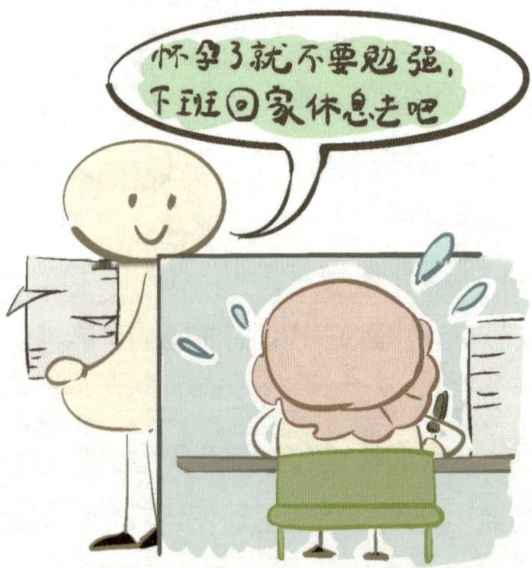

6. 妊娠期高血压患者需要在一天中什么时候测血压？

问题描述：我怀孕了是否需要每天监测血压？如果需要，我应该在一天中的什么时间测量？

妊娠期高血压患者的血压监测是持续的过程，建议在妊娠期进行规律的血压监测。

根据《妊娠期血压管理中国专家共识（2021）》的建议，孕妇在确诊妊娠高血压后，应每天监测血压，包括在家庭中自我监测血压。

具体来说，建议孕妇在每天早晨起床后 1 小时内和晚上睡前进行血压测量，每次测量应在坐位休息 5 分钟后进行，测量 2 次，间隔 1 分钟，并记录平均值，每周连续测量 3 ~ 5 天。

此外，如果孕妇在服用降压药物，应同时记录测量前最近一次的服药时间。

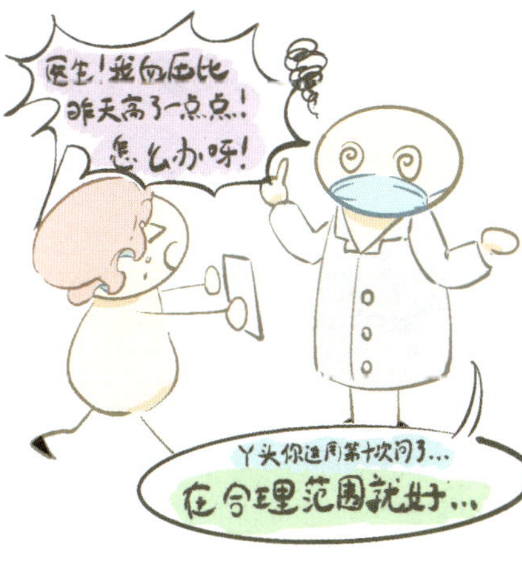

7. 护士也会有白大衣高血压吗？

问题描述：我是一位护士，经常在医院给病人量血压，为什么医生诊断我得了白大衣高血压？

作为护士经常在医院环境中工作，可能对医院环境已经非常适应，但仍然可能在某些情况下出现血压升高的现象。

“白大衣高血压”通常发生在患者看到穿白大衣的医生或在医疗环境中感到紧张时，导致血压暂时性升高。

即使您自己就是医疗工作者，也可能因为与医生的互动、对特定检查的担忧或对患者状况的同情而感到紧张，这可能导致您的血压在医院测量时升高。

要确定是否真的患有白大衣高血压，需要通过动态血压监测或家庭血压监测来进行评估。如果在家中测量的血压正常，而在医院测量时血压升高，那么可能是白大衣高血压。

在这种情况下，通常不需要药物治疗，但医生可能会建议定期监测血压，并进行生活方式的调整，比如进行放松训练、生物反馈或瑜伽等。

8. 在学校也会出现白大衣高血压吗？

问题描述：我是一位老师，学校体检时血压总是偏高，这是白大衣高血压吗？

白大衣高血压是一种在医疗环境中由医生或护士测量血压时血压升高，而在其他环境下血压正常的状况。

作为老师，您可能在学校体检时感到紧张，这可能是由于对健康结果的担忧或体检环境的压力，是一种血压短暂升高的表现，建议多次测量血压，完善24小时动态血压监测明确是否真的患有高血压。

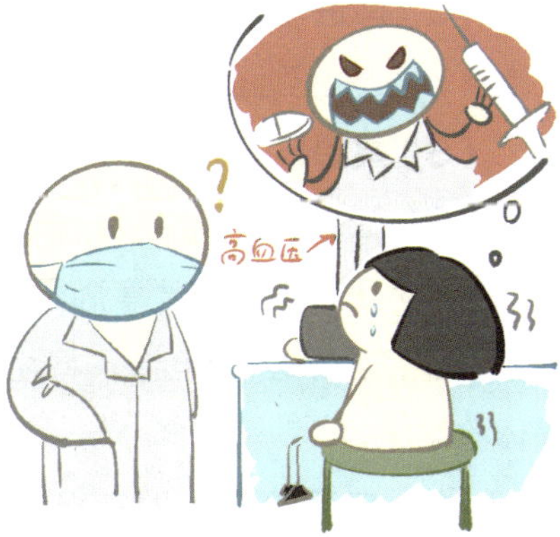

9. 如何缓解白大衣高血压测量时紧张心态？

问题描述：我很关注自己的身体健康，也经常测血压，但在别的环境总会不自觉地感觉紧张，每次血压测量都很高，我该如何缓解这样的心情？

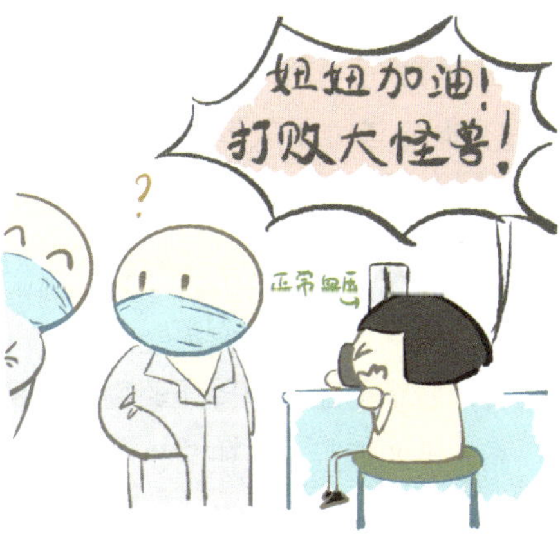

确实有一些放松技巧可以帮助您在体检时减轻紧张和焦虑，以下是一些常用的方法：

（1）深呼吸练习：慢慢吸气，数到4，然后慢慢呼气，数到4，重复几次，直到感觉更加放松。

（2）渐进性肌肉放松：从脚开始，逐个收紧和放松身体的肌肉群，直到达到面部肌肉。

（3）冥想：闭上眼睛，集中注意力在某个声音、图像或您的呼吸上，让任何紧张的想法像云一样飘过，重新集中注意力。

（4）正念练习：注意周围环境，感受您的脚与地面的接触，注意您所听到的声音，将注意力集中在当下，而不是担忧体检结果。

（5）自我暗示：重复积极的自我暗示，如“我是健康的”“一切都会好起来的”。

（6）听舒缓的音乐：在体检前听一些轻柔、舒缓的音乐。

10. 夜间工作会导致高血压吗?

问题描述：我是一位夜班工作者，经常晚上工作，白天睡觉，我的血压升高是否与此有关?

夜班工作可能会打乱人体的生物钟，影响血压的正常节律，导致夜间血压升高。

正常情况下，人的血压在夜间应该处于较低的状态，但夜班工作可能会导致这种节律被打乱，从而增加高血压的风险。

如果您是夜班工作者，并且担心夜间高血压的问题，可以检测夜班期间和夜班后的血压，了解血压变化情况。

如果发现夜间血压升高，可以咨询医生调整降压药物的用药时间和种类，并在夜班后应补充充足的睡眠，夜班后也应保持适量的体育活动，避免夜班期间摄入咖啡因和其他刺激性物质。

11. 晚上打鼾会导致夜间高血压吗？

问题描述：我晚上经常打鼾，听说这与夜间高血压有关，我需要做什么检查？

夜间高血压，也称为夜间非偶降高血压，是指在夜间睡眠时血压没有出现应有的下降，甚至比白天更高。

夜间高血压与打鼾，特别是与睡眠呼吸暂停综合征有关，当您晚上打鼾时，可能会出现呼吸暂停，导致身体暂时缺氧，这种状态会刺激神经系统，使心率加快和血管收缩，从而导致血压升高。如果您的打鼾伴有呼吸暂停，那么您的高血压风险可能会进一步增加。

建议改善生活方式，保持健康的体重，减少酒精和咖啡因的摄入，避免吸烟，尽量保持规律的作息时间。如果打鼾严重，建议进行睡眠监测，以评估是否存在睡眠呼吸暂停综合征。

如果确诊为睡眠呼吸暂停综合征，医生可能会建议您使用持续气道正压通气设备治疗。

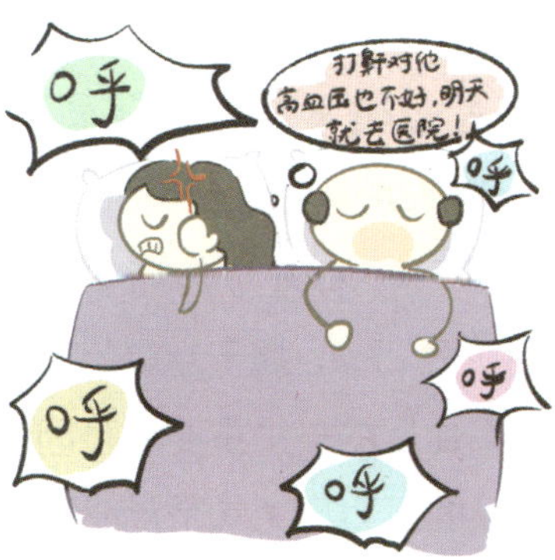

12. 晚上经常口渴喝水会影响血压吗？

问题描述：我晚上经常口渴，需要多次起床喝水，这会不会影响我的血压？

晚上经常口渴可能与多种因素有关，高血压患者可能会因为血管收缩和血液黏稠度增加而感到口渴，这是因为他们的身体可能会更快地失去水分。

频繁起床喝水不一定直接导致血压问题，但如果它干扰了你的睡眠质量，可能会间接影响你的血压，因为睡眠不足本身就是高血压的一个风险因素。

如果你晚上经常感到口渴，建议咨询医生以排除任何可能的健康问题，如糖尿病、尿崩症、甲状腺疾病或干燥综合征。同时保持适当的饮水量，避免过量或过少，并根据个人的身体状况和医生的建议来确定具体的饮水量。

13. 肥胖和夜间血压高有关系吗？

问题描述：我身高160厘米，体重70千克，夜间血压总是很高，我是否需要减肥？这和血压高有关系吗？

您的身高为160厘米，体重为70千克，根据这些数据计算，您的体重指数（BMI）为27.3，属于超重范围。

超重或肥胖是高血压的一个重要危险因素，因为额外的体重会对身体造成额外的压力，尤其是对心脏和血管系统。减轻体重可以降低血压，并且改善高血压患者的心血管健康。

对于您的情况，减肥是有必要的，并且可能有助于降低夜间高血压的风险。减肥可以通过健康饮食和规律的体育活动来实现。同时，监测夜间血压并采取适当的治疗措施也很重要。

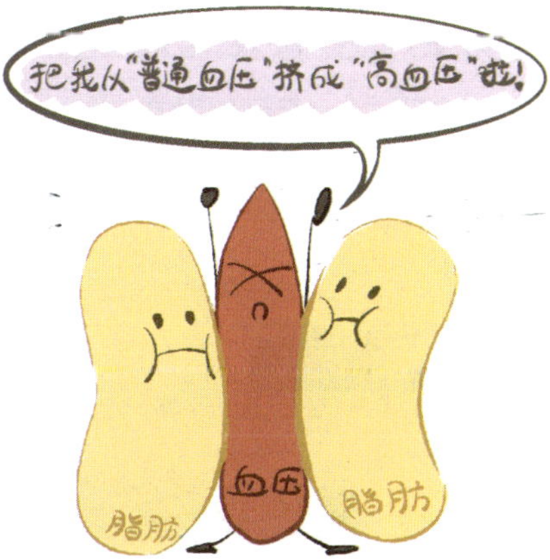

夜间高血压的管理需要综合生活方式的调整和必要时的药物治疗来考虑，对于夜间血压升高的患者，可能需要在睡前服用长效降压药物，以帮助控制夜间血压。

14. 夜间频繁上厕所会导致高血压吗？

问题描述：我晚上经常起夜上厕所，每次回来都难以入睡，这会不会导致高血压？

夜间频繁起床上厕所可能会影响睡眠质量，如果夜尿导致您频繁中断睡眠，可能会间接对您的血压产生不利影响。

此外，夜间起床可能会导致体位性低血压，尤其是在老年人群中更为常见，这也可能会影响您的血压水平。

夜尿症可能由多种原因引起，例如，睡前饮水过多、饮用含咖啡因或酒精的饮料、糖尿病、前列腺增生、慢性肾脏疾病、心脏功能问题等都可能导致夜尿增多。

如果您的夜间血压总是很高，并且伴有频繁的夜尿，建议您咨询医生，医生可能会建议您进行一些检查，如24小时动态血压监测和肾功能检查，根据您的具体情况调整治疗方案，比如调整降压药物的种类和用药时间，以更好地控制您的夜间血压。

为了改善您的夜间血压和减少夜尿，您可以睡前减少饮水量，保持规律的睡眠习惯和健康的生活方式等来改善相关情况。

15. 哮喘会导致夜间血压增高吗？

问题描述：我是一位哮喘患者，夜间经常因为呼吸不畅而醒来，这会不会引起高血压？

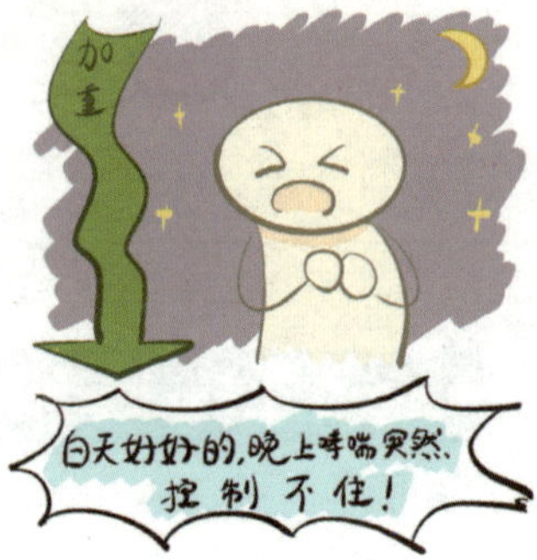

夜间哮喘发作是哮喘患者常见的问题，30% ~ 70% 的哮喘患者至少每月会经历一次夜间症状。

哮喘夜间加重是哮喘控制不佳的典型特征，发作症状包括睡眠期间气道自然生理变化、过敏源接触、睡眠姿势、胃食管反流、鼻窦炎等。

对于哮喘患者来说，夜间呼吸不畅可能会导致睡眠质量下降。虽然夜间哮喘本身可能不会直接导致高血压，但如果它导致慢性睡眠障碍，可能会间接影响血压。

如果您的夜间哮喘症状没有得到很好的控制，建议您咨询医生，以便调整治疗方案，如果不加以控制，它可能会间接影响血压，尤其是通过影响睡眠质量。

16. 做噩梦心跳加速会导致高血压吗？

问题描述：我晚上经常做噩梦，醒来后心跳加速，血压升高，我应该怎么办？

做噩梦后心跳加速是一种正常的生理反应，在噩梦中身体会产生应激反应，导致交感神经系统活跃，从而引起心跳加快和血压升高，这种情况通常会在醒来后不久自行缓解。

如果噩梦频繁发生并导致长期的睡眠质量问题，则与高血压、心脏病的风险增加有关。

为了减少噩梦的发生并改善睡眠质量，您可以保持规律的睡眠时间，每天都在相同的时间上床睡觉和起床；避免在睡前摄入咖啡因和酒精，也不要吸烟，在睡前进行放松活动，如阅读、听轻音乐、冥想或瑜伽。

如果噩梦导致的心跳加速持续不缓解，或者您有其他心脏方面的症状，建议咨询医生进行进一步的评估和指导。

17. 使用呼吸机会导致高血压吗？

问题描述：我有呼吸睡眠暂停综合征，晚上睡觉需要使用呼吸机辅助呼吸，这会不会影响我的血压？

呼吸睡眠暂停综合征与高血压之间存在密切的关系。

患者在睡眠中经历呼吸暂停和低通气，这会导致反复的夜间低氧和高碳酸血症，进而激活身体的交感神经系统，增加心血管负荷，从而导致或加剧高血压。

此外，睡眠片段化和睡眠质量下降也会影响血压的调节。

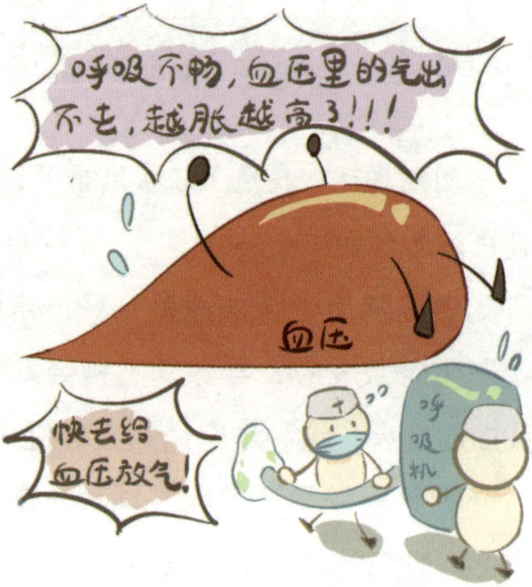

使用呼吸机治疗，可以帮助患者在睡眠中保持气道开放，减少呼吸暂停事件，改善睡眠质量，尤其是对于夜间血压升高的患者。

然而，呼吸机的使用可能会在某些情况下导致血压轻微下降，这可能与胸腔内压力增加有关，但这通常是在可接受的范围内。

如果您已经被诊断为呼吸睡眠暂停综合征并使用呼吸机治疗，重要的是要确保您的呼吸机设置正确。在使用呼吸机后发现血压有所变化，或者有其他症状，应及时与医生沟通，调整呼吸机参数。

18. 夜间喝酒会导致高血压吗?

问题描述：我晚上经常失眠，需要喝酒助眠，这会不会导致夜间高血压?

使用酒精作为助眠手段可能会对你的血压产生影响。

虽然酒精在最初可能会让你感觉放松，降低血压，但这种效果通常是短暂的。在摄入酒精后的6小时内，中等剂量的酒

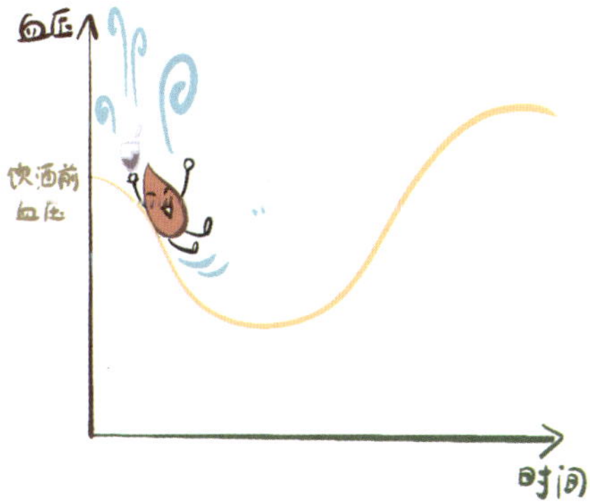

精可能会导致血压下降和心率增加，但是之后血压可能会反弹性升高，长期依赖酒精助眠可能会导致血压问题以及其他健康风险。

饮酒后 24 小时内，心率一直在增加，酒精会影响某些血压药物的疗效，使血压更难以控制。

建议寻找其他健康的方式来改善睡眠质量，应该避免饮酒或者限制饮酒量，并且咨询医生以获得个性化的建议。

19. 晚上睡觉抽筋会影响血压吗?

问题描述：我晚上经常因为脚抽筋而醒来，这会不会影响我的血压?

夜间脚抽筋可能会影响睡眠质量，如果导致慢性睡眠障碍，可能会间接影响血压。

脚抽筋的原因有很多，脚部暴露在寒冷环境中，容易导致肌肉血管收缩，血液循环不畅可能引发肌肉痉挛，或者长时间行走、站立或剧烈运动，会使脚部肌肉长时间处于紧张状态，导致乳酸等代谢产物在局部堆积，引起肌肉疲劳和痉挛。

其余例如缺钙、电解质失衡都可能导致肌肉痉挛，一些甲状旁腺功能减退症、慢性肾衰竭等，也会影响体内钙、磷等矿物质的代谢，进而引发肌肉痉挛。

为了减少夜间脚抽筋的发生，建议确保脚部在夜间保持温暖，在睡前进行轻柔的伸展运动，避免过度疲劳，避免长时间保持一种姿势。如果脚抽筋频繁发生，严重影响您的睡眠质量，建议咨询医生。

20. 夜间开灯睡觉会影响血压吗?

问题描述：我晚上喜欢开着灯睡觉，睡眠质量也很一般，这会不会影响我的血压?

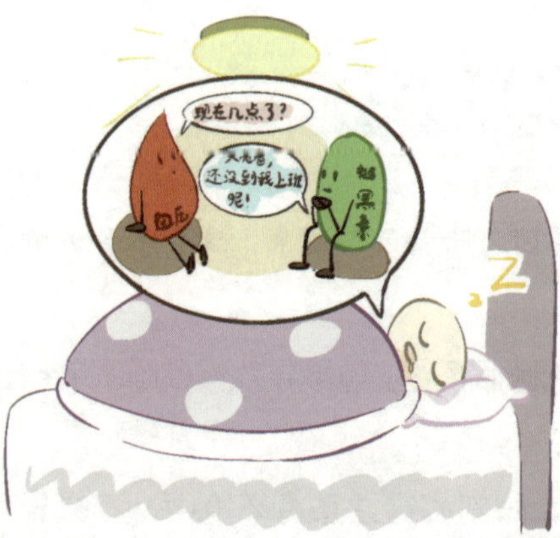

与夜间睡在灯光昏暗的房间相比，睡在中等强度的光照环境下可能会损害心血管功能，并在第二天早上导致胰岛素抵抗水平升高，从而增加患心脏病和糖尿病的风险。

此外，夜间光照可能会扰乱人体的生物

钟，抑制褪黑素的分泌，褪黑素是一种调节睡眠－觉醒周期的激素，其分泌减少可能会影响睡眠质量。

夜间光线影响了睡眠质量，长期下来可能会间接导致血压问题，建议调整卧室灯光，使用暖色调的灯光，并尽量使灯光远离床的位置。如果需要夜间照明，可以使用小夜灯或低亮度的照明设备。

21.H型高血压是什么？它和其他类型的高血压有何不同？

问题描述：近几年我被确诊为高血压，但医生告诉我这种高血压类型有点特殊，叫“H型高血压”，我想问一下这是什么意思？

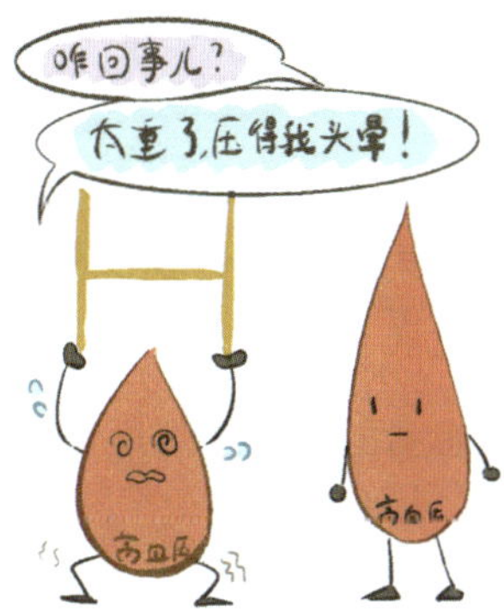

H型高血压是指高血压患者中血同型半胱氨酸水平升高（≥10μmol/L）的情况。

它与普通高血压的主要区别在于H型高血压患者有更高的心脑血管事件风险，尤其是脑卒中，同型半胱氨酸升高是心脑血管病的独立危险因素，与高血压并存时，脑卒中的风险会显著增加。

H型高血压的治疗不仅需要控制血压，还需要降低血液中的同型半胱氨酸水平，患者应该增加富含叶酸的食物摄入，如绿叶蔬菜、豆类等。

22.H 型高血压会引起哪些并发症?

问题描述：H 型高血压和普通高血压有什么不一样，会导致其他哪些健康问题?

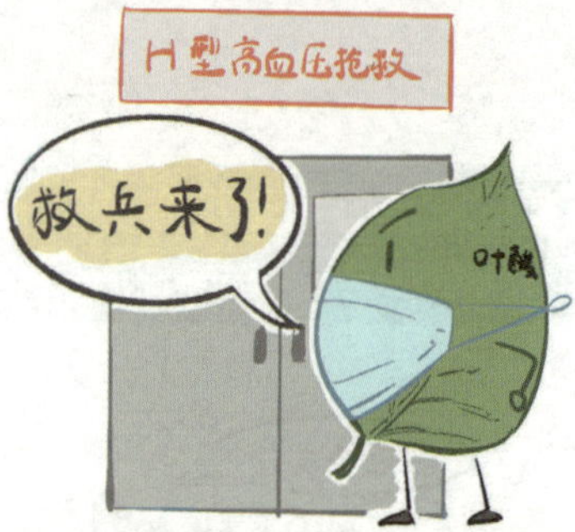

H 型高血压患者有更高的心脑血管事件风险，尤其是脑卒中。同型半胱氨酸升高是心脑血管病的独立危险因素，并且当高血压与高同型半胱氨酸并存时，脑卒中的风险会显著增加。

H 型高血压可能会加重血管内皮损伤，加速动脉粥样硬化的进程；增加心脑血管事件的风险，如脑卒中、心肌梗死等；可能导致认知功能下降，影响患者的日常生活质量。

23.H 型高血压患者需要特别避免哪些食物?

问题描述：H 型高血压和普通高血压的食物禁忌证是一样的吗？有没有什么特殊的禁忌证?

H 型高血压患者在饮食上除了遵守普通高血压的饮食原则外，还需特别留意以下几点：

（1）增加富含叶酸的食物： 叶酸有助于降低血液中的同型

半胱氨酸水平。建议多吃富含叶酸的食物，如绿叶蔬菜、豆类、柑橘类水果和全谷类食物。

（2）减少盐的摄入：和普通高血压患者一样，H 型高血压患者也需要控制食盐摄入量，以降低血压。

（3）限制酒精：饮酒可能导致血压升高，因此应该限制酒精摄入。

（4）避免过量补充维生素 B：虽然叶酸是 B 族维生素的一种，但不建议 H 型高血压患者自行大量补充维生素 B，因为过量可能会产生副作用。

（5）增加富含抗氧化剂的食物：多吃富含抗氧化剂的食物，如浆果、坚果和深色蔬菜，有助于保护血管健康。

（6）避免高脂肪和高胆固醇食物：这些食物可能加重血管的负担，对控制血压不利。

总的来说，H 型高血压患者应该遵循均衡的饮食，强调富含叶酸和其他营养素的食物，同时限制盐、酒精和咖啡因的摄入，并保持健康的体重。

24. 有特殊的降压药物治疗 H 型高血压吗？

问题描述：我正在服用降压药，既然 H 型高血压是特殊类型的高血压，有什么特殊的降压药来控制我的 H 型高血压？

高血压常用的降压药物包括利尿剂、ACEI（普利类）、ARB（沙坦类）、钙通道阻滞剂（地平类）、β 受体阻断剂等。

对于 H 型高血压，ACEI 或 ARB 类药物可能更受推荐，因为它们在降低血压的同时，也有助于降低同型半胱氨酸水平。

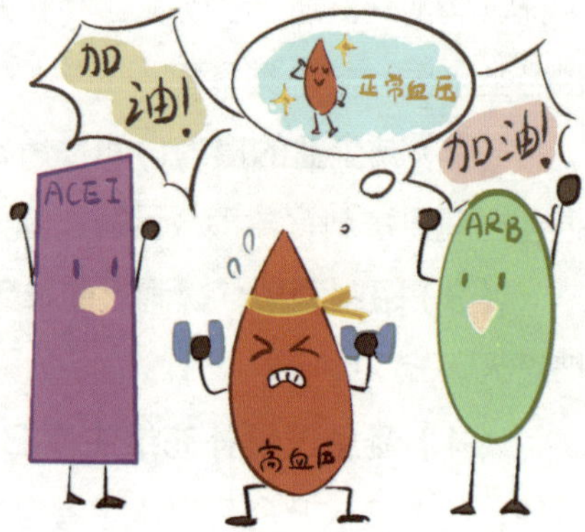

H 型高血压患者在常规降压治疗的同时，加用叶酸口服，血管紧张素受体脑啡肽酶抑制剂（ARNI）是一类新型降压药物，可以在增强利钠肽系统的同时抑制 RAAS 系统，对于 H 型高血压患者可能有一定的优势。

对于高血压患者，按时服药、维持治疗是非常重要的。不规律的服药可能导致血压控制不稳定，增加心血管事件的风险。

25. 除了叶酸还有哪些营养素对 H 型高血压有益?

问题描述：我知道叶酸对 H 型高血压很重要，除了叶酸之外，还有没有其他的营养素同样有益?

除了叶酸，H 型高血压患者还可以通过食物或补充剂来增加一些其他营养素的摄入，这些营养素有助于降低同型半胱氨酸（Hcy）水平，从而有助于控制血压和减少心脑血管疾病的风险:

（1）维生素 B_{12} 和 B_6： 这些 B 族维生素与叶酸一起帮助降低血液中的同型半胱氨酸水平，富含维生素 B_{12} 的食物包括动物肝脏、肉类、鱼类和奶制品，富含维生素 B_6 的食物包括肉类、鱼类、土豆、非柑橘类水果、豆类和全谷物。

（2）甜菜碱： 也称为三甲基甘氨酸，是一种有助于降低同型半胱氨酸水平的营养素。甜菜碱存在于菠菜、甜菜根和其他绿叶蔬菜中。

（3）镁： 镁是一种有助于放松血管壁和降低血压的矿物质。富含镁的食物包括全谷物、坚果、种子和绿叶蔬菜。

（4）抗氧化剂： 如维生素 C 和 E，有助于保护血管免受损伤。维生素 C 丰富的食物包括柑橘类水果、草莓、猕猴桃和西红柿。维生素 E 可以在坚果、种子和植物油中找到。

（5）烟酰胺核糖核苷： 这是一种存在于牛奶等食物中的微量营养素，研究表明，它可以改善动脉健康和血压。

26. 需要额外补充维生素 B 来治疗 H 型高血压吗？

问题描述：我听说补充维生素 B 可以治疗 H 型高血压，我是应该吃维生素 B_{12} 还是吃维生素 B_6？

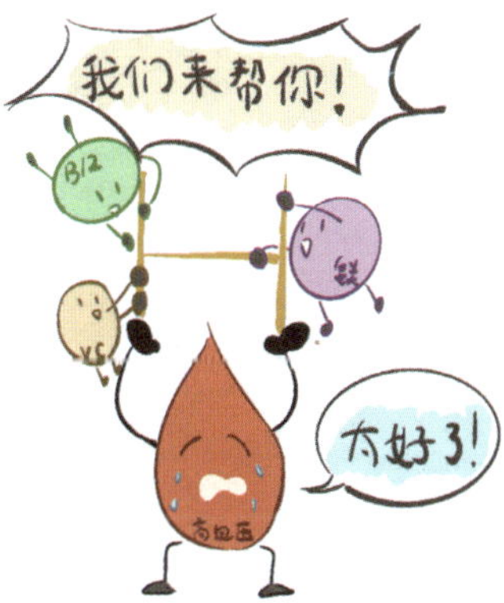

H 型高血压患者在治疗时，除了常规的降压药物外，确实需要补充一些特定的营养素，以帮助降低血液中的同型半胱氨酸（Hcy）水平，叶酸是其中最为关键的营养素之一，但维生素 B_{12} 和维生素 B_6 也同样重要。

（1）维生素 B_{12}： 是蛋氨酸合成酶、四氢叶酸还原酶等多种催化酶的组成部分，对于降低同型半胱氨酸水平，保护心脑血管具有重要意义。

（2）维生素 B_6： 是组成胱硫醚 β 酶的重要物质，通过促进胱硫醚 β 酶的合成可以将同型半胱氨酸分解为胱硫醚，从而通过尿液排出体外。

补充叶酸、维生素 B_{12} 和维生素 B_6 可以在短时间内降低血浆中同型半胱氨酸的水平，从而保护心脑血管，辅助降低血压。这些维生素在同型半胱氨酸的代谢中起到协同作用，因此联合使用的效果远优于单独使用。

第七章 高血压并发症问题

（一）常见问题

1. 高血压会引起心脏病吗？具体会有哪些心脏问题？

是的，高血压会增加心脏病的风险，并可能导致多种心脏问题。以下是高血压可能导致的一些心脏问题：

（1）**冠状动脉疾病：**高血压会加速动脉粥样硬化的进程，可能导致冠状动脉变窄，减少流向心脏的血液，引起心绞痛和心肌梗死。

（2）**心肌梗死：**高血压增加了心脏供血不足的风险，可能导致部分心肌因缺血而坏死。

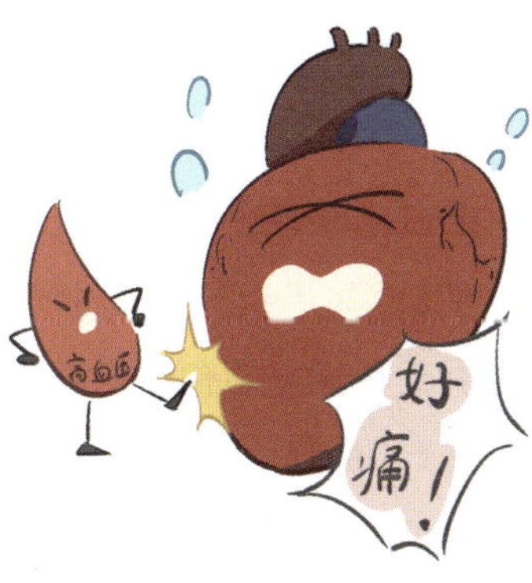

（3）**心力衰竭：**高血压会使心脏负担加重，长期过劳可能导致心脏泵血功能减弱，引起心力衰竭。

（4）**左心室肥厚：**高血压导致心脏为了克服血管阻力而加强收缩，这可能导致左心室壁变厚，称为左心室肥厚。

（5）心律失常：高血压可能影响心脏的电生理特性，导致心跳不规则，如心房颤动等。

（6）心脏瓣膜疾病：高血压可能导致心脏瓣膜受损，瓣膜可能变得僵硬或变形，影响其正常开闭。

（7）主动脉瘤：高血压可能导致主动脉壁变弱并膨胀，形成主动脉瘤，这是一种严重的病状，可能破裂并危及生命。

（8）心内膜炎：虽然较为罕见，但高血压患者可能会因为血压持续升高而导致心内膜受损，增加感染性心内膜炎的风险。

（9）心肌病：高血压可能导致心脏肌肉结构和功能的改变，称为高血压性心肌病。

控制高血压是预防这些心脏问题的关键，通过药物治疗、生活方式的改变以及定期医疗检查，可以有效降低高血压对心脏的损害。

2. 高血压会更容易得中风吗?

高血压是中风（脑卒中）的主要危险因素之一，据统计，全球约有70%的中风由高血压引起，60%中风患者有高血压病史。

血压长期升高会损害血管，促进动脉粥样硬化的发展，从而增加脑梗死和脑出血的风险。

高血压对脑血管的影响主要表现在两个方面：

（1）脑梗死：高血压会导致脑动脉发生粥样硬化，使血管壁变厚、变硬，血管腔变窄，从而减少脑血流，引起 脑组织缺血和缺氧，最终导致脑梗死。

（2）脑出血：长期高血压还可能导致脑内小动脉和微血管的损伤，形成微动脉瘤。在血压急剧升高的情况下，这些微动脉瘤可能会破裂，导致脑出血。

因此，对于高血压患者来说，控制血压至正常水平是非常重要的，这不仅可以降低中风的风险，还有助于预防其他心脑血管并发症的发生。

3. 高血压会不会导致视力下降或失明？

高血压对眼睛的影响主要体现在对眼底血管的损害，这种损害被称为高血压性视网膜病变。

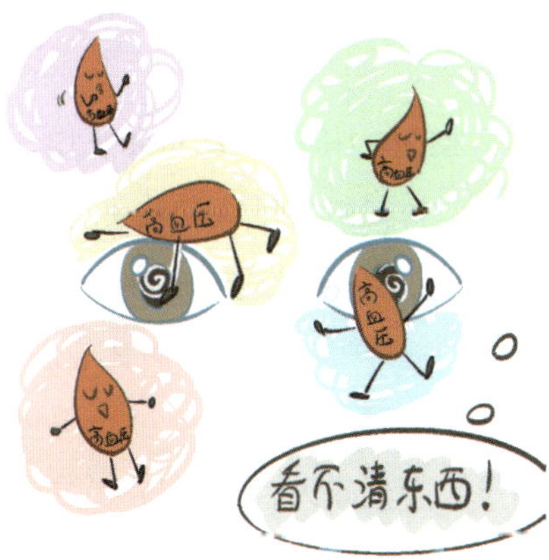

血压长期升高，视网膜的血管可能会发生痉挛、狭窄、硬化，甚至出血和渗出，这些都可能导致视力受损。

高血压性视网膜病变通常分为几个阶段：

（1）轻度病变：视网膜动脉可能会变窄，出现动静脉交叉压迫的现象。

（2）中度病变：可能会出现视网膜出血、微动脉瘤、棉絮斑和硬性渗出。

（3）重度病变：除了中度病变的特征外，还可能出现视盘水肿，这是由于视神经盘的血管泄漏液体导致的。

此外，高血压还可能导致其他眼部并发症，如视网膜静脉阻塞、黄斑水肿等，这些情况也可能对视力产生严重影响。

4. 高血压患者是否更容易患上老年痴呆？

长期高血压可能导致脑血管结构和功能的改变，增加患者认知功能障碍和痴呆的风险，尤其是阿尔茨海默病和血管性痴呆。

血压的长期升高和降低均与白质病变的发展有关，而白质病变是认知能力下降和痴呆的早期标志之一。

高血压可能通过多种机制影响认知功能，包括动脉粥样硬化、血脑屏障的破坏、氧化应激。

治疗高血压可能有助于降低认知功能下降和痴呆的风险，对于高龄老年人，血压与痴呆的关系可能与年轻人不同。

一些研究表明，80岁之后新发高血压可能与降低痴呆风险相关，这可能是因为一定程度的高血压有助于维持老化脑部的充足血流量和氧气。

5. 高血压患者会不会更容易骨折?

高血压患者发生骨质疏松的风险显著高于正常血压人群。

有数据表明，高血压患者骨折风险增加近 1.5 倍，女性高血压患者脆性骨折的风险约是非高血压患者的 1.5 倍。

此外，高血压药物，尤其是长期使用袢利尿剂，可能会增加髋骨骨折的风险。

高血压可能导致血管功能异常，进而影响骨组织的营养供应，这可能是高血压增加骨折风险的一个原因。同时，高血压患者可能因为需要长期服用降压药，某些降压药物会对骨骼健康产生不利影响。

为了降低高血压患者骨折的风险，建议定期监测血压、骨密度检查、保证健康饮食、适量运动、补钙治疗，如果已经出现骨折，应及时就医。

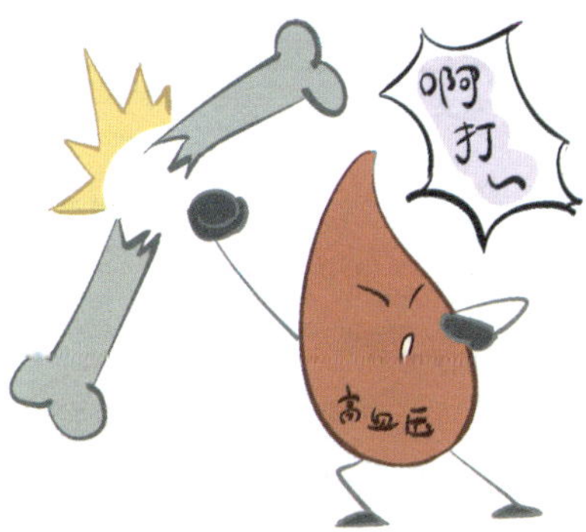

6. 高血压会不会影响患者的听力？

血压长期过高可能导致血管病变，进而影响内耳的血液供应，引起听力下降。

高血压患者中约有46.8%存在听力受损，且收缩压异常增高是引起听力异常的危险因素。

高血压对听力的影响主要表现为感音神经性听力损失，这是因为内耳的血管非常细小，且缺乏侧支循环，容易受到高血压的影响，导致内耳微循环灌流障碍。

血压水平越高，或者血压波动越大，听力损失越显著。高血压患者应注意控制血压，减少血压忽高忽低的变化，以保护听力。此外，高血压患者应避免过度噪音暴露，定期进行听力检查，以及保持健康的生活方式。

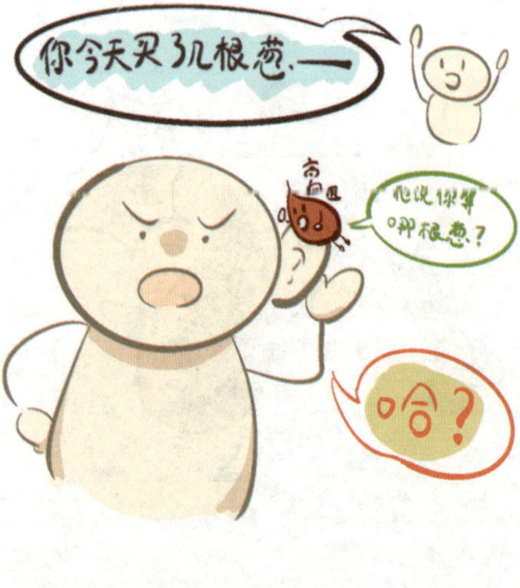

7. 高血压会不会引起呼吸困难?

当高血压病情严重，影响到心脏的正常供血时，心脏可能会缺血缺氧，心率增快，从而容易导致呼吸困难。

此外，严重的高血压还可能导致呼吸平滑肌异常收缩，压迫气管，也容易出现呼吸困难的症状。

在睡眠期间，高血压患者可能会出现呼吸暂停的情况，这被称为阻塞性睡眠呼吸暂停综合征，会导致患者在夜间反复醒来，睡眠质量下降，并可能出现白天嗜睡、记忆力减退等症状。这种情况也可能引起或加剧高血压，形成恶性循环。

如果出现呼吸困难症状，建议及时就医，并在医生的指导下进行相应的治疗。同时，改善生活方式，有助于改善高血压和呼吸困难的症状。

8. 高血压会不会导致患者肝脏出现问题?

一方面，高血压可能导致肝脏血管的动脉硬化，引起肝脏供血不足，从而影响肝脏功能；另一方面，高血压患者常常需要长期服用降压药，这会增加肝脏的代谢负担，有时也可能对肝脏造成损害。

此外，高血压还可能导致脂肪肝、肝硬化等肝脏疾病。

高血压可以促进肝脏脂肪酸的合成和释放，导致脂肪堆积在肝细胞中，形成脂肪肝。长期高血压还可诱发门静脉高压症，进一步增加肝脏负担。

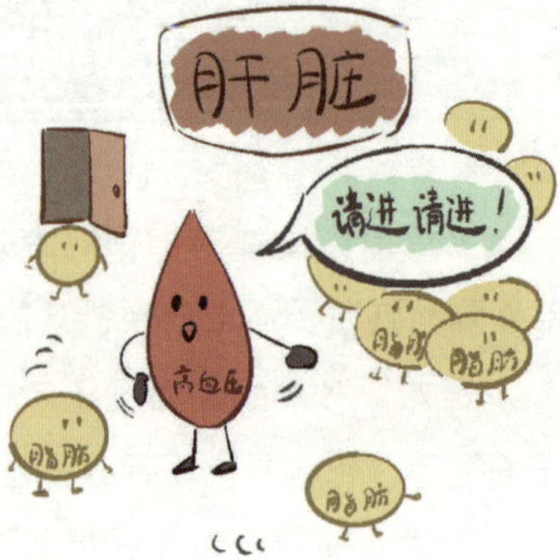

因此，应定期进行肝功能检查，以及注意药物的选择和剂量，避免对肝脏造成不必要的损害。如果出现肝脏异常症状，如乏力、食欲不振、黄疸等，应及时就医进行评估和治疗。

9. 高血压会不会让患者更容易得糖尿病?

高血压患者中有较高比例的人会发展为糖尿病，反之亦然，糖尿病患者也常常伴有高血压。

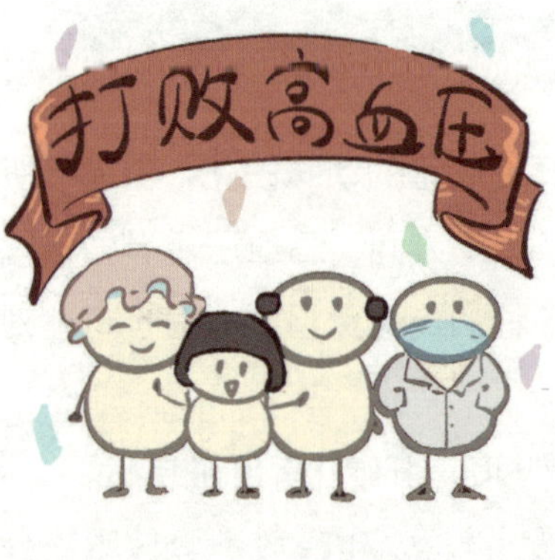

高血压和糖尿病都是心血管风险因素，它们的存在可能会增加心脏病、中风等心血管疾病的风险。

高血压导致糖尿病的机制可能有：血管内皮功能障碍、肾脏功能下降、体内炎症反应。

如果已经存在高血压，应定期监测血糖水平，并与医生讨论如何降低糖尿病风险。如果血压和血糖都得到良好控制，可以显著降低心血管疾病的风险。

10. 高血压会不会让患者更容易得痛风？

痛风是由于嘌呤代谢紊乱导致血液中尿酸水平升高，从而引起尿酸盐结晶沉积在关节和其他组织中的一种疾病。

高血压患者中痛风的发病率较高，25% ~ 50% 的痛风患者伴有高血压。

高血压可能导致肾脏功能下降，影响尿酸的排泄，从而使得血尿酸水平升高，增加了痛风发作的风险。 此外，一些用于治疗高血压的药物，如利尿剂，也可能增加血尿酸水平，进一步增加痛风的风险。

对于高血压患者来说，应定期监测血尿酸水平，如果出现痛风症状，如关节疼痛、肿胀或发红，应及时就医进行治疗。

11. 高血压会不会让患者更容易得胰腺炎？

高血压是代谢综合征的一个组成部分，而代谢综合征与胰腺炎的复发有关。

此外，高血压患者可能存在其他与胰腺炎风险增加相关的因素，如肥胖、高血脂和糖尿病，胰腺炎的主要症状包括急性、持续性、严重的上腹疼痛，有时放射到背部，以及血淀粉酶或脂肪酶水平的升高。

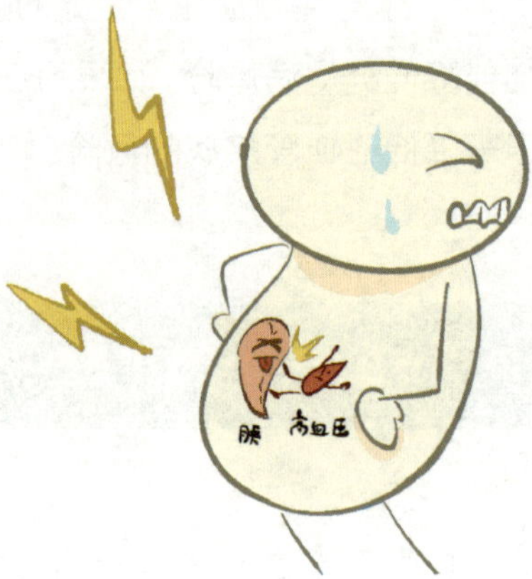

高血压患者应定期监测血糖、血脂和进行健康的生活方式，如均衡饮食、适量运动、戒烟限酒、保持良好睡眠和避免长期精神压力，这些都有助于降低胰腺炎的风险。如果出现胰腺炎的症状，应及时就医进行治疗。

12. 高血压会不会导致患者记忆力下降？

高血压能够损害大脑的血管，影响脑部的血液供应，进而影响认知功能，包括记忆力、注意力、处理速度等方面。

长期高血压可能导致脑动脉硬化，引起大脑某些区域血流灌注不足，以及引起脑白质疏松、萎缩等形态学改变，这些都是认知功能下降的潜在原因。

此外，高血压还可能导致认知障碍如血管性痴呆和阿尔茨海默病的风险增加。

因此，对于高血压患者来说，控制血压至正常水平是非常重要的，有助于保护认知功能。

• 13. 高血压会不会影响患者的牙齿健康？

高血压患者更容易出现牙龈出血、牙龈增生等问题。高血压患者在治疗牙周炎时，需要特别注意，因为治疗过程中可能会引起血压波动，增加术后出血风险。

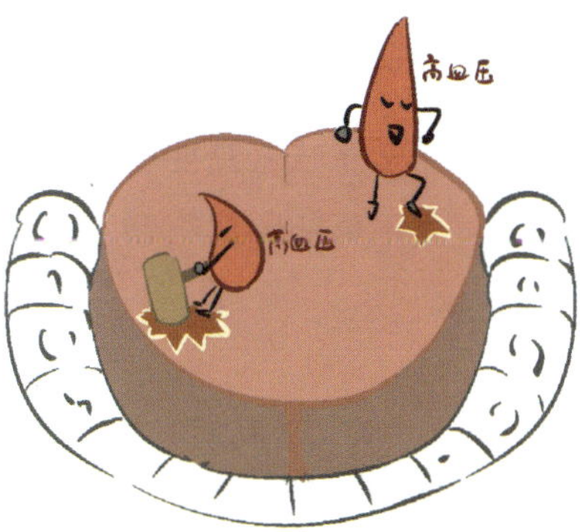

高血压患者在进行牙科治疗，如牙周治疗、拔牙或种植牙时，需要做好血压控制，并在治疗前告知医生自己的高血压病史和用药情况。在治疗前确保血压稳定在安全范围内是非常重要的，通常要求血压在160/100mmHg以下。

高血压患者需要定期进行口腔健康检查和必要的治疗，如果出现牙龈出血、牙龈增生等情况，应及时就医，而不是自行购买止血牙膏处理或停用降压药。

14. 高血压会不会让患者更容易得血栓?

高血压是血栓形成的一个重要危险因素，长期高血压可导致血管内皮损伤、血管壁增厚、管腔狭窄，进而使血液流速减慢，容易形成血栓。

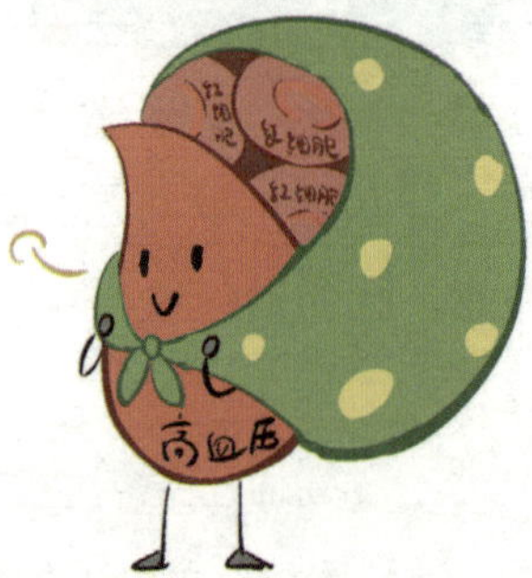

高血压患者的血液黏稠度往往会增加，尤其是当患者同时伴有高血脂、高血糖或高黏血症时，血液黏稠度的增加将进一步促进血栓的形成。

高血压患者容易发生的血栓性事件包括脑梗死和心肌梗死。因此，对于高血压患者而言，预防血栓的形成是非常重要的，这通常意味着需要在医生的指导下服用降压药物，并需要使用抗血小板药物如阿司匹林来预防血栓。

15. 高血压会不会导致患者不能怀孕?

慢性高血压患者在准备怀孕前需要进行全面评估，包括血压水平、靶器官损害情况、正在应用的降压药物与疗效等。如果血压控制不理想，建议暂缓怀孕。

对于高血压患者，孕前应进行生活方式的改善，如低盐低脂饮食、戒烟限酒、适当运动等。

在怀孕期间，高血压的管理至关重要，孕妇应定期监测血压，并在医生的指导下进行适当的降压治疗。治疗的目的是预防子痫、心脑血管意外和胎盘早剥等严重并发症。

如果已经是慢性高血压合并妊娠或者妊娠期高血压了，需要严密监控血压水平，当孕妇收缩压≥ 160mmHg 和（或）舒张压≥ 110mmHg 时，应进行降压治疗。

对于高血压患者在怀孕期间是否需要终止妊娠，这取决于病情的严重程度和具体的医疗建议。

16. 高血压会不会让患者更容易得骨质疏松?

高血压确实可能增加患骨质疏松症的风险。

研究表明，高血压和骨质疏松症之间存在一定的相关性，高血压患者因为长期服用某些降压药物，如利尿剂，可能会影响骨密度，导致骨质疏松症的风险增加。

此外，高血压可能通过影响血管健康和骨组织的营养供应，间接影响骨骼的强度和密度。高血压患者因为尿钙排泄增加、继发甲状旁腺素分泌增加导致骨吸收增加，进而骨密度下降造成骨质疏松。

同时，高血压患者的血管内皮细胞常有不同程度的损害，出现炎症反应和内皮功能障碍，这也可能影响骨代谢。

17. 高血压会不会影响患者的免疫系统？

高血压患者可能存在免疫系统功能异常，导致持续性的炎症反应，损伤血管内皮功能，激活肾素－血管紧张素系统，引起血管重构、血管硬化和血管舒缩功能异常等，从而加重高血压的发展。

高血压与自身免疫病也存在一定的相关性。有研究提出，高血压下免疫系统的改变以及炎症的促发因素可能与三磷酸腺苷（ATP）的释放有关，这导致血浆中 ATP 显著增高，从而动员免疫细胞。

因此，高血压患者更容易受到免疫系统异常的影响，这也会影响身体对某些感染的反应。

需要注意的是，尽管高血压与免疫系统之间存在联系，但并不是所有高血压患者都会出现明显的免疫系统问题。

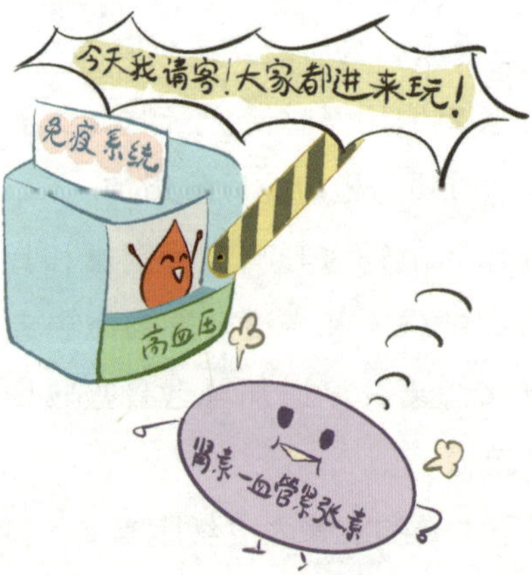

18. 高血压会不会让患者更容易得哮喘？

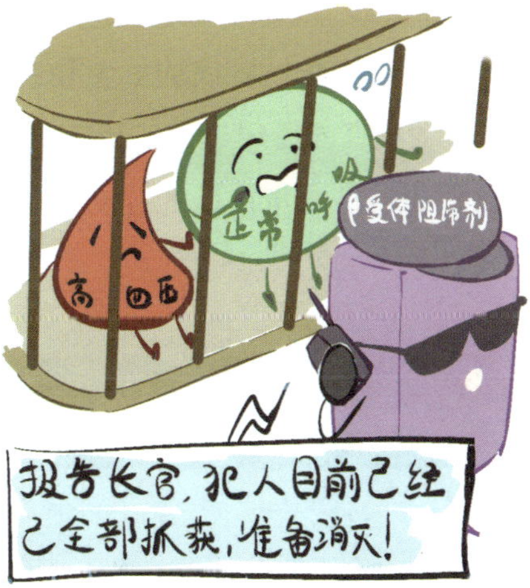

高血压可能会增加患哮喘的风险，或者使哮喘症状加重。

一些用于治疗高血压的药物，如β受体阻滞剂，会加剧哮喘患者的呼吸困难，因此，对于高血压患者来说，控制血压至正常水平是非常重要的，这不仅可以降低心脑血管事件的风险，还有助于预防哮喘的发生或减轻症状。

如果已经被诊断为高血压并且有哮喘症状，医生可能会调整降压药物的种类和剂量，以减少对哮喘症状的影响。

19. 高血压会不会让患者更容易得肝病？

高血压与非酒精性脂肪性肝病之间存在密切的关系。

高血压不仅是心血管疾病和早死的主要原因，高血压患者中非酒精性脂肪性肝病的患病率高于一般人群，且非酒精性脂肪性肝病的严重程度与高血压的发病相关。

高血压可能导致肝脏血流动力学改变，影响肝脏的血液供应，进而导致肝脏损伤和NAFLD的发展。因此，对于高血压患者而言，控制血压至正常水平是非常重要的，有助于预防非酒精性脂肪性肝病的发生和进展。

总之，高血压患者确实更容易患上非酒精性脂肪性肝病，因此需要特别注意血压的控制和肝脏健康的监测。

20. 高血压会不会让患者更容易得某些癌症?

高血压与某些类型的癌症风险增加有关，如高血压患者患肾癌的风险比正常血压者高。

此外，高血压还与其他类型的癌症，如食管鳞状细胞癌、头颈部癌症、皮肤鳞状细胞癌、绝经后乳腺癌和子宫腺癌的风险增加有关。

高血压和癌症的共同危险因素包括肥胖、糖尿病、钠摄入过量及缺乏体力活动，这些因素可能影响高血压和癌症之间的关联，一些抗高血压药物如利尿剂，可能与肾癌风险增加有关。

值得注意的是，并非所有研究都发现高血压与癌症风险增加之间有确凿的联系，而且高血压与特定类型癌症发生相关的确切机制尚未完全阐明。

21. 高血压会不会让患者更容易得帕金森病?

高血压可能导致血管内皮功能障碍和血管损伤，进而影响大脑的血流，这会增加患帕金森病的风险。

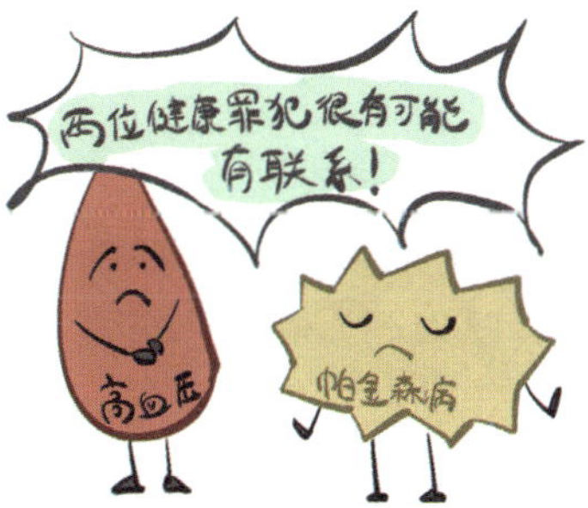

然而，帕金森病的确切原因尚不完全清楚，通常认为是遗传、环境因素和生活方式等多种因素共同作用的结果，高血压可能是其中的一个风险因素，但并非直接的因果关系。

如果您已经被诊断为高血压，并且担心帕金森病的风险，建议控制血压、定期监测、保持健康的生活方式，如果出现帕金森病的早期症状，如震颤、僵硬、平衡问题或运动迟缓，应及时就医。

22. 高血压会不会让患者更容易得青光眼?

长期慢性高血压会增加个体对青光眼的易感性。

青光眼是世界第二种引发失明的眼疾，通常当个体眼睛内部压力过大就会引发青光眼，而过度的压力也会将血流推向眼部进而引发个体失明。

在年轻患者中高血压可能会保护机体抵御青光眼，而在老年患者中高血压却是一种诱发青光眼的风险因子。

高血压可能导致血管内皮功能障碍和血管损伤，进而影响眼部的血液供应，加速非血管性眼部疾病的进展，包括青光眼。

因此，对于高血压患者来说，控制血压至正常水平是非常重要的。同时，应定期进行眼科检查，以便及时发现眼底病变，及时治疗。

23. 高血压会不会影响患者的肌肉功能?

未经治疗的高血压患者骨骼肌氧化能力的体内指数显著降低，这表明线粒体功能障碍和肌肉微血管的反应性缓慢。

此外，高血压患者可能因为长期服用某些降压药物，如利尿剂，而影响肌肉功能。

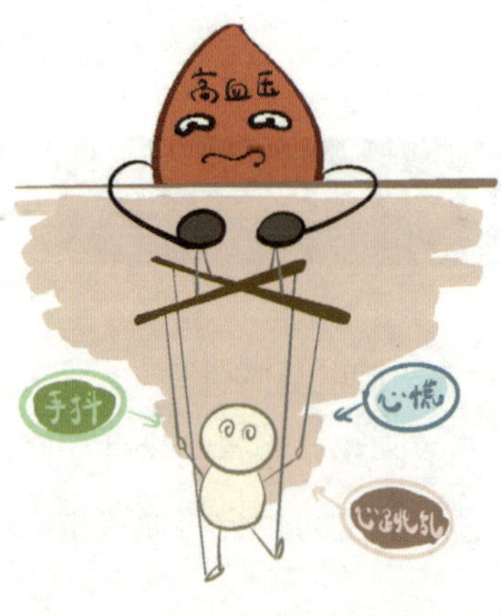

高血压患者可能会出现肌肉氧合受损和运动血压升高与血管僵硬的关系，在休息和握力运动期间，骨骼肌氧合和微血管功能可能受到影响，导致肌肉功能下降 。

高血压与肌少症之间存在一定的相关性，肌少症是一种以全身性肌肉力量、质量下降和机体功能减退为主要表现的老年综合征，高血压患者中肌少症的患病率较高，这与高血压导致的血管内皮功能障碍、炎症反应和氧化应激等因素有关。

24. 高血压会不会让患者更容易得肺病？

高血压可能会增加患某些肺部疾病的风险，尤其是慢性阻塞性肺疾病（COPD）和肺动脉高压。

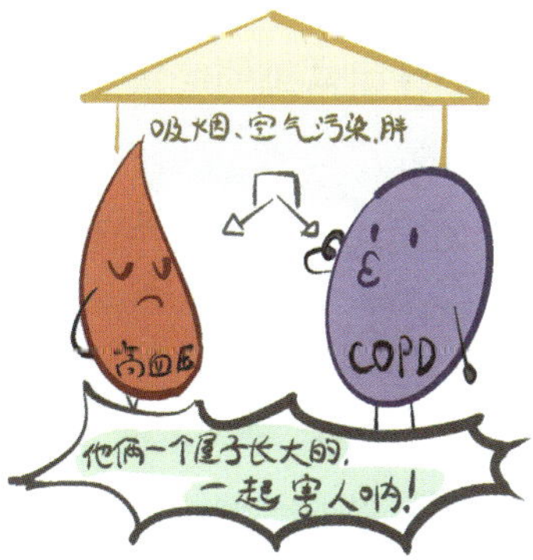

高血压和 COPD 共同的危险因素包括吸烟、空气污染、体重超标等，可能增加心血管事件的风险，这在 COPD 患者中导致更严重的并发症。

在 COPD 患者中，高血压的存在可能会加剧病情，导致更频繁的急性加重期和更长的住院时间。

COPD 合并高血压的患者可能会有更高的心血管事件风险，而通过多个途径共同作用，引起肺血管收缩、肺血管重塑。同时由于肺部病变导致毛细血管丢失，使肺血管阻力升高，促进 COPD 相关性肺动脉高压的形成与发展。

因此，对于高血压患者来说，应定期进行肺功能检查，如果出现呼吸困难、持续咳嗽或活动后气促等症状，应及时就医。

25. 高血压会不会让患者更容易得肠梗阻?

高血压本身可能不会直接导致肠梗阻，但是高血压患者会因为长期服用某些降压药物，如利尿剂，而影响血容量和电解质平衡，这在极少数情况下会影响肠道功能。

此外，高血压患者如果有其他并发症，如动脉硬化，可能会间接影响肠道血流，从而与肠梗阻的发生有一定的关联。

肠梗阻常见的症状包括腹痛、腹胀、恶心、呕吐、便秘和腹部胀痛。

如果您有高血压并且出现这些症状，尤其是腹痛和腹胀，应及时就医。

26. 高血压会不会让患者更容易得某些神经系统疾病?

高血压可能会影响神经系统的健康，增加某些神经系统疾病的风险。

（1）认知功能障碍：高血压可能通过影响大脑壳核以及特定脑白质区域，对认知功能造成影响，如引起记忆丧失、思考能力下降以及痴呆症等。

（2）中风：高血压是中风的主要危险因素之一，它可以导致血管壁损伤、硬化和狭窄，从而降低血流量，影响大脑的供氧供血能力。

（3）脑出血和脑梗死：长期的高血压会使大脑动脉壁变硬，容易发生破裂或阻塞，导致脑出血和脑梗死等严重疾病。

（4）周围神经病变：高血压可能导致神经纤维的损伤，引起周围神经病变，表现为手脚麻木、刺痛或无力。

（5）自主神经系统失调：高血压可能影响自主神经系统，导致调节身体内部平衡的功能障碍，如心律失常、消化问题等。

27. 高血压会不会让患者更容易得皮肤癌？

高血压本身不会直接导致皮肤癌，但是某些用于治疗高血压的药物可能与皮肤癌风险增加有关。

例如，使用氢氯噻嗪与非黑色素瘤皮肤癌的风险增加有关，包括基底细胞癌和鳞状细胞癌，这可能是由于其光敏特性所解释的，但其他降压药物也有光敏性的报道。

然而也有研究指出，与抗高血压药物相关的潜在皮肤癌风险的研究存在重大缺陷，并没有发现皮肤癌风险增加。

因此，虽然一些抗高血压药物可能与皮肤癌风险增加有关，但这种关联并不是绝对的，相比较之下，保护皮肤免受紫外线伤害，如使用防晒霜、避免长时间日晒等，是预防皮肤癌更加重要的措施。

28. 高血压会不会影响患者对疼痛的感知?

高血压与痛觉减退有关，这种现象被称为血压相关性痛觉减退。这意味着高血压患者可能对疼痛的感知不如正常人敏感。

此外，高血压患者可能会因为血压的持续升高而对某些类型的疼痛不太敏感，但这并不意味着他们不会经历疼痛。

高血压本身并不直接导致疼痛，如果您有高血压并且对疼痛的感知有疑问，建议咨询医生以获得个性化的医疗建议。

29. 高血压会不会影响患者的味觉和嗅觉?

高血压患者可能会因为血压的持续升高而对某些类型的味觉和嗅觉不太敏感。此外，一些用于治疗高血压的药物可能会

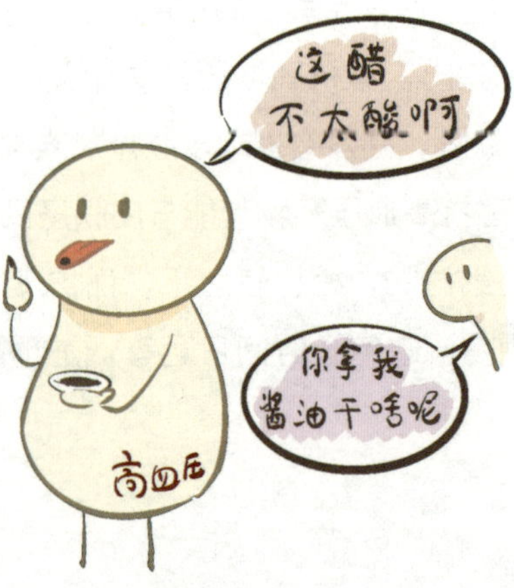

因为副作用而影响味觉和嗅觉。

例如，某些抗高血压药物可能会引起味觉改变，导致吃东西时感觉没有味道。

如果您注意到自己的味觉或嗅觉有所变化，并且怀疑这可能与高血压有关，建议咨询医生。

医生可以帮助确定味觉和嗅觉变化的确切原因，并提供相应的治疗建议。

30. 高血压会不会让患者更容易得胆结石？

高血压可能与胆结石的风险增加有关。

胆结石的形成与胆固醇摄入存在密切关系，而高血压患者往往伴随着高胆固醇水平，这可能是高血压与胆结石风险增加之间的联系之一。

胆结石的常见症状包括右上腹疼痛、恶心、呕吐、黄疸、消化不良、发热和寒战等。如果出现这些症状，应及时就医进行检查。

预防胆结石的措施包括保持健康的饮食习惯、适当的体重、增加体育锻炼、避免长时间禁食以及定期体检等，控制高血压是预防胆结石的重要措施之一。

建议您定期进行腹部B超检查，并采取适当的预防措施来降低胆结石的风险。

31. 高血压会不会让患者更容易听力受损？

高血压患者中听力受损的比例较高，尤其是高频听力损失更为显著。

高血压可能导致耳内小血管病变，使耳蜗毛细胞供血不足，从而影响听力。此外，血压的长期过高或波动过大都可能对听力造成影响。

高血压引起的耳蜗血流减少被认为是听力损失的一个重要危险因素。

内耳的血供来自迷路动脉，高血压会导致全身小动脉发生粥样硬化改变，从而减少耳蜗供血，影响听力。血压水平越高或变异性越大，听力损失越显著。

为了延缓听力下降，建议积极控制高血压，实现血压达标，同时去除导致高血压和听力下降的共同危险因素。

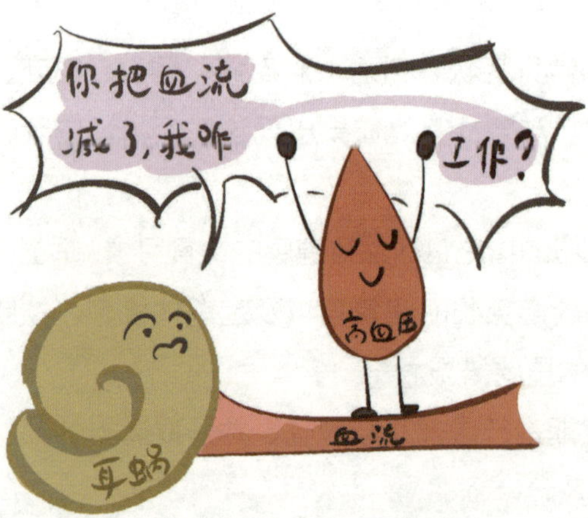

32. 高血压会不会影响患者的情绪稳定?

高血压与情绪之间存在密切的关系。

长期的不良情绪，如焦虑、紧张、抑郁等，可能会导致血压升高，并且增加心血管病的风险。

情绪激动时，身体会释放应激激素，导致心跳加快和血管收缩，进而引起血压升高，高血压患者如果经常情绪不稳定，可能会使血压更加难以控制。

对于高血压患者来说，学会管理情绪，保持心态平和是非常重要的。如果感到压力过大，可以尝试深呼吸、冥想、瑜伽等放松技巧，或者进行适度的运动来帮助缓解压力。

33. 高血压会不会让患者更容易得甲状腺疾病?

甲状腺功能异常，特别是甲状腺功能亢进，可能会导致血压增高。甲亢时体内甲状腺激素分泌增加，这会增强心脏的收缩力并加快心率，同时也会导致血管收缩，从而可能引起高血压。

此外，甲状腺功能亢进还会激活肾素－血管紧张素－醛固酮系统，进一步导致血压升高。

但甲状腺功能减退也可能导致血压问题的情况较少见。

甲减时，由于代谢减慢，可能会导致血脂水平增高，从而增加动脉硬化的风险，这会影响血压，尤其是舒张压会增高。

对于甲状腺疾病患者，如果同时存在高血压，治疗甲状腺疾病有助于改善血压控制。甲亢引起的高血压，治疗原发疾病后，多数血压会回归正常。

但如果甲亢患者同时合并有原发性高血压，则需要同时治疗高血压。

34. 高血压会不会影响患者对温度的感知?

在寒冷的环境中，血管可能会收缩，从而影响身体对温度的感知。一些温度敏感的TRP通道不仅在神经系统中有表达，也在心血管等组织器官中存在，这些通道除了感知温度变化外，还可能参与血压调节等生理过程。

然而，目前对于高血压患者温度感知变化的研究还不是非常充分，对于高血压患者来说，学会管理情绪，保持心态平和是非常重要的，如果感到压力过大，可以尝试深呼吸、冥想、瑜伽等放松技巧，或者进行适度的运动来帮助缓解压力。

35. 高血压会不会让患者更容易得口腔健康问题?

高血压患者更容易出现牙龈疾病，如牙龈炎和牙周炎，牙龈更容易受到感染。

口腔卫生差可能会导致血压难以控制，牙周病患者患高血压的风险比牙龈健康的人高出 20%。

高血压患者需要更加注意口腔卫生，包括定期刷牙、使用牙线清理牙缝、定期进行口腔健康检查，并及时治疗任何口腔问题。

36. 高血压会不会影响患者的性功能?

对于男性而言，高血压可能导致勃起功能障碍，这是因为高血压会损害血管内壁，导致动脉硬化和狭窄，减少了流向阴茎的血流，从而影响勃起。

此外，一些用于治疗高血压的药物，如利尿剂和 β 受体阻滞剂，也可能引起性功能障碍。

对于女性，高血压可能会减少流向阴道的血流量，导致性欲或性兴奋降低、难以获得性高潮或患上阴道干涩症。

如果出现性功能问题，建议与医生讨论，以确定可能的原因并获得适当的治疗建议。

37. 高血压会不会让患者更容易得慢性疲劳综合征?

慢性疲劳综合征是一种长期极度疲劳（通常超过 6 个月）为主要症状的全身性症候群，会伴随有头痛、肌肉痛、睡眠障碍、认知功能下降如记忆力减退等症状。

高血压不会直接导致慢性疲劳综合征，但高血压作为一种慢性疾病，如果长期存在且控制不佳，可能会对全身多个系统产生影响，包括心血管系统、神经系统等，这会间接影响患者的整体健康状况和生活质量，从而可能导致或加重慢性疲劳的症状。

此外，慢性疲劳综合征的病因尚不完全明确，可能与遗传、病毒感染、免疫系统异常、激素水平变化、心理社会因素等多种因素有关。

高血压患者如果同时存在其他慢性健康问题或使用某些药物，可能会进一步影响身体机能和恢复能力。

38. 高血压会不会让患者更容易得某些血液疾病?

高血压患者可能更容易发生某些血液疾病，如：

（1）红细胞增多症：高血压可能导致血液变得更黏稠，从而增加了红细胞增多症的风险。

（2）凝血问题：高血压会影响血管的健康，从而可能增加血栓形成的风险，导致血液流动受阻。

（3）血管炎：高血压会引起或加剧某些类型的血管炎，这是一种血管壁发炎的状况。

高血压不会直接导致这些血液疾病，但它与其他因素共同作用，增加了这些疾病的风险。

39. 高血压会不会让患者更容易得某些泌尿系统疾病?

高血压对肾脏功能的影响较为显著。

长期未控制的高血压可以导致肾脏的血管发生病变，引起肾脏的实质性损害，这种情况被称为高血压肾病，肾脏通过分泌激素如肾素来调节血压。

当肾脏功能受损时，可能会分泌更多的肾素，导致血压进一步升高，形成恶性循环。

高血压还可能导致肾小球疾病，如肾炎和肾病综合征，这些疾病都会引起高血压。

对于高血压患者来说，良好的血压控制非常重要，可以减少对泌尿系统包括肾脏的损害风险，同时定期进行泌尿系统检查，及早发现和治疗可能的泌尿系统疾病。

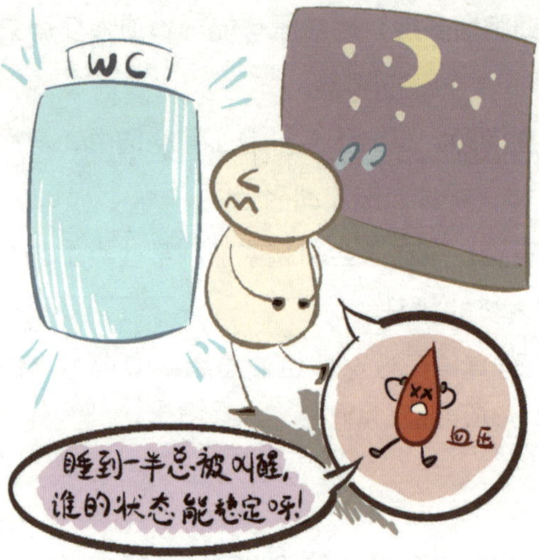

（二）患者问题

1. 胸闷是高血压导致的心脏病症状吗?

问题描述：我最近经常感到胸闷，但我也有高血压，这是否是高血压导致的心脏病症状?

高血压长期未得到良好控制可能会对心脏造成损害，导致高血压性心脏病。

这种状况下，心脏需要更努力地工作来克服血管中的高压力，长期可能导致心脏的形态和结构发生改变，尤其是左心室可能出现肥厚和扩张。

早期可能没有明显症状，但随着病情的发展，会出现劳力性呼吸困难、夜间阵发性呼吸困难、端坐呼吸、咳嗽、咳粉红色泡沫状痰等症状。

胸闷是高血压性心脏病的早期表现之一，但也可能是其他疾病的症状，如呼吸系统疾病、心脏疾病、胃食管反流等。

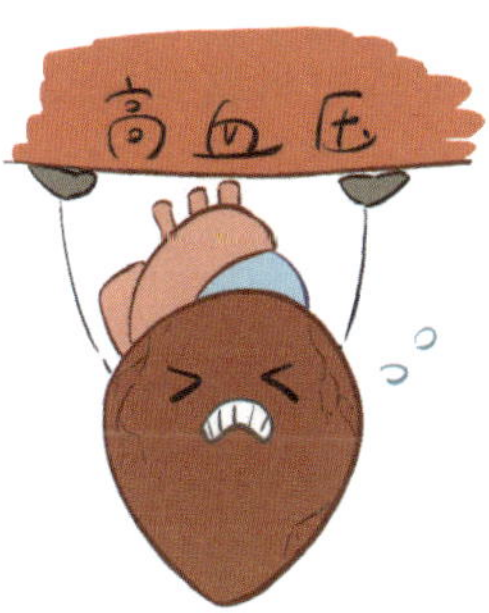

如果高血压患者经常出现胸闷，特别是伴随有胸痛、心悸、呼吸困难等症状，建议及时就医，进行心电图、超声心动图等检查，以排除心脏病的可能。

2. 体检发现尿蛋白是高血压引起的吗？

问题描述：我在体检中发现蛋白尿，医生问我是否有高血压病史，这是怎么一回事？

蛋白尿是指尿液中的蛋白质含量超过正常值，通常是肾脏疾病的一个信号。

高血压是导致蛋白尿的常见原因之一，因为长期高血压可导致肾脏的血管和过滤单位受损，当肾小球受损时，它们无法正常过滤血液中的蛋白质，导致蛋白质渗漏到尿液中。

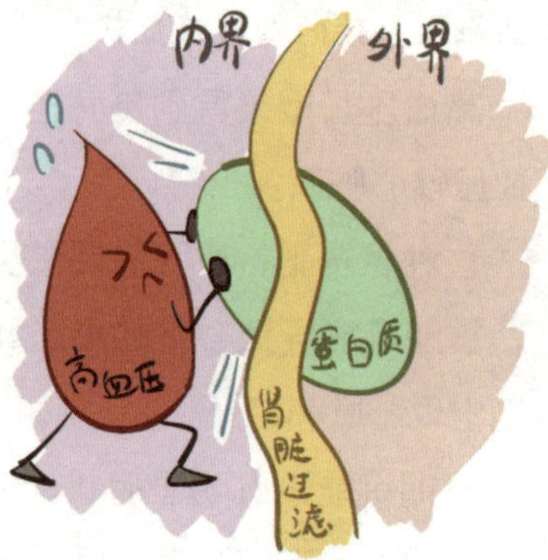

高血压导致的蛋白尿可能是轻微的，被称为微量白蛋白尿，微量白蛋白尿通常通过尿液检测发现，而患者可能没有其他症状。但如果不加以控制，随着时间的推移，这种损害会逐渐加剧，导致肾功能进一步下降，最终导致肾功能衰竭。

如果您在体检中发现蛋白尿，并且有高血压病史，医生会考虑是否存在高血压导致的肾脏损害。

接下来，医生可能会建议您进行更详细的肾功能检查，包括血液检查和尿液检查，以评估肾脏健康和蛋白尿的程度，并制定相应的治疗计划。

3. 高血压会并发中风吗?

问题描述：我父亲有高血压，最近感觉他老是有抽筋的表现，这是中风吗？听说高血压容易引发中风，我应该如何预防？

抽筋是肌肉自发的强直性收缩，常见于小腿和脚趾，可能由多种原因引起。

高血压患者抽筋可能与缺钙、受凉、过度疲劳、姿势不佳、脱水或电解质失衡等因素有关。

至于您担心的中风，高血压是中风的一个重要危险因素，长期高血压会损害血管，增加动脉粥样硬化的风险，这会导致脑血管堵塞或破裂，引起中风。中风的常见症状包括面部歪斜、单侧肢体无力、言语不清等。

如果您的父亲经常出现抽筋，建议及时就医，以便医生评估症状并提供适当的治疗建议。

4. 高血压会导致视力模糊吗?

问题描述：我有高血压，血压控制得一般，但我最近老感觉看东西不太清楚，我才40多岁，这是老花眼还是高血压导致的？

血压长期处于高位会损害眼底的血管，引起视网膜的病变，这种情况称为高血压性视网膜病变。

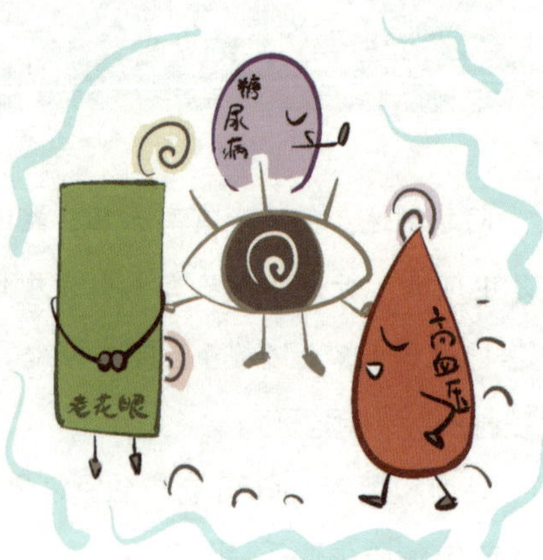

早期没有明显症状，但随着病变的发展，可能会出现视力模糊、视野缺损等症状。

高血压还可以导致视网膜小动脉发生痉挛，进一步导致视网膜渗出和出血，影响视力。

除了高血压性视网膜病变，还有其他可能导致视力下降的原因，例如，年龄增长可能导致晶状体硬化，出现老花眼，这通常发生在 40 ~ 45 岁，此外，糖尿病视网膜病变、青光眼、白内障、黄斑变性等眼部疾病也会导致视力减退。

如果您的血压控制得一般，并且最近出现了视力模糊的问题，建议您尽快到医院进行眼科检查，包括眼底检查和视力测试，以确定视力下降的具体原因，并得到适当的治疗。

5. 高血压体重增加是否有代谢综合征风险？

问题描述：我有高血压，近些年来同时体重也在增加，听别人说肥胖容易导致代谢紊乱，我是不是有代谢综合征的风险？

代谢综合征是一组影响身体代谢的危险因素，包括高血压、高血糖、异常的血脂水平以及中心性肥胖。

高血压患者如果体重增加，确实会增加患代谢综合征的风险。

体重增加，尤其是腹部脂肪的增加，会导致胰岛素抵抗，这又会增加血糖水平，同时可能导致高甘油三酯和低 HDL 胆固醇水平，这些都是代谢综合征的特征。

如果您担心自己可能患有代谢综合征，建议咨询医生进行评估。

6. 心悸和高血压有关吗?

问题描述：我有时候容易心慌手抖，有时候会感到心跳不规律，这是否和高血压有关?

心慌、手抖和心跳不规律这些症状可能与高血压有关。

高血压可能导致心脏结构和功能的改变，如左室肥厚，这可能会导致心脏舒张和收缩功能受损，从而引起心慌等症状。

此外，高血压患者可能会有心律失常的问题，这也可能引起心跳不规律的感觉。

然而，这些症状也可能与其他因素有关，如压力、焦虑、甲状腺问题或其他心脏问题。

因此，如果您经常感到这些症状，建议您及时就医进行检查，如心电图、超声心动图等，以确定具体原因并获得适当的治疗建议。

同时，维持良好的血压控制对于预防心脏并发症非常重要。

7. 头痛是高血压的表现吗?

问题描述：我最近经常头痛，但我之前没有高血压，医生建议我检查血压，这是为什么?

头痛是高血压患者的常见症状，其类型与年龄有关。

青壮年高血压患者出现的头痛多为偏侧头痛、而老年人则多为全头痛。

高血压引起的头痛通常呈沉重性、间歇样钝痛、胀痛及搏动样痛，有时是持续性的，但剧烈头痛较少见。这种头痛往往从半夜到凌晨逐渐加重，起床活动后可减轻。

血压波动导致颅内动脉血管发生痉挛是高血压头痛的主要原因，如果血压继续升高，头痛还可能扩散至整个头部。

如果您最近经常头痛，是由高血压引起的，那么控制血压至正常水平通常会减轻头痛症状。

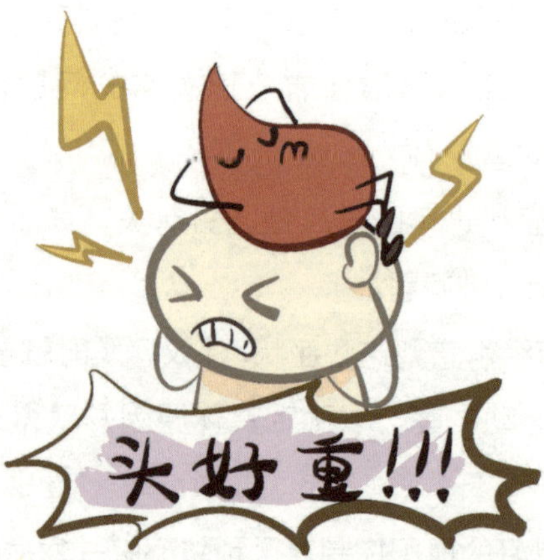

8. 高血压患者头痛可以吃止痛药吗？

问题描述：我长期有高血压，但我经常有偏头痛，听说高血压患者不能随意服用止痛药，这是真的吗？

高血压患者确实需要谨慎使用止痛药。

一些非甾体抗炎药（NSAIDs），比如常见的布洛芬，可能会通过收缩血管、增加水钠潴留来升高血压，还可能减弱降压药的效果。

但这并不意味着高血压患者完全不能使用止痛药，而是应该在医生的指导下使用，并密切监测血压变化。

对于偏头痛的治疗，轻中度的发作可以考虑使用非特异性止痛药，中重度的头痛，则需要使用偏头痛特异性治疗药物，如麦角类制剂和曲普坦类药物。

如果您有高血压并且经常遭受偏头痛的困扰，应该咨询医生，制定一个综合的治疗方案，以帮助更好地控制血压，减少头痛发作的频率和严重程度。

9. 高血压会并发头晕吗？

问题描述：我最近经常感到头晕，平常也没有发现，但我长期有高血压，这是否和我的高血压有关？

血压的升高可能会导致脑部血流供应不足，从而引起头晕。

头晕是高血压患者常见的症状之一，特别是在血压急剧升高时。高血压患者感到的头晕通常是持续性的，而不会伴随视物旋转，还有其他特点，如头部紧箍感、头胀、头痛、颈部僵硬感等。

在一些情况下，如果头晕突然加剧，并伴有恶心、呕吐等症状，这可能是高血压危象或脑血管意外的征兆，需要立即就医。

如果您经常感到头晕，并且已经被诊断为高血压，这可能是血压控制不良的一个迹象。

建议定期监测血压，保持健康的生活方式，并遵医嘱进行药物治疗。如果头晕症状持续或加重，请及时就医。

10. 高血压会导致脚冷吗?

问题描述：我最近经常感到脚冷，血压也控制得不是很好，这是否和我的高血压有关?

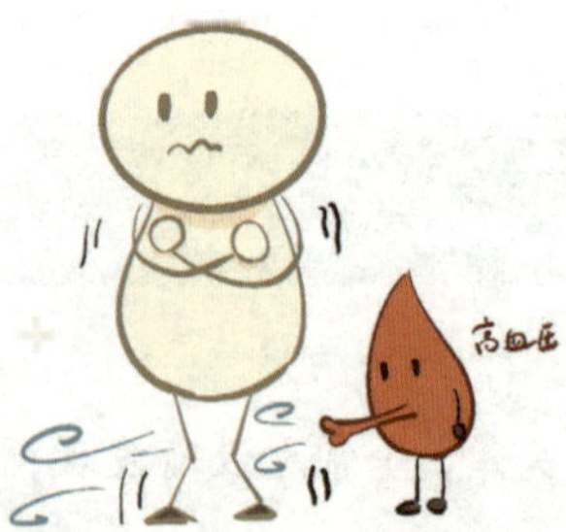

高血压可能导致动脉粥样硬化，影响血液流向四肢的末梢血管，从而引起脚冷。

如果脚冷的同时伴有以下症状，建议及时就医：

（1）行走一段距离后腿部疼痛（间歇性跛行）。

（2）腿部肿胀，特别是下午加重的水肿。

（3）腿部或脚趾的伤口长时间不愈合。

（4）脉搏减弱或消失，提示可能有动脉狭窄或堵塞。

（5）静脉曲张，肢体青筋暴露，甚至出现瘙痒、发黑、破溃、静脉炎症等。

此外，高血压患者如果血压控制不佳，可能会引起心血管问题，导致身体发冷的症状。如果出现这种情况，应检查血压并咨询医生。

11. 高血压会导致腿肿吗?

问题描述：我有高血压，但平常尿液就比较少，最近经常感到腿部肿胀，很沉，和灌了铅似的，这是怎么回事?

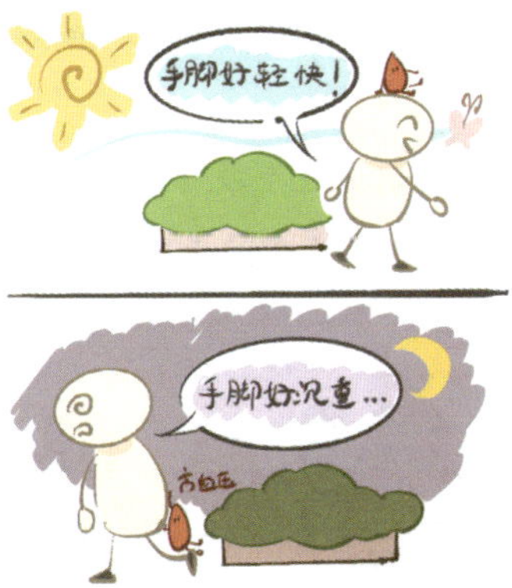

长期的高血压可能会导致心脏和肾脏功能受损，比如心功能下降、肾功能不全、心力衰竭等，这些情况都会引起下肢水肿，一些降压药物也会引起腿部肿胀，比如钙通道阻滞剂类药物。

腿部肿胀还可能与其他疾病有关，如下肢静脉血栓、外伤、痛风、局部过敏、静脉曲张等。

这些情况通常会导致局部、单侧、不对称性的水肿，而高血压引起的心肾功能不全或药物引起的水肿通常是双侧对称的，并且有晨轻暮重的特点。

此外，高血压还会导致下肢血管动脉粥样硬化，引起腿部肿胀和疼痛。

如果您的腿部肿胀伴随腿部沉重、乏力，像是灌了铅一样，这可能是由于下肢肌肉和组织血供减弱或缺血造成的，需要进一步检查。

建议您及时就医，查明原因，并根据医生的指导进行相应的治疗。

12. 高血压需要特别补充钙剂吗？患者该如何选择？

问题描述：我年纪也大了，经常感觉骨质疏松，自从得了高血压之后，症状就更明显了，有什么补钙的钙剂推荐？

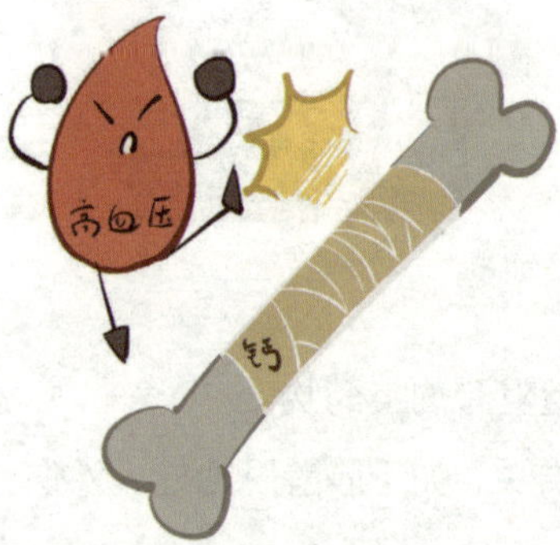

选择合适的补钙产品时，应考虑包含钙和维生素D的补充剂，因为维生素D有助于钙的吸收。

市面上常见的钙剂有碳酸钙、柠檬酸钙、葡萄糖酸钙等，您可以根据自己的实际情况和医生的建议来选择。

（1）碳酸钙： 含钙量高，价格相对便宜，但对胃酸分泌有一定要求，因此建议随餐服用。

（2）柠檬酸钙： 吸收率较高，不依赖胃酸，适合胃部不适的人群。

（3）氨基酸螯合钙： 易于吸收，适合消化系统较弱的老年人。

（4）钙镁片： 含有钙和镁，镁有助于钙的吸收和利用。

钙剂的剂量不宜过高，建议分次服用，避免与含草酸、植酸高的食物（如菠菜、芹菜等）同服，以免影响钙的吸收。

建议您在购买钙剂前咨询医生或药师，根据您的具体情况和健康状况选择合适的补钙产品。

13. 高血压会导致贫血吗？

问题描述：得了高血压之后最近经常感到疲劳，还有头晕眼花的症状，这是否可能是高血压引起的贫血？

高血压患者出现疲劳和头晕眼花的症状并不一定是贫血引起的。

高血压会导致多种并发症，包括心脏病、脑卒中、肾脏疾病等，这些并发症都可能引起头晕和疲劳。

此外，高血压本身也会导致头晕和眼花，因为血压的升高会导致脑部血流供应不足，引起这些症状。

贫血是由于血液中红细胞或血红蛋白含量低于正常水平导致的，可能会引起疲劳、头晕、面色苍白等症状。

高血压和贫血可以同时存在，但它们是两种不同的疾病，高血压主要是由于生活方式、遗传因素等导致的，而贫血可能是由于缺乏某些微量元素、慢性疾病或营养不良等原因引起的。

14. 吃降压药熬夜会导致心脏病发生吗？

问题描述：如果我正在服用降压药，但最近经常熬夜加班，这是否会加重高血压的心脏并发症风险？

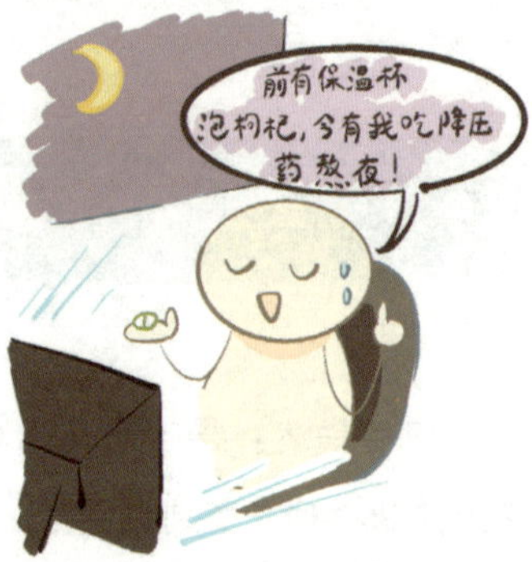

经常熬夜加班可能会增加高血压患者的心脏并发症风险。

高血压患者本身心脏负担就较重，而熬夜和加班通常伴随着压力和紧张，这会导致交感神经系统过度激活，从而引起心率增快、血压升高，进一步加重心脏负担。

长期如此，可能会促进冠状动脉疾病的发展，增加心脏病发作和心力衰竭的风险。

此外，熬夜和加班往往伴随着不规律的生活习惯，比如饮食不定时、缺乏足够的休息和运动，这些因素都会对血压控制产生不利影响。

如果出现胸痛、呼吸困难或心跳异常等症状，应立即就医，因为这可能是心脏并发症的迹象。

15. 长期吸入油漆味会加重高血压吗?

问题描述：我最近在装修房子，油漆味很重，这是否会加重我的高血压症状?

油漆中的有害物质，如甲醛、苯及苯系物、TVOC等，可能对人体造成危害。

短期接触可能会引起头晕、头痛、恶心等症状，而长期接触会对神经系统、呼吸系统、肝脏等造成损害，甚至增加患癌症的风险。

对于高血压患者来说，装修油漆味中的有害物质可能会加剧身体的不适感。油漆中的化学物质会刺激呼吸道，引起咳嗽、气喘等症状，导致血压的短暂波动。

此外，油漆味引起的头痛、头晕等症状会影响患者的情绪和睡眠质量，从而间接影响血压控制。

因此，高血压患者在装修期间应该尽量避免长时间置身于油漆味浓重的环境中。

16. 眼睛干涩是高血压并发症吗?

问题描述：我是一名高血压患者，最近经常感到眼睛干涩，视力模糊，这是否与高血压有关?

眼睛干涩通常不是高血压的直接并发症，高血压主要影响的是眼底的血管，可能导致视网膜病变，如高血压性视网膜病变。这种病变早期没有明显症状，但随着病情的发展，可能会出现视力下降、视物模糊、视野缺损等症状。

然而，高血压患者可能会因为血管痉挛或血管硬化影响眼部血流，间接导致眼睛的不适，包括干涩感。

此外，一些用于治疗高血压的药物可能会有眼干作为副作用。如果眼睛干涩的情况持续存在或影响到日常生活，建议咨询医生，以便得到适当的治疗和建议。

17. 新冠肺炎会导致高血压吗？

问题描述：我在疫情期间得了肺炎，从此以后血压就一直居高不下，是新冠肺炎导致了我高血压吗？

新冠肺炎（COVID-19）是由SARS-CoV-2病毒引起的，它可能对心血管系统产生影响，包括高血压。

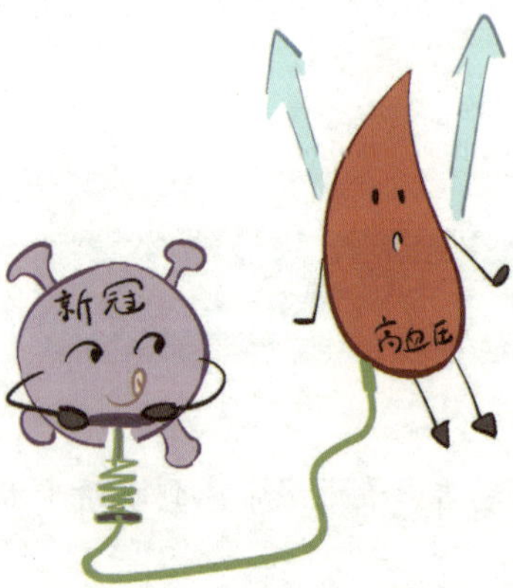

新冠肺炎感染本身会导致血压的短暂波动，尤其是在病情严重或身体处于应激状态时，感染后，由于发热、疼痛、药物使用、休息不足、情绪波动等因素，患者的血压可能会升高。

但这并不意味着新冠肺炎直接导致了高血压的发展，而是感染加剧了已有的高血压问题或引起了血压的暂时变化。

建议及时就诊，明确血压波动的原因，并在医生的指导下制定治疗方案。

18. 高血压已经控制了还会有并发症发生吗?

问题描述：如果我正在服用降压药，是否还需要担心高血压的并发症?

即使高血压得到了控制，仍然有可能会出现并发症。

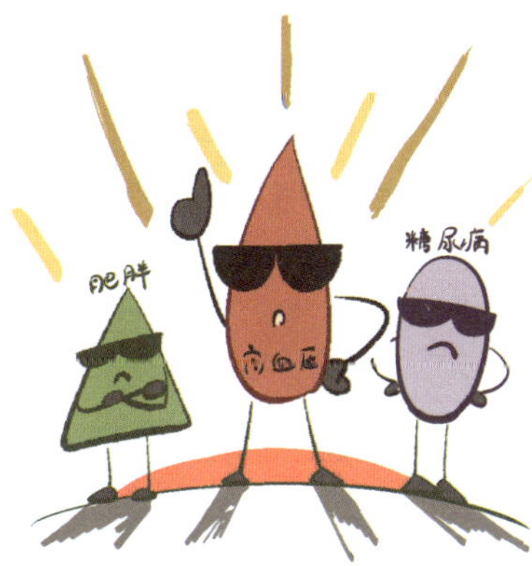

因为高血压本身可能已经导致了一些潜在的损害，如血管、心脏、肾脏和大脑的损害。高血压患者通常还伴有其他心血管风险因素，如吸烟、糖尿病、血脂异常和肥胖等，这些因素也会导致并发症的发生。

控制高血压可以显著降低心脑血管并发症的风险，但并不能完全消除风险，即使血压控制在正常范围内，高血压患者仍需保持警惕，定期随访医生，进行必要的检查和评估，以确保健康。

19. 高血压会并发肾结石吗?

问题描述：我是一名高血压患者，长期吃药控制血压，感觉没什么太大的不舒服，但最近老感觉腰痛，听别人说是肾结石，高血压是否会导致我容易患上肾结石?

高血压可能是肾结石的一个危险因素，同时，肾结石也可能加剧高血压患者的症状。

肾结石本身通常不直接导致高血压，但在某些情况下，肾结石引起的疼痛或肾积水可能会导致血压暂时性升高。

此外，肾结石导致的梗阻或感染也可能引起血压升高，高血压患者可能因为尿钙和尿草酸钙过饱和度显著降低，以及尿枸橼酸水平降低，更容易产生尿酸结石。

如果患者既有高血压又有肾结石，应该同时控制血压和治疗肾结石。

20. 高血压是否会增加手术风险?

问题描述：我有高血压，但我最近需要做肾结石的相关手术，我担心高血压会增加手术风险?

高血压患者在进行肾结石手术前确实需要特别注意血压控制，因为高血压会增加手术风险，血压控制不理想可能需要推迟手术，直到血压稳定在安全范围内。

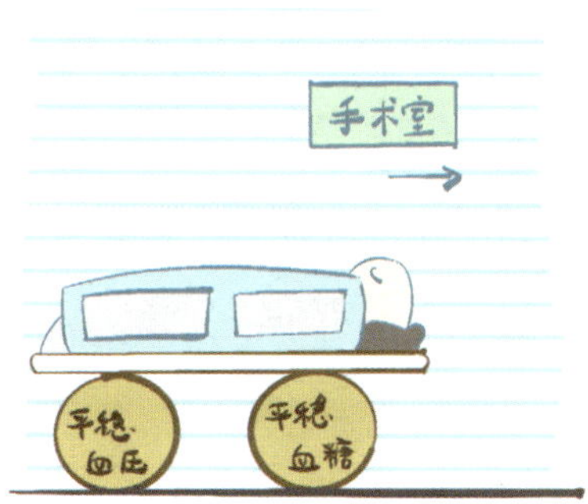

术前准备还包括对基础疾病的治疗，如将血压和血糖控制平稳后再进行手术。

手术中，麻醉师会选择对循环影响最小的麻醉方法和药物，同时提供较完善的镇静、镇痛效果，降低患者的应激反应。术后，患者需要密切监测血压，确保其稳定性，同时注意伤口护理和适当的活动，以促进恢复。

围术期高血压可增加手术出血、诱发或加重心肌缺血、导致脑卒中以及肾脏衰竭等并发症，因此，高血压患者在术前、术中和术后都需要严格的血压管理和监测，以降低手术风险。

21. 高血压会并发肺栓塞吗?

问题描述：我有高血压，但我最近老是感觉胸闷气短，听说肺栓塞也会有类似症状，但我也没有其他基础病史，是高血压导致的吗?

高血压本身并不直接导致肺栓塞，高血压患者如果经常感到胸闷和气短，这可能是高血压相关的肺部疾病引起的。

肺栓塞是由于肺部血管被血栓或其他物质阻塞而导致的紧急医疗状况。常见症状包括呼吸困难、胸痛、晕厥、心跳异常、咳嗽带血、头晕、出汗、发热等，高血压患者如果出现这些症状，特别是呼吸困难或胸痛，应尽快就医，因为这可能是肺栓塞的迹象。

医生可能会建议做胸部 X 光、CT 扫描、心电图、超声心动图等检查来诊断病因。

22. 高血压会导致周围神经病变吗?

问题描述：我得了高血压之后经常感觉手麻脚麻，睡觉的时候还会醒过来，这是血压控制不好导致的吗?

高血压是一个全身性的疾病，它可以间接地影响周围神经病变的发生和发展。

高血压可能导致血管病变，包括微血管的损伤，从而影响到神经的血液供应，进而可能促进或加剧周围神经病变的进展。

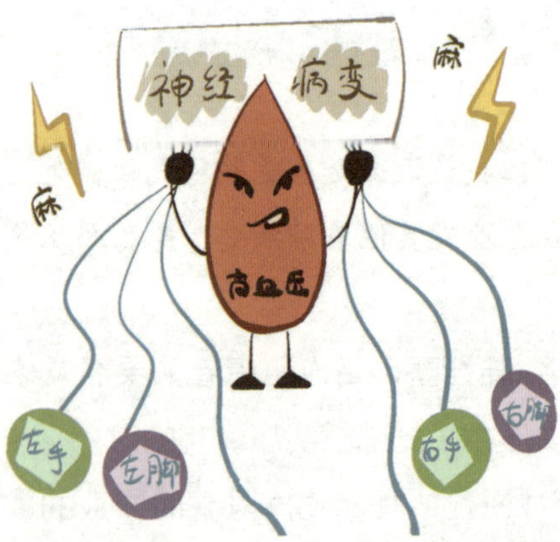

周围神经病变是周围神经受损的结果，通常会引起四肢无力、麻木和疼痛，它也会影响身体的其他部位。高血压患者如果出现这些症状，应及时就医进行检

查，以排除周围神经病变或其他可能的健康问题。

值得注意的是，高血压患者因为长期疾病导致的心脏和血管变化，间接增加肺栓塞的风险，需要定期进行体检，监控血压、血糖、血脂等指标，并注意身体的任何不适症状，以便及时发现和处理可能的并发症。

23. 高血压会导致肝脏并发症吗？

问题描述：我有高血压，之前经常喝酒，肝脏就不太好，但得了高血压之后就戒酒了，我想知道高血压会加重我的肝脏病情吗？

高血压与肝脏之间的关系，主要体现在高血压可能导致肝脏血流动力学改变和肝脏结构改变。

长期高血压可引发肝脏的炎症反应和肝脏损伤，并进一步影响肝脏功能。高血压患者可能因为需要长期服用降压药物，这些药物会通过肝脏代谢，有的可能会对肝脏造成一定的损害。

高血压患者可能存在代谢综合征，这通常包括高脂血症、糖尿病，这些病症也可能伴随脂肪肝的存在。

如果您已经被诊断出高血压，并且担心肝脏健康，建议您定期进行肝功能检查，并与医生讨论您的用药情况，以确保在控制血压的同时，也能保护肝脏健康。

24. 高血压会导致中耳炎吗?

问题描述：我经常血压升高的时候感觉有耳鸣，耳朵也很痛，像是中耳炎的症状，这是高血压引起的吗?

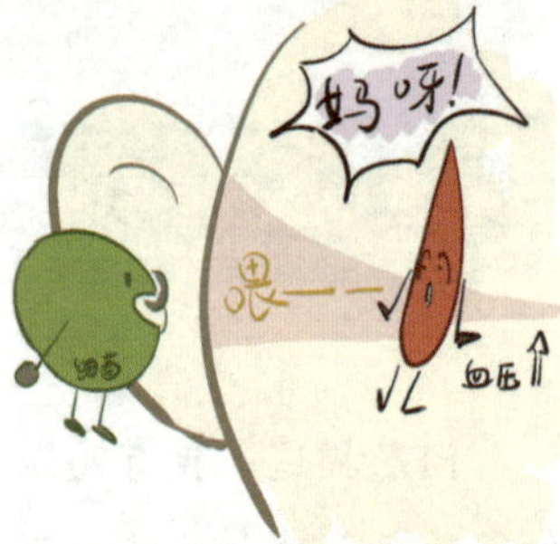

中耳炎通常是由细菌或病毒感染引起的，如感冒或鼻窦炎等上呼吸道感染，高血压主要影响的是全身的血管，包括心脏、大脑、肾脏等器官的血流，而中耳炎主要涉及中耳的炎症。

然而，高血压患者在某些情况下可能会出现血压波动，如中耳炎急性期，可能会因为感染引起的应激反应而导致血压暂时性升高。

如果您有高血压并且最近被诊断出中耳炎，应该及时就医，积极治疗中耳炎，并密切监测血压，确保血压控制在安全范围内。

25. 高血压会导致鼻窦炎吗?

问题描述：我感冒的时候经常会鼻窦炎发作，然后就觉得头晕、头痛，血压升高，这是由高血压引起的吗?

感冒时经常鼻窦炎发作并感到头晕、头痛，血压升高，这可能与鼻窦炎引起的感染和炎症有关，而并非直接由高血压引起。鼻窦炎可能导致鼻黏膜肿胀，引起鼻塞，影响呼吸，这会导致氧气摄入不足，进而引起头痛和头晕。

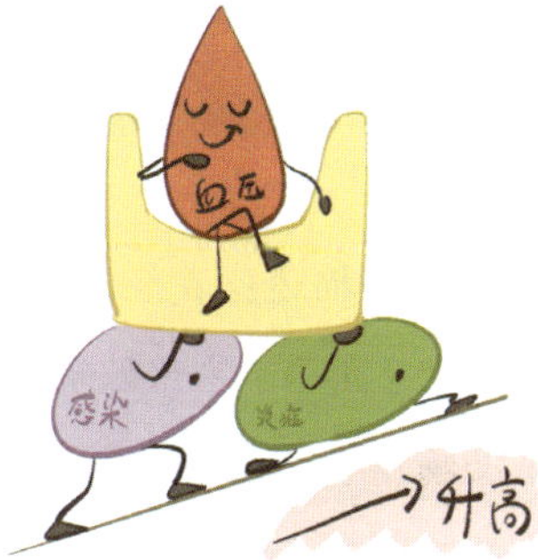

同时，感染和炎症本身也会导致全身症状，包括血压的暂时性升高。

因此，如果您在感冒后出现鼻窦炎的症状，应该及时就医治疗，避免感染加重。

同时，您应该注意血压的监测和管理，确保血压控制在合适的范围内，以减少头晕和头痛的发生。

26. 高血压是否会导致腕管综合征？

问题描述：我手经常很痛，有一次，我无意间测了一下血压，发现很高，难道每次手腕疼痛都是由高血压引起的吗？

高血压不直接导致腕管综合征。

腕管综合征是由于腕部的正中神经受到压迫而引起的一系列症状，如手指麻木、疼痛、无力等。

然而，高血压患者可能会因为长期服用某些降压药物，如利尿剂，导致体内电解质平衡失调，间接地影响神经功能，包括正中神经。

如果手痛发作频繁，建议及时就诊，完善相关检查，明确病因。

27. 高血压是否会导致结膜炎？

问题描述：我经常加班工作，压力大，睡眠不足，而且经常使用电子屏幕，导致眼睛疲劳，最近发现自己的眼睛出现了红肿、分泌物增多的症状，怀疑是结膜炎，但我个人卫生做得挺好的，这是不是和我高血压疾病有关？

高血压通常不会直接导致结膜炎。

结膜炎，也就是我们常说的“红眼病”，通常是由细菌、病毒、过敏反应或化学刺激等因素引起的眼部疾病。它的症状包括眼睛红肿、瘙痒、分泌物增多等。

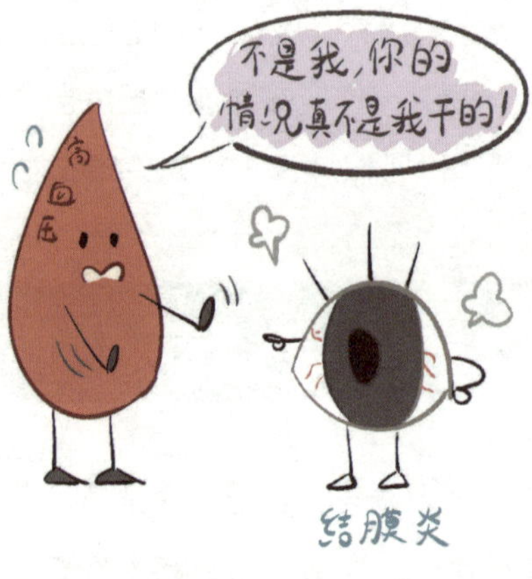

实际上，您的这些眼部症状更可能是由于长时间用眼导致的视疲劳或是由其他常见的结膜炎病因引起的，而不是高血压直接导致的。

高血压主要影响的是血管，包括眼底的血管，可能导致的是眼底病变，而不是结膜炎。

如果眼部不适症状持续存在或加重，建议尽快就医，由专业的眼科医生进行检查和治疗。

28. 高血压会导致龋齿吗?

问题描述：一位中年男性，他被诊断为高血压已经好几年了，由于工作繁忙经常加班熬夜，饮食也不规律，常常吃些快餐和甜食来提神。最近，他发现自己的牙齿对冷热食物变得敏感，而且有几个牙齿出现了黑点，他担心这是否与他的高血压有关?

龋齿主要是由于口腔内细菌、饮食和宿主因素（如牙齿结构和唾液成分）共同作用的结果。

然而，高血压患者可能因为需要长期服用某些药物，如钙通道阻滞剂，这类药物可能会引起牙龈增生，影响口腔卫生的维护，从而间接增加牙周病的风险。

此外，高血压患者的血流动力学改变可能会影响到牙龈的微循环，这间接影响牙齿和牙龈的健康。

实际上，张伟的牙齿问题更可能是由于口腔卫生不佳和饮食习惯不良导致的龋齿。高血压可能通过影响牙龈健康间接影响牙齿，但并非龋齿的直接成因。

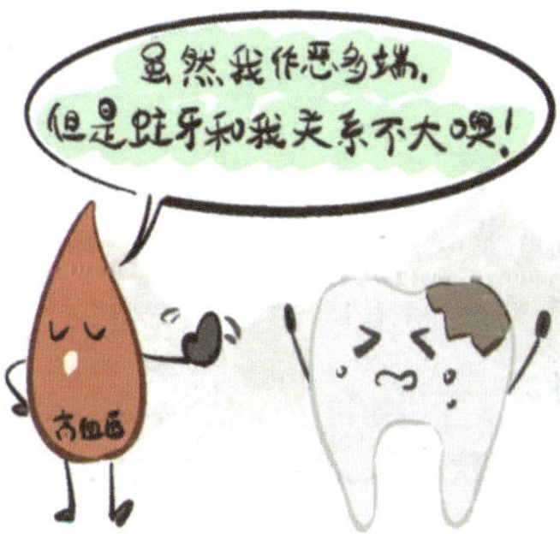

他应该尽快预约牙医进行检查和治疗，同时改善生活习惯，维护良好的口腔卫生，这对于控制血压和预防牙齿问题都非常重要。

结语

随着您阅读《高血压那些事•患者500问》的最后一页，我们希望您不仅获得了关于高血压的丰富知识，更重要的是，您找到了管理血压、改善生活质量的有效途径。

这本书的编写，是我们对高血压患者和广大关心健康的读者的一份贡献，也是我们对公共卫生事业的一份责任。

在这本书中，我们尽可能地涵盖了高血压相关的各个方面，从基础知识到最新研究成果，从生活方式的调整到药物治疗的指导，每一个问题都旨在为您提供最直接、最实用的帮助。

我们相信，通过这本书的学习，您已经对高血压有了更深入的了解，也掌握了一些实用的管理技巧。

高血压管理是一场持久战，它需要耐心、决心和正确的方法，我们希望这本书能够成为您在这场战斗中的得力助手，帮助您在日常生活中做出更明智的选择。

我们也要提醒您，尽管这本书提供了大量的信息和建议，但它不能替代专业医生的诊断和治疗。

在实际应用中，您应该结合自身情况，咨询医生，制定个性化的治疗方案。

在您的健康管理之路上，我们希望这本书能够成为一盏明灯，照亮您前进的方向，我们相信，只要我们不断学习、积极行动，高血压就不再是一个不可逾越的障碍。

感谢您选择这本书作为您的健康伙伴。我们期待在未来的日子里，能够继续为您提供更多的帮助和支持。

愿您和您的家人健康、幸福。